中医师承学堂

五运六气解读人体生命

田合禄　著

中国中医药出版社
·北京·

图书在版编目（CIP）数据

五运六气解读人体生命 / 田合禄著 .—北京：中国中医药出版社，2017.8（2020.5重

（中医师承学堂）

ISBN 978-7-5132-4255-4

Ⅰ．①五… Ⅱ．①田… Ⅲ．①运气（中医）—研究 Ⅳ① R226

中国版本图书馆 CIP 数据核字（2017）第 121506 号

中国中医药出版社出版

北京经济技术开发区科创十三街31号院二区8号楼

邮政编码　100176

传真　010 64405750

保定市西城胶印有限公司印刷

各地新华书店经销

开本 710×1000　1/16　印张 18.25　字数 318 千字

2017 年 8 月第 1 版　2020 年 5 月第 4 次印刷

书号　ISBN 978－7－5132－4255-4

定价　59.00 元

网址　www.cptcm.com

社 长 热 线　010-64405720

购 书 热 线　010-89535836

侵 权 打 假　010-64405753

微信服务号　zgzyycbs

微商城网址　https://kdt.im/LIdUGr

官 方 微 博　http://e.weibo.com/cptcm

天猫旗舰店网址　https://zgzyycbs.tmall.com

如有印装质量问题请与本社出版部联系（010 64405510）

内容提要

五运六气与人体生命之间到底是什么样的关系？笔者给予了全新的解读。

首先，笔者认为：五运六气所论天地四时阴阳是人体生命之本，因为人是天地五气五味合气生成的。这当中，作者提出并解读了人体生理病理新概念及人体生命双结构的概念。

其次，笔者认为：人体三本是心、肺、脾。心为先天之本而不是肾，后天之本是肺天和脾地，不只是脾，而且肺天比脾地更重要。肺天吸入“五气”，脾地摄入“五味”，从外界环境灌输给人体能量和信息（现代科学称之为“负熵”），以滋养父母遗传给我们的肉体之躯。

最后，笔者依据以上理论，运用到实际临床中，为临床治疗开拓了新思路和新方法。其中笔者强调，运气的标本中气理论，心、肺、脾天人合一生成的中气升降出入运动，主宰着人的生、老、壮、死，以及生理、病理、诊断、治疗、用药等各个方面。

本书专业性强，理论有深度，并涉及五运六气这一中医难点，建议有一定理论和临床基础的中医药专业人员阅读使用。

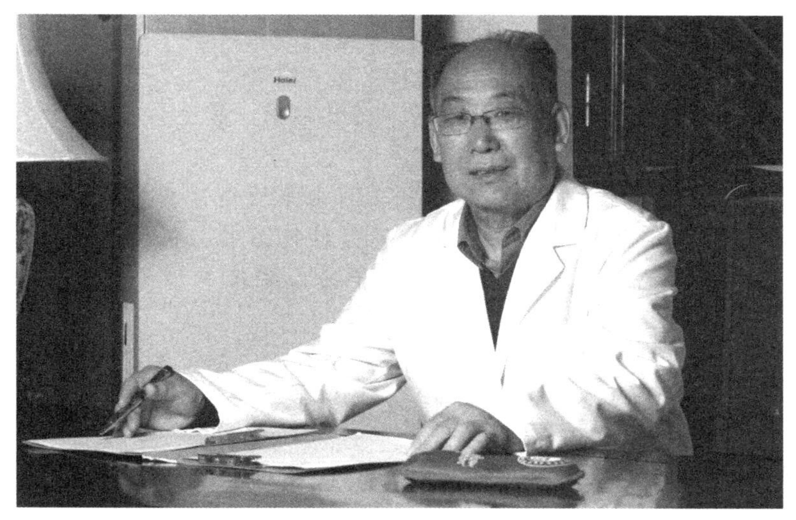

作者简介

田合禄，男，河南滑县人，执业中医师，“中医太极三部六经体系”创始人，北京中医药大学特聘学科建设带头人，北京中医药大学创新创业基地导师，中华中医药学会国际五运六气论坛学术委员会主任委员。

学术成就

几十年来一直从事中医和周易的研究，并旁及子史经传等。其中最大的成就是建立了自己的理论体系。

其一，《周易》是中华传统文化的源头，位居十三经之首。历代《周易》注解家多从人文社科方面阐释。众所周知，伏羲是仰观天文、俯察地理及旁观万物而画八卦，这说明《周易》之卦来源于自然科学，而不是起源于占卜。因此作者用天文历法解释《周易》的理论体系，恢复了《周易》源于自然科学的古义。著《周易真原》一书，以还《周易》真面目。作者发表的《论太极图是原始天文图》一文，被周易与现代化国际学术讨论会评为现代易学优秀论文，荣获“红旗渠杯”奖。由于作者对易学研究的突出贡献，2003 年荣获了“易都杯”易学研究优秀成果奖。

其二，五运六气理论是《黄帝内经》（下文中简称《内经》）的核心内容，却被一些学术权威斥之为迷信，高等中医药院校教材里都不讲，实为中医之不幸。作者潜心十几年研究《内经》五运六气理论、藏气法时理论和《伤寒论》的三阴三阳理论，吸纳《周易》太极理论，创建了“中医太极三部六经体系”的中医学理论，用于外感、内伤的临床，效如桴鼓。找到了研究《伤寒论》理论体系的最佳途径，解开了《伤寒论》的千古谜团。

作者编著的《中医内伤火病学》是目前全面论述内伤火病的唯一专著，荣获 1993 年第九届北方十省市优秀科技图书二等奖。另一本专著《五运六气临床应用大观》荣获 2006 年山西省第七届优秀科普作品二等奖。

其三，提出人体双生命生理结构新概念和心、肺、脾三本思想，重新创建中医之本源，将会对中医理论产生重大影响。

重要著作

创作二十余种，主要有：

《周易真原》《孔子：被遗忘的古代科学家》《中医运气学解秘》《五运六气临床应用大观》《中医自然体质论治》《中医太极医学》《中医内伤火病学》《伤寒真原》《针灸真原》《疫病早知道》《五运六气解读伤寒论》《五运六气解读脾胃论》等。

自 序

人体生命由父母遗传先天形体生命和天地遗传后天无形生命组成，而且是后天无形生命滋养着先天形体生命，所以人体生命活动之本在于天地之气。《素问·宝命全形论》云："天覆地载，万物悉备，莫贵于人。人以天地之气生，四时之法成……夫人生于地，悬命于天，天地合气，命之曰人。人能应四时者，天地为之父母。"人由天地之气生成，所以《素问·生气通天论》说人体"生气通天"，并说"夫自古通天者，生之本，本于阴阳……其生五，其气三……此寿命之本也"。"其生五"指五运，"其气三"指三阴三阳六气，即五运六气理论，由此可知，五运六气是人体生命之本。

医生工作的对象是人，要"以人为本"，人是一个生命体。中医研究的是生命体，不是尸体，西医先从尸体研究，所以中医首先要了解人体的生命原点在哪里，即人体生命的生理基础，之后才能治病救人。那么人体的生命原点在哪里呢？在心肺脾三本。

人体三本是心、肺、脾。先天之本是心，不是肾；后天之本是肺和脾，不只是脾，而且肺比脾更重要（请参考2012年11月15日中国中医药报文章《从发生学论人之三本及治病二统》）。

肺为五脏之天而吸入天之五气，孰有大于天者哉！脾为地，为百骸之母而食入地之五味，孰有大于地者哉！心为天地人间一君主，天之骄子，总统人体一身之血脉循环而滋养全身，孰有大于此君主哉！

胎儿期只有血液单循环，没有心肺小循环，不与外界接触。胎儿依靠母亲的血液供给生命的营养物质，从脐静脉进入心脏，然后输送到全身，从胚胎发育生长成为胎儿，还有什么比这个血液供给更重要的呢?！从生理来说，胎儿的成长及生命决定于母血的供养，所以在胎儿期，首先是心血液循环系统供给全身营养，心脏在起主导作用，是胎儿先天之本。

婴儿出生断脐后，从首次自主呼吸（或啼哭）开始，即由血液单循环变为双循环，开始接触外界，从外界吸收营养，启动了肺功能和脾胃肠膀胱三焦土类功能。

那么天地这个父母给我们人体什么营养呢？有天之"五气"和地之

"五味"。《素问·六节藏象论》云："天食人以五气，地食人以五味。五气入鼻，藏于心肺，上使五色修明，音声能彰；五味入口，藏于肠胃，味有所藏，以养五气，气和而生，津液相成，神乃自生。"天之"五气"，即《素问·阴阳应象大论》说的"寒暑燥湿风"；地之"五味"，则与五方五季有关。婴儿出生后，打开肺呼吸，启动血液小循环，或称肺循环，肺吸入五气，五味进入脾土（包括脾、胃、小肠、大肠、三焦、膀胱），气味合和而生神。据此可知，从婴儿到成人，五脏之本在肺天和脾地。所以从生理来说，人有三本：心、肺、脾也。

心肺脾三本，心为先天之本，主父母遗传的有形生命体，肺脾为后天之本，主自然遗传的无形生命体，《内经》称此为"形、气、神"。"形"指父母遗传的有形生命体，"气、神"指自然遗传的无形生命体，二者合一才能成为一个完整的个体生命体。

心、肺、脾天人合一的三本太重要了，它们主宰着人的生、老、壮、死，以及生理、病理、诊断、治疗、用药等各个方面。

第一，胎儿没有心供血液活不了，出生后没有肺吸入五气也活不了，所谓人活一口气也。

第二，从生理来说，后天自然遗传给我们的五气和五味营养着先天父母遗传给我们的有形形体。

第三，就病理来说，心为君主，《内经》云：主明则下安，以此养生则寿，殁世不殆，以为天下则大昌。主不明则十二官危，使道闭塞而不通，形乃大伤，以此养生则殃，以为天下者，其宗大危。又云：有胃气则生，无胃气则死。

第四，就诊断来说，一是心肺诊断，"五气入鼻，藏于心肺"，所以《素问·五脏别论》云："心肺有病，而鼻为之不利也。"二是脾胃诊断，脐腹是脾胃的诊断部位，李东垣《脾胃论》云："夫胃病其脉缓，脾病其脉迟，且其人当脐有动气，按之牢若痛。""脾胃病，则当脐有动气，按之牢若痛，有是者乃脾胃虚，无是则非也。""《难经》云：脾病'当脐有动气，按之牢若痛'，动气筑筑然坚牢，如有积而硬，若似痛也，甚则亦大痛，有是则脾虚病也，无则非也。更有一辨：食入则困倦，精神昏冒而欲睡者，脾亏弱也。"《素问·通评虚实论》云："头痛耳鸣，九窍不利，肠胃之所生也。"

脉诊，有病诊肺经寸口脉，脾胃有病诊胃经人迎脉和趺阳脉，《伤寒论》平脉法和辨脉法论"寸口脉"和"趺阳脉"最详。

第五，就治疗来说，《素问·阴阳应象大论》云："天之邪气感则害人五脏，水谷之寒热感则害于六腑，地之湿气感则害皮肉筋脉。”天之邪气有“五气”，水谷之邪有“五味”。心肺小循环这二本通于外界天地，肺主阳明，心主太阳，所以《伤寒论》有太阳阳明合病并病之论，通论外感病，病及脾胃肠膀胱三焦土类，而得“脾约”“胃家实”。人体与外界相通者有二：一是皮肤，有主皮毛的肺系统和阳气卫外的心系统，即太阳阳明系统，司天五气，统称为表部，与外界联系，皮肤吸收阳光和大自然中的大气及各种能量、排泄废物。二是消化管道（包括咽喉、食道、脾胃、小肠、大肠、膀胱、三焦等），司地五味，统称为里部，与从外界进入的水谷联系，即消化道吸收水谷的营养、排泄废物。在表部谓“病发于阳”，在里部谓“病发于阴”。从《伤寒论》病理来说，“病发于阳”的太阳阳明病在横膈膜以上胸部主表的心肺二本系统，“病发于阴”的太阴少阳病在横膈膜以下腹部主里的脾本系统（包括脾、胃、小肠、大肠、三焦、膀胱）。这就是《伤寒论》的治病二统：一统是“病发于阳”，一统是“病发于阴”。至此我们可以知道，《伤寒论》治病有二统。

《伤寒论》治外感，《脾胃论》治内伤，大要不出心、肺、脾三本。

第六，《内经》用药全在于“五气”和“五味”，用药不明气、味，动手便错。

第七，养生用三本。心肺二本合为膻中中丹田，肺脾二本合为下丹田脐部黄庭。

综观以上所述，可知心、肺、脾三本的重要性了，可总结为：

父母遗传我肉体，
天地遗传身无形，
造成三本心肺脾，
五气五味慎养生。

肺天脾地直通天地之气，本源于五运六气，所以五运六气才是人体生命之本。

滑县田堤口　田合禄

2017 年立春于北京寓所

目　录

第一章　五运六气是生命之本

一、天人合一的人体生命双结构

中医的最基础理论是什么？是生命学说。如果连人体生命结构都不懂，那还谈什么中医学！

中医是研究人体生命的自然科学，首先要研究的是人体生命的本原生理结构。现在中医教材讲的人体生理病理都是按西医理念编写的有形形体的生理病理，而不是中医强调的人体无形生命的生理病理，所以笔者提出中医人体生命生理病理新概念。

（一）父母遗传有形生命体

《黄帝内经》（下文中简称《内经》）说有形之精是构成人体的基本物质，如：

《素问·金匮真言论》云："夫精者，生之本也。"

《灵枢·决气》云："两神相搏，合而成形，常先身生，是谓精。"

《灵枢·本神》云："生之来，谓之精。两精相搏，谓之神。"

《灵枢·天年》也谈到了父母合精而生人之事，云：

黄帝问于岐伯曰：愿闻人之始生，何气筑为基，何立而为楯，何失而死，何得而生？岐伯曰：以母为基，以父为楯，失神者死，得神者生也。

黄帝曰：何者为神？岐伯曰：血气已和，荣卫已通，五脏已成，神气舍心，魂魄毕具，乃成为人。

人体之精与生俱来者，是指禀受于父母双亲的生殖之精，即双亲的遗传之物，是构成人体胚胎发育的原始物质。

《内经》认为，人这个生命体是父母给的，是父母之精合成的，所以父母之精是人体的根本，是人体生命发生的基本物质。所谓"两神相搏"，乃指父母性交前的氤氲状态，即亲昵状态。性交后精卵结合谓"合而成形"，即有了胎形。所谓"常先身生，是谓精"，乃指胎形来源于父母之精，即生命诞生于父母之精合，故云"生之来，谓之精"，"精者，生之本"，但不能称这是个体人有了先天之肾精。"两精相搏，谓之神"要与

“两神相搏，合而成形”合看，只有在父母“两神相搏”——亲昵状态的情况下才有“两精相搏”，所以“谓之神”的“神”，就是“两神相搏”的“神”，指父母之神，不是胎形之神，不是个体人先天之神。一般认为这是个体人先天之神，笔者原先也随大家如此认识，但是这个认识不对，现纠正。《灵枢·天年》指出，只有在“五脏已成”的条件下才能“神气舍心”，可知此神是后天之神。胎儿在母体内得到滋养，发育成脑髓、骨骼、筋肉、皮肤、毛发、脏腑等形成胎儿的形体。因此，精是人体形成的原始物质。但这个精是父母的精，这个精是生成个体人形体的物质基础，而不是个体人的“先天之精”。个体人之肾精都是后天形成的，《素问·上古天真论》云：“肾者主水，受五脏六腑之精而藏之，故五脏盛，乃能泻。”要经历“二七”“二八”之年才能积蓄满溢。而五脏六腑之精源于胃中水谷之精气，故知肾精本源于后天脾胃。

（二）自然遗传无形生命体

《内经》继承了《周易》天地合气生物的思想而论说人体生命科学，如《素问·宝命全形论》云：

天覆地载，万物悉备，莫贵于人。人以天地之气生，四时之法成……夫人生于地，悬命于天，天地合气，命之曰人。人能应四时者，天地为之父母……人生有形，不离阴阳。

《素问·四气调神大论》云：

阴阳四时者，万物之终始也，死生之本也。

《灵枢·本神》云：

天之在我者德也，地之在我者气也，德流气薄而生者也。

《素问·六节藏象论》云：

天食人以五气，地食人以五味。五气入鼻，藏于心肺，上使五色修明，音声能彰；五味入口，藏于肠胃，味有所藏，以养五气，气和而生，津液相成，神乃自生。

和《周易》所说一样，人是由气生成的，《周易·系辞传》云“天地之大德曰生”，即人是由天地之气合生的。《灵枢·决气》云：“人有精、气、津、液、血、脉，余意以为一气耳。”这种观点和《庄子·知北游》所说的“人之生，气之聚也”及《论衡·言毒》所说的“万物之生，皆禀元气”等观点是完全一致的，显示了气学理论在人体生命科学中的重要性。

所以《周易·文言传》说：“（人）与天地合其德，与日月合其明，与四时合其序。”《吕氏春秋·情欲》说：“人之与天地也同……其情一体

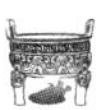

也。”《淮南子·泰族训》说：“天之与人有以相通也。”《灵枢·邪客》说：“人与天地相应也。”《灵枢·岁露》说：“人与天地相参也，与日月相应也。”因此，《丹台玉案》卷四虫门说“人之气，即天地之气也”，《医门棒喝·温暑提纲》说“人身一小天地”。于此可知，人是天地人三才合一的生物，故云人“与天地合其德，与日月合其明，与四时合其序”。

人体生命可以用图 1－1 表示。

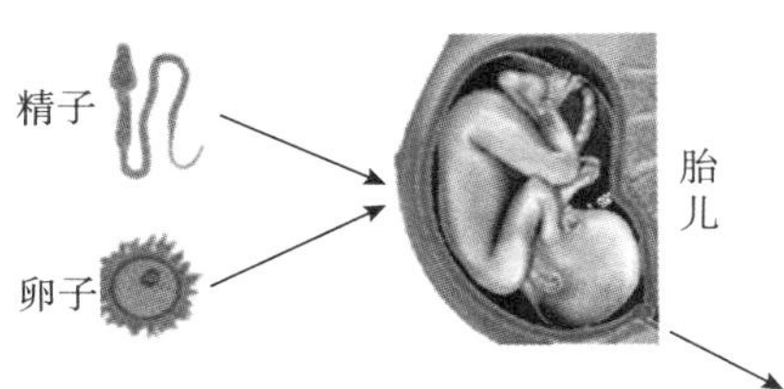

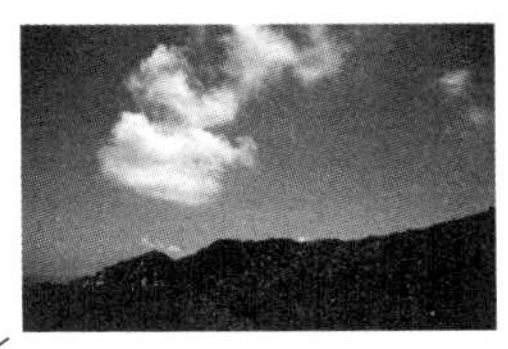

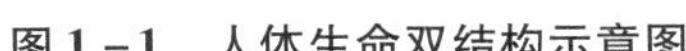

图 1－1　人体生命双结构示意图

由此可以概括出，人体生命由三部分组成：

一是父母遗传的有形生命体。

二是天地之气，包括天之五气和地之五味。

三是神，天地合气之神。

父母遗传的是先天有形生命体，天地遗传的是后天无形生命体。对此，《淮南子·原道训》说：“形者，生之舍也。气者，生之充也。神者，生之制也。”明确指出人体生命由形、气、神三者组成。形指有形的身体（形态结构），来源于先天的身体是生命存在的基础，是生命居住的房“舍”，可以引申为器具。气指来源于后天的天地之气，是滋养先天形体的营养品（物质能量），故云“充”，乃充养、充实之意，让其有活力，此气藏于形体器具之中。神指心神，心主神，是生命活动的主宰，故云“生之制”，即制约或掌握生命活动的意思（信息控制，属于意识）。《太平经》则说：“故以形体为家，以气为舆马，以精神为长吏，兴衰往来，主理也。”形、气、神是中医的整体理论基础。

关于形、气、神三者之间的关系，形是生命生存的基地（心是先天形体之本，故云“心者，生之本”）；天地之气是生命存活的根本，天地之气是产生万物的本原，而且是万物万事发展运动变化的动力，“生气通天”是人“寿命之本”（《素问·生气通天论》），即言生命本源于天地之气；神是在气的基础上产生的，是意识之本，故云“生之本，本于阴阳”，“阴阳不测谓之神”，即言气的阴阳变化是谓神。从生命角度说，气是第一位的，神是第二位的，形是第三位的。有气才能使生命存活，无气则死。气病则形神俱病。气和神属于无形，形体有形，人死存形，气、神灭。从生成角度说，形是第一位的，没有这个形，气、神就无藏身之地。生命是什么？生命就是气的运动。《素问·五常政大论》说：“气始而生化，气散而有形，气布而蕃育，气终而象变，其致一也。”《素问·五运行大论》说：“从其气则和，逆其气则病。”《庄子·知北游》云：“人之生，气之聚也。聚则为生，散者为死。……故万物一也。……故曰：‘通天下一气耳。’”《周礼·天官·疾医》：“参之以九脏之动。”《注》：“正脏五，又有胃、膀胱、大肠、小肠。”《疏》：“正脏五者，谓心、肝、脾、肺、肾，气之所藏。”这里的“九脏”即是《素问·六节藏象论》里说的“九脏”，谓“形脏四，神脏五，合为九脏”，“形脏四”指胃、小肠、大肠、膀胱，“神脏五”指心、肝、脾、肺、肾。这里明确指出，有形的脏腑是藏“气”的器具。《素问·六节藏象论》首先讨论六六之节和九九制会，显然是五运六气理论，而五运六气理论是讲“天之度，气之数”的，所以此篇得出的结论是：“天食人以五气，地食人以五味”及脏腑通藏四时天地之气，即所谓“人以天地之气生，四时之法成”。这才是“藏象”的内涵，即天地之象藏于形体之中。这个象，就是《系辞传》说的“天垂象”的“象”，即四时天象、物象、气象等。

人体从外界获得五气、五味有益能量，现代科学称之为负熵，故奥地利物理学家埃尔温·薛定谔在《生命是什么》中首先提出“生命以负熵为生”，他第一次从非平衡热力学角度诠释生命的本质。与《内经》的认识相差2000年。

现代科学将天地之气的五气、五味称作人与外界的物质交换（呼吸饮食、呼吸排泄），还认为人体通过分解食物获得化学能，供给生命的能量消耗，并将人体的散热与做功看成是人与外界的能量交换（散热与做功），其实都是他们没有认识到人体是天人合一产物这个道理。

五气、五味就是《素问·上古天真论》所说的“天地之精气”。因为

 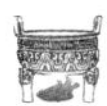

"生气通天"是人"寿命之本"，所以《素问》第一篇的《上古天真论》即讲人服食"天地之精气"，谓"提挈天地，把握阴阳，呼吸精气，独立守神，肌肉若一，故能寿敝天地"；第二篇《四气调神大论》讲"阴阳四时者，万物之终始也，生死之本也"；第三篇《生气通天论》讲天气是"生之本"；第四篇《金匮真言论》讲四时配五脏；第五篇《阴阳应象大论》讲四时阴阳之气藏于五脏；直到第九篇《六节藏象论》才点出中医之真谛在五运六气理论，所谓"六节"者，《素问·至真要大论》说"天地合气，六节分而万物化生矣"，六节即指一年之六气，并说"六气分治，司天地……天地之大纪，人神之通应也"，这个人之神，即是"神乃自生"之神。《上古天真论》就是讲形与神的关系，《生气通天论》讲生命之本是天地之气，天地之气表现在四时，天地之气是产生神的基础，故《四气调神大论》讲通过适应四气来调神。

中医对神的认识，经云天地合气"神乃自生"，而天地气味在肠胃化生成营卫气血，故《素问·八正神明论》说："血气者，人之神，不可不谨养。"《灵枢·营卫生会》说："血者，神气也。"《灵枢·平人绝谷》说："神者，水谷之精气也。"《灵枢·小针解》说："神者，正气也。"《周易》谓"知变化之道者，其知神之所为"，"阴阳不测谓之神"。指神的变化表现多端。天地之气是产生"神"的本源，故云"四气调神"，虽然这个神本源于天地之气，但不能把这个"神"转换成"天神"，因为这个"神"产生于天地合气生成营卫血气之中，随血气而藏于心，正如《灵枢·天年》说："何者为神？……血气已和，营卫已通，五脏已成，神气舍心，魂魄毕具，乃成为人。"从后天功能来说，神舍心之后，又成为意识的主宰者，所以《素问·灵兰秘典论》说："心者，君主之官也，神明出焉……故主明则下安，以此养生则寿，殁世不殆，以为天下则大昌。主不明则十二官危，使道闭塞而不通，形乃大伤，以此养生则殃，以为天下者，其宗大危。"《灵枢·天年》说："失神者死，得神者生。"何以"失神"？《素问·汤液醪醴论》说："帝曰：形弊血尽而功不应者何？岐伯曰：神不使也。帝曰：何谓神不使？岐伯曰：针，石道也。精神不进，志意不治，故病不可愈。今精坏神去，营卫不可复收。何者？嗜欲无穷，而忧患不止，精气弛坏，营泣卫除，故神去之而病不愈也。"为什么"神去"呢？因为"嗜欲无穷，而忧患不止"，损伤了营卫血气，故而"神去"，不是先有"神去"，然后营卫血气亏损。如何"得神"长寿？《素问·四气调神大论》说："夫四时阴阳者，万物之根本也。所以圣人春夏养阳，秋冬养阴，以从其根；故与万物沉浮于生长之门。逆其根则伐其本，坏其真矣。

故阴阳四时者，万物之终始也，生死之本也；逆之则灾害生，从之则苛疾不起，是谓得道。道者，圣人行之，愚者佩之。”什么是“得道”呢?《素问·上古天真论》也说：“帝曰：夫道者年皆百岁，能有子乎？岐伯曰：夫道者能却老而全形，身年虽寿，能生子也。黄帝曰：余闻上古有真人者，提挈天地，把握阴阳，呼吸精气，独立守神，肌肉若一，故能寿敝天地，无有终时，此其道生。中古之时，有至人者，淳德全道，和于阴阳，调于四时，去世离俗，积精全神，游行天地之间，视听八远之外，此盖益其寿命而强者也。亦归于真人。”原来“提挈天地，把握阴阳，呼吸精气，独立守神，肌肉若一”就是“得道”，即顺四时天地阴阳之气养生则寿，如果发挥人的主动性，一是静心，二是呼吸天地之气，即《素问·脏气法时论》所说“气、味合而服之，以补精益气”。“神”生于五气、五味所生之“精气”，即营卫气血，如《灵枢·营卫生会》说：“营出中焦”；“此所受气者，泌糟粕，蒸津液，化其精微，上注于肺脉乃化而为血，以奉生身，莫贵于此，故独得行于经隧，命曰营气”；“营卫者，精气也，血者，神气也，故血之与气，异名同类焉”。于此可知“神乃自生”之处多么重要，故被道家称为丹田、黄庭，佛家称为脐轮、腹轮，医家称为中气、神机。

《庄子·知北游》云：“人之生，气之聚也。聚则为生，散者为死。……故万物一也。……故曰：‘通天下一气耳。’”故《素问·五常政大论》云：“根于中者，命曰神机，神去则机息；根于外者，命曰气立，气止则化绝。”天地之气没有了，哪里还有生化呢?《素问·六节藏象论》云：“天食人以五气，地食人以五味。”故称“气立”为生命体“根于外者”。《素问·生气通天论》说：“是以圣人陈阴阳，筋脉和同，骨髓坚固，气血皆从。如是则内外调和，邪不能害，耳目聪明，气立如故。”《素问·六微旨大论》指出：“出入废则神机化灭，升降息则气立孤危。故非出入，则无以生长壮老已；非升降，则无以生长化收藏。是以升降出入，无器不有。故器者，生化之宇，器散则分之，生化息矣。故无不出入，无不升降。”天地五气五味的出入没有了，就是没有“气”了，“神机”也就没有了。如果人体生命活动出现异常，一个重要原因就是气的升降出入失调，因而也才有“百病生于气”的著名论断。只有内外和谐了，身体才能健康。《内经》说上工“治神”“必先治神”，“得神者昌，失神者亡”。下工守“形”，中工守“气”，上工守“神”。现在中医教科书讲的生理都属于形体方面的生理，笔者现在提出的是人体生命生理，这是个新概念，不同于形体生理。

 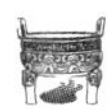

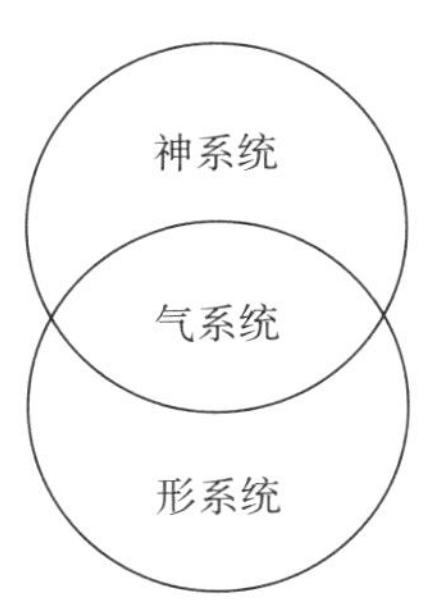

图1－2　形气神关系示意图

“形”既是西医的基础，也是中医的基础，以眼见为实。

“形、气、神”的整体观是中医的基础，而“气”更重要。

《灵枢·九针十二原》说“上守神，粗守形”，粗工治形，上工治神，西医所治不离形体，中医治神气，这就是中西医的最大差别。

形、气、神是人体生命存在的三个必要条件。《灵枢·天年》说：“黄帝曰：何者为神？岐伯曰：血气已和，营卫已通，五脏已成，神、气舍心，魂魄毕具，乃成为人……百岁，五脏皆虚，神、气皆去，形骸独居而终矣。”形骸即躯体，没有了“神、气”，只有“形骸”就是尸体。《素问·上古天真论》说：“上古之人，其知道者，法于阴阳，和于术数，食饮有节，起居有常，不妄作劳，故能形与神俱，而尽终其天年，度百岁乃去。”所谓“形与神俱”，其先决条件是“气之充”（天地之气充），即“气味合而服之，以补精益气”（《素问·脏气法时论》）。生病就是“气神”生病，“神”是在“气”基础上产生的，所以实际上生病就是“气”病。而气源于天，故云“生气通天”和“人以天地之气生，四时之法成”，“四时之法”即春夏秋冬之法，成于天道也。关于“天地之气”的内容，全在五运六气理论里，所以察“气”离不开五运六气理论，临床全在《伤寒论》。《内经》提出的“形与神俱”，是世界上最早提出的健康标准。

《灵枢·邪客》说：“心者，五脏六腑之大主也，精神之所舍也，其脏坚固，邪弗能容也。容之则心伤，心伤则神去，神去则死矣。”心为五脏六腑形体之主宰，即心主形体。“精神之所舍”，即“神气舍心”之意。《素问·阴阳应象大论》云：“故天有精，地有形。”所谓“天有精”即言天气，在天为气，在地为形。心为生命活动的主宰。

《内经》只讲形、气、神，不讲精、气、神。精也是气，《管子·内业》说：“精也者，气之精也。”精是气中的精微。不要一见“精”就是肾精。如《管子·内业》说：“人之生也，天出其精，地出其形，合此以为人。"所谓"天出其精"就是指"天食人以五气","地出其形"就是指"地食人以五味"。《素问·阴阳应象大论》对此形、味与精、气之间的转化作了精辟阐述,谓"阳为气,阴为味,味归形,形归气,气归精,精归化,精食气,形食味,化生精,气生形"。天为阳"食人以五气",地为阴"食人以五味",形体是靠五气、五味来滋养的,精是气中的精微生化成的,五气生化精神,五味生化形体。

如何诊断形、神呢?《素问·八正神明论》说:"然夫子数言形与神,何谓形?何谓神?愿卒闻之。岐伯曰:请言形,形乎形,目冥冥,问其所病,索之于经,慧然在前,按之不得,不知其情,故曰形。帝曰:何谓神?岐伯曰:请言神,神乎神,耳不闻,目明,心开而志先,慧然独悟,口弗能言,俱视独见,适若昏,昭然独明,若风吹云,故曰神。"诊察形体的变化,如果看不出来,但可以通过问诊知道病人的痛苦所在,并诊察于经脉,则病情就会清楚地摆在面前,要是按寻之还得不到,那么便不容易知道病人的病情了,所以临证要重视形体变化的诊察。察神要通过望诊知之,虽然耳朵闻诊不到,但用眼睛望诊就明白了神的变化,心中有了数,在思想上可以先得出病情变化,这种心领神会的独悟,不能用语言来形容,就如观察一个东西,大家没有看到,但他能运用望诊独自看到,就像在黑暗之中,大家都很昏黑,只有他能用望诊得到病情而昭然独明,通过望诊观察病情,宛如风吹云散,日丽天明,所以说望而知之谓之神。故《素问·八正神明论》说:"故养神者,必知形之肥瘦,荣卫血气之盛衰。血气者,人之神,不可不谨养。"神生于五气、五味,而气味合和化生营卫气血,营卫气血充养形体,故可从形体的肥瘦查看营卫气血之盛衰而知有神无神,即神之盛衰。《素问·三部九候论》说:"必先度其形之肥瘦,以调其气之虚实,实则泻之,虚则补之。"营卫气血是藏于形体的,所以从形体的肥瘦可以看出一个人营卫气血的盛衰。

人不仅是父母结合的产物,更重要的是天地之气结合的产物,即是天人合一的产物,所以《灵枢·邪客》说:"人与天地相应也。"《灵枢·岁露》说:"人与天地相参也,与日月相应也。"因此,人体具有宇宙日月星辰运动的信息规律,《素问·气交变大论》说:"夫道者,上知天文,下知地理,中知人事,可以长久。"而推演天地之气的规律尽在五运六气理论之中。

胎儿在母腹之中,是母体的一部分,可以说是母体的附属品,不是一个个体人,现在一些人把胎儿当做一个个体人看是不对的。只有剪断脐带吸纳天地之气后才能成为一个个体人,称作婴儿,然后发育为儿童、

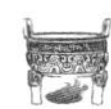

成人。

这里必须明白两个概念，即天人相应和天人合一。

所谓相应，是指两个物体之间有相互感应的关系，如磁场、气场之类，以及一个物体对另一个物体的作用，如太阳对万物的光照作用。而合一则是指一个物体进入另一个物体内部融合为一。由此可知，现在的主流观点认为《内经》只有天人相应，没有天人合一，是不对的，这两种观点《内经》都有。

（三）神

神是中医重要概念，必须明白。

1. 神的诞生

（1）玄生神

《素问·天元纪大论》说："夫五运阴阳者，天地之道也，万物之纲纪，变化之父母，生杀之本始，神明之府也，可不通乎。故物生谓之化，物极谓之变；阴阳不测谓之神；神用无方，谓之圣。夫变、化之为用也，在天为玄，在人为道，在地为化，化生五味，道生智，玄生神。神在天为风，在地为木；在天为热，在地为火；在天为湿，在地为土；在天为燥，在地为金；在天为寒，在地为水。故在天为气，在地成形，形、气相感，而化生万物矣。"

《素问·五运行大论》说："东方生风，风生木，木生酸，酸生肝，肝生筋，筋生心。其在天为玄，在人为道，在地为化；化生五味，道生智，玄生神，化生气。神在天为风，在地为木，在体为筋，在气为柔，在脏为肝。"

《素问·阴阳应象大论》说："东方生风，风生木，木生酸，酸生肝，肝生筋，筋生心，肝主目。其在天为玄，在人为道，在地为化。化生五味，道生智，玄生神。神在天为风，在地为木，在体为筋，在脏为肝。"

故《素问·阴阳应象大论》说阴阳为"神明之府"，又说："天地之动静，神明为之纲纪。"（《素问·气交变大论》《素问·五运行大论》也有此语）

此"物生谓之化，物极谓之变"，是谓"变化"指春、夏、秋、冬的变化过程，即万物生长化收藏过程，或说万物生长壮老死的过程，也就是天道阴阳变化的过程，这个阴阳变化莫测就是神。可以说天地阴阳生神。"玄生神"就是天地阴阳变化生神。但"人法地，地法天"，所以天统地人，故云神在天可变化为风、热、湿、燥、寒五气，在地可变化为木、火、土、金、水五行五味，说到底就是气味生神。

(2) 气、味生神

《素问·六节藏象论》说:“天食人以五气,地食人以五味;五气入鼻,藏于心肺,上使五色修明,音声能彰;五味入口,藏于肠胃,味有所藏,以养五气,气和而生,津液相成,神乃自生。”

此言神生于天地气味的变化。

天——五气——五气 }
地——五行——五味 } 神

反之,

神 { 在天——五气——五气 }
　 { 在地——五行——五味 } 形、气相感,而化生万物

从上述可知,神生于天地合气。因为神源于天地,神通于天地,故《素问·至真要大论》说:“天地之大纪,人神之通应也。”

《黄庭内景经·上睹章》说:“神生腹中衔玉珰,灵注幽阙那得丧,琳条万寻可荫仗,三魂自宁帝书命。”所谓“神生腹中”,即指“神乃自生”之神,即黄庭之神。所谓“幽阙”,即指神阙穴之阙,神的居住处。

2. 神的定义

《内经》对神的定义是什么?如《素问·八正神明论》说:“血气者,人之神。”《灵枢·营卫生会》说:“血者,神气也。”《灵枢·平人绝谷》说:“神者,水谷之精气也。”可知神是五气、五味合和化生成的血气。故《素问·脏气法时论》说“气、味合而服之,以补精益气”。“补精益气”则生神。这就是说,神不是虚无的玄的,是有物质基础的,其物质就是血。

3. 神的归宿

《灵枢·天年》说:“血气已和,荣卫已通,五脏已成,神气舍心,魂魄毕具,乃成为人。”所谓“神气舍心”,就是营血归心,就是后天气、味化生之营卫血气注入心脉,先后天就合一了,即神与形体合一了,所以《素问·上古天真论》说“形与神俱”,并说“上古有真人者,提挈天地,把握阴阳,呼吸精气,独立守神,肌肉若一,故能寿敝天地,无有终时,此其道生”。“神”与“肌肉若一”,即形神合一。因为这个“神”来自于自然界四季阴阳变化,故需要“四气调神” (见《素问·四气调神大论》)。

4. 神的作用

《素问·天元纪大论》说:“神用无方……在天为气(五气),在地成形(五味、五行),形气相感,而化生万物矣。”此言神在自然界的作用。

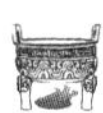

神在人的作用，如《灵枢·决气》说："两神相搏，合而成形。"《灵枢·本神》说："生之来，谓之精。两精相搏，谓之神。"首先是繁衍后代。二是生命的主宰，如《素问·灵兰秘典论》说"心者，君主之官也，神明出焉……主明则下安……主不明则十二官危"，明确指出心不但为形体之主，也为神之主，心是生命活动的主宰。

5. 养神

神来源于天地之气，所以养神还要顺从天地之气。如《素问·上古天真论》说："上古有真人者，提挈天地，把握阴阳，呼吸精气，独立守神，肌肉若一，故能寿敝天地，无有终时，此其道生。中古之时，有至人者，淳德全道，和于阴阳，调于四时，去世离俗，积精全神，游行天地之间，视听八远之外，此盖益其寿命而强者也。亦归于真人。"就是要"调于四时"阴阳，把握四时阴阳，"呼吸精气"，故谓"四气调神"。《素问·四气调神大论》说："阴阳四时者，万物之终始也；生死之本也；逆之则灾害生，从之则苛疾不起，是谓得道。"又如《素问·生气通天论》说："苍天之气，清静则志意治，顺之则阳气固，虽有贼邪，弗能害也，此因时之序。故圣人传精神，服天气而通神明。……阳气者，精则养神，柔则养筋。""服天气"就是"呼吸精气"。

再《素问·刺法论》说："是故刺法有全神养真之旨，亦法有修真之道，非治疾也。故要修养和神也，道贵常存，补神固根，精气不散，神守不分，然即神守而虽不去，亦能全真，人神不守，非达至真，至真之要，在乎天玄，神守天息，复入本元，命曰归宗。"《素问·天元纪大论》说"玄生神"，所以养神"在乎天玄"，必须"神守天息"，"天息"即"天气"，"神守天息"就是"服天气""呼吸精气"。天玄即天道阴阳变化。

《素问·八正神明论》说："故养神者，必知形之肥瘦，荣卫血气之盛衰。血气者，人之神，不可不谨养。"神生于五气、五味，而气味合和化生营卫气血，营卫气血充养形体，故可从形体的肥瘦查看营卫气血之盛衰而知有神无神，即神之盛衰。

6. 小结

以上笔者讲了人体生命的基本过程。

首先是父母给予的先天形体，是人体生命的基础，是形质，是器具，是生化之宇，具有生化功能。

其次是天地给予的后天神——血气，滋养先天形体的原料。

第三，神气舍心，天人合一，成为一个完整的个人。

神源于天地气味的出入，出入废则神机化灭。神生于内，故云根于中。

天地之气的生机在于升降浮沉，升降息则气立孤危。六气属于天地，故云根于外。

血气通过血脉、经络通道输布到五脏六腑系统之器，完成生长化收藏的过程，并得到生化，转换成各种物质、能量和信息，滋养调控形体各系统发生作用，推动着人体生命的发育成长，于是有了生长壮老死的天命“气数”过程，即由出生到强壮、到衰老、到死亡的过程。最终形体诸器尽“天数”不能再生化了，神机化灭，气立孤危，形神分离，即“阴阳离决，精气乃绝”矣。

因为生神的五气、五味源于天地之道，故有天人之感应。于是人体生命就有了生命节律和生命周期。

人体生命来源于父母和天地之气，所以人的生命周期取决于父母和天地之气。

这就是中医认识生命的科学思维过程，逻辑性严密，系统性强。

（四）人体生命时空密码——五运六气

人不仅是父母结合的产物，更重要的是天地之气结合的产物，即是天人合一的产物，所以《灵枢·邪客》说：“人与天地相应也。”《灵枢·岁露》说：“人与天地相参也，与日月相应也。”因此，人体具有了宇宙日月星辰运动的信息规律，《素问·气交变大论》说：“夫道者，上知天文，下知地理，中知人事，可以长久。”而推演天地之气的规律尽在五运六气理论之中。

从《内经》论述人体生命双结构可以得知，天人是合一的，不合一则死，那些认为《内经》没有天人合一而只有天人相应的说法是不妥当不完整的。

从上述可知，人体生命“生气通天”是生命之本，并说天气“其生五，其气三”，“五”指五运，“三”指三阴三阳，可知天气即指五运六气，所以人体生命有着五运六气的密码，其密码用天地数和河图、洛书数表示。《素问·六元正纪大论》说：“此天地之纲纪，变化之渊源。”天地数表示自然界阴阳二气的信息号码，信息有强弱，河图、洛书生数表示弱信息号码，成数表示强信息号码。

《素问·天元纪大论》说：“夫五运阴阳者，天地之道也，万物之纲纪，变化之父母，生杀之本始，神明之府也，可不通乎。故物生谓之化，物极谓之变；阴阳不测谓之神；神用无方，谓之圣。夫变化之为用也，在天为玄，在人为道，在地为化，化生五味，道生智，玄生神。神在天为

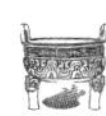

风，在地为木；在天为热，在地为火；在天为湿，在地为土；在天为燥，在地为金；在天为寒，在地为水。故在天为气，在地成形，形气相感，而化生万物矣。然天地者，万物之上下也。左右者，阴阳之道路也。水火者，阴阳之征兆也。金木者，生长之终始也。气有多少，形有盛衰，上下相召，而损益彰矣。”阴阳的变化，就是日地相互运动的变化，即天地阴阳的变化，这种阴阳不断地变化，名之为“神”。

神｛在天为气；天人联通密码；在地为形｝

风	热	湿	燥	寒
3、8	2、7	5、10	4、9	1、6
木	火	土	金	水
肝	心	脾	肺	肾
东	南	中	西	北

同一个神，为什么会生出不同的五气及不同的数码呢？笔者认为，是因为不同的时空、温度、湿度造成的。如光波、气波等都会受到时空、温度、湿度的影响。

天人之间是通过密码联系的，与手机、发报机的工作原理一样。这在《素问·金匮真言论》和《素问·五常政大论》中都记载一对一的关系，说明中国祖先最早发明了中医生命学的医用收发报机及人体接收机（相当于今天的手机）。

东方……其数八。

南方……其数七。

中央……其数五。

西方……其数九。

北方……其数六。（《素问·金匮真言论》）

敷和之纪（木运平年）……其类草木……其数八。

升明之纪（火运平年）……其类火……其数七。

备化之纪（土运平年）……其类土……其数五。

审平之纪（金运平年）……其类金……其数九。

静顺之纪（水运平年）……其类水……其数六。（《素向·五常政大论》）

这说明河图洛书数是天人联通的密码，看来古人已经发明了天人之间的密码联通，并知道天道四季阴阳与人体五脏的联系密码是不相同的。所以古人称此为“天地之数”，在《系辞传》中有记载，谓：

天一地二，天三地四，天五地六，天七地八，天九地十。天数五，地数五，五位相得而各有合。天数二十有五，地数三十，凡天地之数五十有五。此所以成变化而行鬼神也。

天体发出的密码是：1、3、5、7、9。

地脏接收的密码是：2、4、6、8、0（10）。

在此基础上分为四时五行天人五脏联系的密码是：

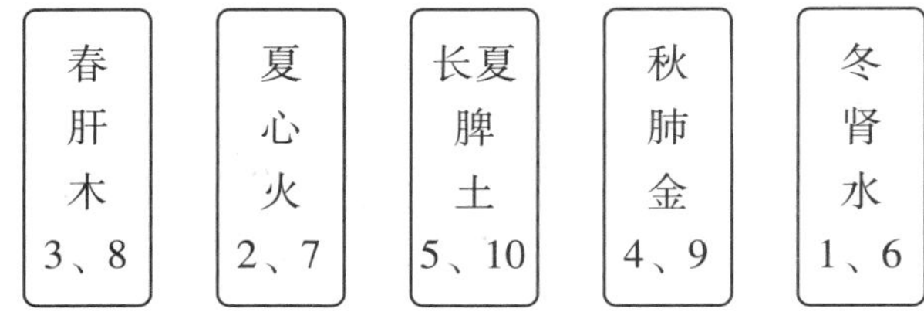

即所谓的河图生成数：天一生水，地六成之。地二生火，天七成之。天三生木，地八成之。地四生金，天九成之。天五生土，地十成之。1、3、5、7、9可能源于阳气，2、4、6、8、0（10）可能源于阴气，可能皆源于太阳光、太阳风，即光波、风波。密码在人体的通道即是经络。

河图数为其常，其变数为洛书。《内经》也有记载。

《内经》用生数和成数表示五运的运行变化，这在运气七大论中占有突出的地位。在运气学说中，生数和成数是其纲领。正如《素问·六元正纪大论》说："此天地之纲纪，变化之渊源。"又说：

天地之数，终始奈何？岐伯曰：悉乎哉问也！是明道也。数之始，起于上而终于下，岁半之前，天气主之，岁半之后，地气主之，上下交互，气交主之，岁纪毕矣。故曰：位明，气月可知乎，所谓气也。帝曰：余司其事，则而行之，不合其数何也？岐伯曰：气用有多少，化治有盛衰，盛衰多少，同其化也。

帝曰：太过不及，其数何如？岐伯曰：太过者其数成，不及者其数生，土常以生也。

"数"指生数和成数，即指五行数。五行"金木水火土，运行之数。"（《素问·六元正纪大论》）五行数是指生数和成数相合而言。木、火、土、金、水五行的偏盛偏衰谓"太过不及"。太过是五行的气盛，用成数表示；不及是五行的气衰，用生数表示。太过不及皆能使人发生疾病，但有轻重。

太过不及，皆曰天符。而变行有多少，病形有微甚，生死有早晏耳。（《素问·六元正纪大论》）

其发病也有一定的规律。

甲子　甲午岁：热化二，雨化五，燥化四。

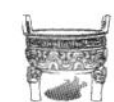

乙丑　乙未岁：灾七宫，湿化五，清化四，寒化六。
丙寅　丙申岁：火化二，寒化六，风化三。
丁卯　丁酉岁：灾三宫，燥化九，风化三，热化七。
戊辰　戊戌岁：寒化六，热化七，湿化五。
己巳　己亥岁：灾五宫，风化三，湿化五，火化七。
庚午　庚子岁：热化七，清化九，燥化九。
辛未　辛丑岁：灾一宫，雨化五，寒化一。
壬申　壬寅岁：火化二，风化八。
癸酉　癸卯岁：灾九宫，燥化九，热化二。
甲戌　甲辰岁：寒化六，湿化五。
乙亥　乙巳岁：灾七宫，风化八，清化四，火化二。
丙子　丙午岁：热化二，寒化六，清化四。
丁丑　丁未岁：灾三宫，雨化五，风化三，寒化一。
戊寅　戊申岁：火化七，风化三。
己卯　己酉岁：灾五宫，清化九，雨化五，热化七。
庚辰　庚戌岁：寒化一，清化九，雨化五。
辛巳　辛亥岁：灾一宫，风化三，寒化一，火化七。
壬午　壬子岁：热化二，风化八，清化四。
癸未　癸丑岁：灾九宫，雨化五，火化二，寒化一。
甲申　甲寅岁：火化二，雨化五，风化八。
乙酉　乙卯岁：灾七宫，燥化四，清化四，热化二。
丙戌　丙辰岁：寒化六，雨化五。
丁亥　丁巳岁：灾三宫，风化三，火化七。
戊子　戊午岁：热化七，清化九。
己丑　己未岁：灾五宫，雨化五，寒化一。
庚寅　庚申岁；火化七，清化九，风化三。
辛卯　辛酉岁：灾一宫，清化九，寒化一，热化七。
壬辰　壬戌岁：寒化六，风化八，雨化五。
癸巳　癸亥岁：灾九宫，风化八，火化二。

《素问·五常政大论》也说：

委和之纪（木运不及年）……眚于三。
伏明之纪（火运不及年）……眚于九。
卑监之纪（土运不及年）……其眚四维。
从革之纪（金运不及年）……眚于七。

涸流之纪（水运不及年）……眚于一。

从以上所述看，天地之至数一、二、三、四、五、六、七、八、九皆依洛书九宫位为说。其中三次陈述一、三、五、七、九等五宫受“灾”。这五宫皆是阳数，阴数二、四、六、八未言受“灾”。

《内经》陈述五方及五行和物类是用河图方位数表示，乃“知常”也。而陈述五运的太过与不及却用洛书九宫的方位数表示，乃“达变”也。故《系辞传》说：“参伍以变，错综其数。通其变，遂成天地之文；极其数，遂定天下之象。非天下之至变，其孰能与于此?”所谓“伍”乃指“五运”；“参”者叁，指五运的平气与太过、不及三气。

（五）五运六气是生命之本

《素问·生气通天论》说：“夫自古通天者，生之本，本于阴阳……其生五，其气三，数犯此者，则邪气伤人，此寿命之本也。”“其生五”指五运，“其气三”指三阴三阳，这是天地之阴阳。如《素问·五运行大论》说：“土主甲己，金主乙庚，水主丙辛，木主丁壬，火主戊癸。子午之上，少阴主之；丑未之上，太阴主之；寅申之上，少阳主之；卯酉之上，阳明主之；辰戌之上，太阳主之；已亥之上，厥阴主之……此天地之阴阳也。”《素问·天元纪大论》说：“寒暑燥湿风火，天之阴阳也，三阴三阳上奉之。木火土金水，地之阴阳也，生长化收藏下应之。”六气三阴三阳是天之阴阳，五运五行是地之阴阳。《素问·生气通天论》明确指出五运六气“天地之阴阳”是“生之本”，即生命之本，为什么呢？因为《素问·宝命全形论》说“天地合气，命之曰人”，人是天地阴阳的产物。故《素问·上古天真论》说：“上古有真人者，提挈天地，把握阴阳，呼吸精气，独立守神，肌肉若一，故能寿敝天地，无有终时，此其道生。中古之时，有至人者，淳德全道，和于阴阳，调于四时，去世离俗，积精全神，游行天地之间，视听八远之外，此盖益其寿命而强者也，亦归于真人。其次有圣人者，处天地之和，从八风之理，适嗜欲于世俗之间，无恚嗔之心，行不欲离于世，被服章，举不欲观于俗，外不劳形于事，内无思想之患，以恬愉为务，以自得为功，形体不敝，精神不散，亦可以百数。其次有贤人者，法则天地，象似日月，辨列星辰，逆从阴阳，分别四时，将从上古合同于道，亦可使益寿而有极时。”请看，得道的真人、至人、圣人、贤人四类人均是得天地阴阳才能长寿的。天地阴阳即四时阴阳，故“调神”要顺四时阴阳，谓之“四气调神”，所以《素问·四气调神大论》说：“夫四时阴阳者，万物之根本也。所以圣人春夏养阳，秋冬养阴，以从其根；故与万物沉浮于生长之门，逆其根则伐其本，坏其真矣。故阴阳四时者，

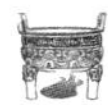

万物之终始也；生死之本也；逆之则灾害生，从之则苛疾不起，是谓得道。”天地四时阴阳为“生死之本”，四时阴阳本于五运六气，所以说五运六气是生命之本。

《素问·天元纪大论》说：“臣稽考《太始天元册》文曰：太虚廖廓，肇基化元，万物资始，五运终天，布气真灵，总统坤元，九星悬朗，七曜周旋。曰阴曰阳，曰柔曰刚，幽显既位，寒暑弛张，生生化化，品物咸章。”这是说，宇宙大自然是造化万物的原始基础，在这宇宙中运行着六气和五运天地之阴阳。“九星”指北斗，北斗现在是七星（天枢、天璇、天玑、天权、玉衡、开阳和摇光），之前为九星（加玄戈、招摇，一说左辅、右弼）。“七曜”指日月五星。面北看北斗九星，面南看日月五星，这是中国古代的两种授时系统。阴阳源于太阳运动。《系辞传》说：“刚柔者，昼夜之象也。”太阳视运动有周日运动和周年运动之分，周日运动曰昼夜刚柔，周年运动曰寒暑弛张，于是万物才有了彰明昭著的生生化化变化。其中人为万物之灵。

二、天地合气于黄庭

人体生命来源于父母之精和天地之气，人是二者的共生体，故云人是个天人合一体。那么天与人在哪里交合呢？即说天与人在人体内的交合点在哪里呢？《素问·六节藏象论》说：

天食人以五气，地食人以五味；五气入鼻，藏于心肺，上使五色修明，音声能彰；五味入口，藏于肠胃，味有所藏，以养五气，气和而生，津液相成，神乃自生。

这就是人体之外的气，有天之“五气”和地之“五味”之分。天之“五气”，即《素问·阴阳应象大论》说的“寒暑燥湿风”，源于天之五季。地之“五味”，则与五方五季有关。五气进入人体的途径是肺系和三焦。肺主气主皮毛，三焦主持诸气并为“呼吸之门”。肺主呼吸，是肺换气；皮毛也主呼吸，是组织换气。三焦主腠理，即主组织换气之所。五气经血脉运行到全身，故曰“五气入鼻，藏于心肺”。五味进入人体的途径是胃肠，心肺又合于大小肠，所以天地之气进入人体与人的交合点在胃肠。这里的“气和而生”津液，“神乃自生”，突出了气和神。《素问·六节藏象论》说：

脾、胃、大肠、小肠、三焦、膀胱者，仓廪之本，营之居也，名曰器，能化糟粕，转味而入出者也；其华在唇四白，其充在肌，其味甘，其色黄，此至阴之类，通于土气。

而《道德经》也是这样讲：

谷神不死，是谓玄牝。玄牝之门，是谓天地根，绵绵若存，用之不勤。

谷神，即《六节藏象论》所说气、味合所生之神。河上公注：

不死之道。玄，天也，于人为鼻；牝，地也，于人为口。天食人以五气，从鼻入……与天通，故鼻为玄也。地食人以五味，从口入藏于胃……与地通，故口为牝也。根，元也。言鼻口之门，是乃通天地之元气所从往来。鼻口呼吸喘息，当绵绵微妙，若可存，复若无有。用气常宽舒，不当急疾勤劳也。

《金丹大成·金丹问答》："何谓玄牝之门？答曰：鼻通天气，曰玄门；口通地气，曰牝户。口鼻乃玄牝之门户矣。"《脉望》卷五说，玄牝"以黄庭言"。又说为丹田异名。《性命圭旨·性命双修万神圭旨第二节口诀》："王玉阳《云光集》：谷神从此立天根，上圣强名玄牝门。点破世人生死穴，真仙于此定乾坤。"可知天与人的交合处叫黄庭。"天根"即指肺吸入天气之根，《修真图》于此称"肺为生门"，《内经》称为"气立"。

鼻为肺窍，肺主皮毛，肺与三焦连属。《黄庭内景经·肺之章》说"肺之为气三焦起"正是此意。天地二气交感则万物化生，由口鼻通入人体以养生。在人体阴阳二气相交感则结成丹田金丹。河上公发挥呼吸气功，要求匀、细、深、长，使气不耗散。所以后世养生家把丹田作为谷神所在，成为气功意守的重要之处。这个丹田就在脐部，所以气功家把脐称为"玄牝之门"，或称脐为"命蒂"，而发展成"胎息"功夫。

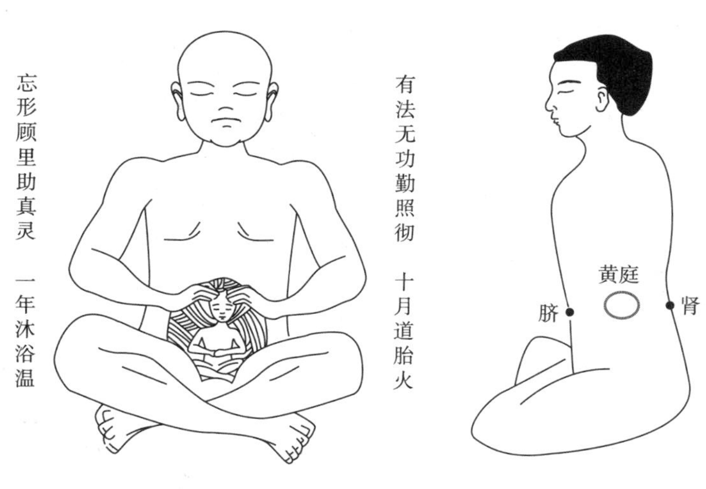

图1-3　黄庭

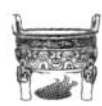

《黄庭内景经·上有章》说："上有魂灵下关元，左为少阳右太阴，后有密户前生门，出日入月呼吸存。"看来这个黄庭太极是由少阳和太阴组成的。

黄庭之气，即丹田之气、中气，既变见于寸口，又见于人迎和趺阳。人迎与寸口以阴阳分为主。寸口与趺阳则以天地之气分，肺主天气，脾胃主地气。人迎与趺阳同出于胃经，以候胃脘阳气。

中国传统医学重视黄庭、丹田，现代医学也开始重视起来，称之为腹脑。

这是第一次天人结合点——黄庭，在这里生成营卫气血而归注于心，是第二结合点，如《灵枢·天年》说："人生十岁，五脏始定，血气已通"，"血气已和，荣卫已通，五脏已成，神气舍心，魂魄毕具，乃成为人。"所谓"神气舍心"，就是营卫气血归心，就是后天气、味化生之营血注入心脉，先后天就合一了，即神与形体合一了，即《素问·上古天真论》说的形神合一。

三、天、人相合的开始时间

天与人相合处有了，那么天人开始相合的时间呢？是出生之时，即胎儿出生时首次自主呼吸断脐时。

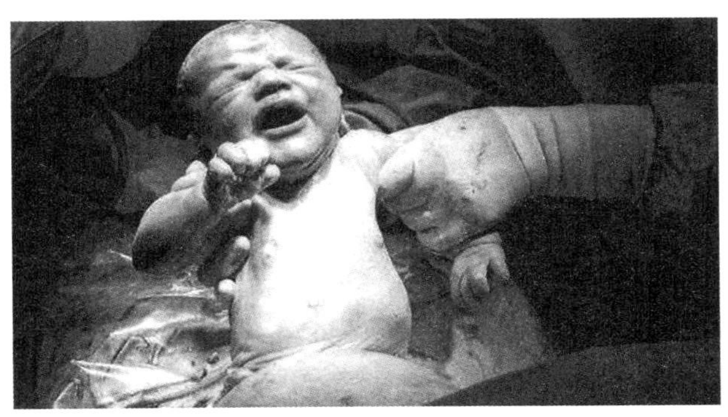

图1-4　胎儿出生图

胎儿在母腹内，是母体的一部分，生命能源来源于母亲，从脐带供养胎儿。当出生之时，剪断脐带，生命能源即转换为天地之气。就是说，出生时是生命能源的转换之时，由先天母亲供给的生命能源转换成了后天自然供给的生命能源。其生命能源供给途径，也由脐带变位到肠胃及肺皮毛及肠胃脾。

四、天与人相合的磨合期

大家都学过化学吧，当两种元素相合生成化合物时，必定出现化学反应，如放热等。《易纬·春秋元命包》说："阴阳合为雷，阴阳激为电，阴阳交为虹。"同理，天与人相合也有一个反应的过程，即天与人相合的磨合期，中医称之为小儿变蒸学说。小儿变蒸理论古中医书多有记载，现在已不被人们注意了。如孙思邈《千金要方》说：

凡儿生三十二日一变，六十四日再变，变且蒸。

九十六日三变，一百二十八日四变，变且蒸。

一百六十日五变，一百九十二日六变，变且蒸。

二百二十四日七变，二百五十六日八变，变且蒸。

二百八十八日九变，三百二十日十变，变且蒸。

积三百二十日小蒸毕。后六十四日大蒸，蒸后六十四日复大蒸，蒸后一百二十八日复大蒸。

凡小儿自生三十二日一变，再变为一蒸。凡十变而五小蒸，又三大蒸。积五百七十六日，大小蒸都毕，乃成人。

小儿蒸变期576日是1年7个月又4日，要特别加强护理。对于小儿蒸变说，需要认真研究。进入人体的天地之气，除了"五气"和"五味"还有什么呢？还有微生物。2006年6月2日出版的《自然》杂志载文，曾在"基因组研究所"工作的分子生物学家史蒂文·吉尔说："我们多少有些像一个由细菌和人类细胞组成的混合体，有人估计，在人体内的细胞中，90%是细菌。"因此科学家说，人类粪便的50%或更多是由内脏里的细菌构成的。在人出生后不久，细菌就开始占据人体内的肠器官，在成人体内有100万亿个细菌，属于1000多个不同的种类。所以基因专家2006年6月1日说，在研究了人体内几百种不同细菌的DNA后，他们发现我们也不完全是人，而是共生体生物。请注意，是在出生后才有了细菌进入人体的事，与我们所说的"天地合气生人"的生命系统相吻合。

当自然界的细菌、病毒进入人体居住后，有一个与人体相处的磨合期，这便是小儿的蒸变期。据此笔者推测，进入人体的不仅是细菌，可能还有病毒，细菌和病毒都是五运六气环境下的产物。因此，在不同的气候环境下，可能对某种细菌或病毒有促生繁殖的作用，而对某种细菌或病毒却有抑制其生长繁殖的作用，于是就发生了人体病变。而五运六气有着明确的天文背景，有各种周期。这应是五运六气的科学理论根据。细菌和病毒古人用肉眼是看不见的，其生存繁殖又受限于气候，因此我们的祖先发

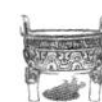

明了五运六气理论，真是高明啊！

朱丹溪《幼科全书》说："万物生于春，长于夏者，以阳主生长也。于人亦然。所以变蒸足，始乃成人，血气充实、骨肉坚牢也。"这和《幼科发挥》所说婴儿从"一岁血肉"到"大小蒸毕，乃成人"，是一个道理，揭示了人体生命由低级到高级，从简单到复杂的规律。

笔者认为，小儿蒸变是先天父母遗传有形生命体和后天天地遗传无形生命体结合的反映，找到了小儿蒸变理论的源头，这个源头是天人合一的反映，是对小儿蒸变理论的发展。说明小儿形体的生长和智力的增长都与天人合一磨合的过程有关，而天人合一与时空有关，故《素问·异法方宜论》说不同区域的人是不同的。

五、自然遗传人体生命滋养父母遗传人体生命

自然遗传人体生命滋养父母遗传人体生命，如《素问·经脉别论》说：

食气入胃，散精于肝，淫气于筋；食气入胃，浊气归心，淫精于脉，脉气流经，经气归于肺，肺朝百脉，输精于皮毛。毛脉合精，行气于府，府精神明，留于四藏，气归于权衡，权衡以平，气口成寸，以决死生。

饮入于胃，游溢精气，上输于脾，脾气散精，上归于肺，通调水道，下输膀胱；水精四布，五经并行，合于四时五藏阴阳，揆度以为常也。

天地气味"合精"而生神明，营卫之行"合于四时五脏阴阳"，可诊察于寸口。

《素问·脏气法时论》说："气味合而服之，以补精益气。"

《素问·脏气法时论》说：气味合而服之，以补精益气。
《素问·六节藏象论》说：天食人以五气，地食人以五味；五气入鼻，藏于心肺，上使五色修明，音声能彰；五味入口，藏于肠胃，味有所藏，以养五气，气和而生，津液相成，神乃自生。
《素问·宝命全形论》说：天覆地载，万物悉备，莫贵于人；人以天地之气生，四时之法成……夫人生于地，悬命于天，天地合气，命之曰人。

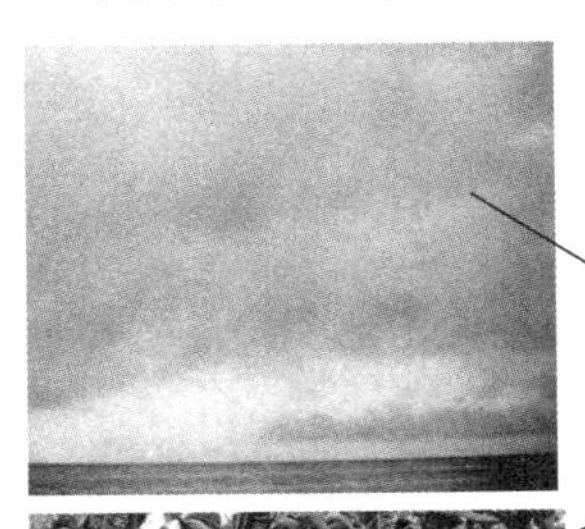

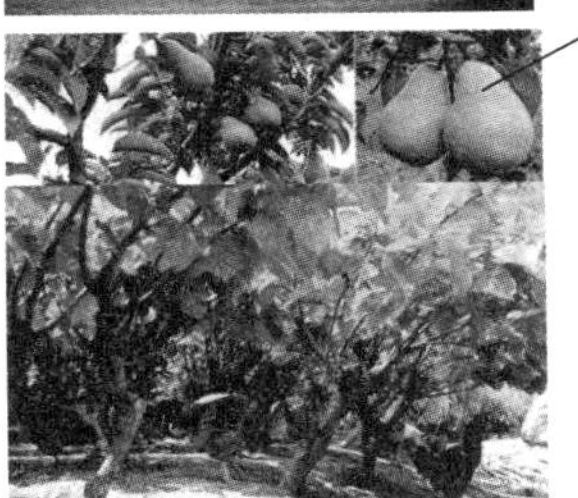

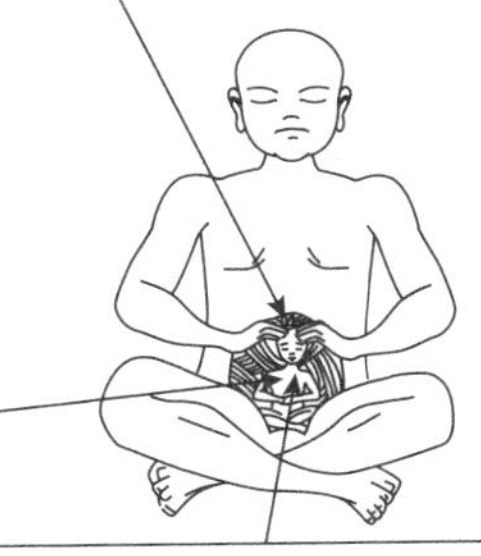

图1-5　气味合于黄庭

如果将心、肺、脾三本看成三种能量，可用下图表示：

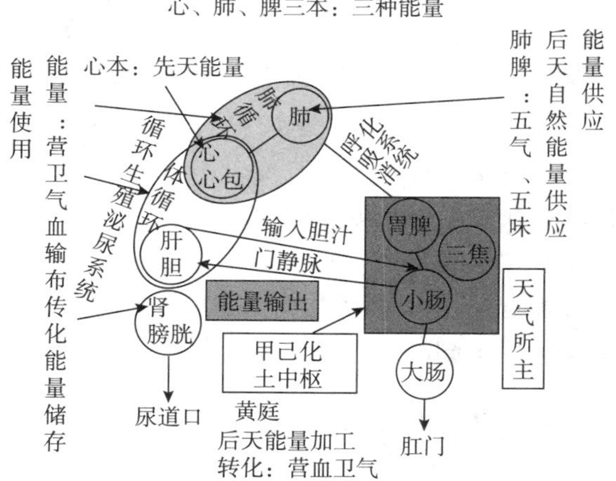

图1-6　三本能量后天滋养先天示意图

六、人体生命结构图

从发生学方法看人体生命的起源有两套体系：一是父母给的有形生命体系，二是宇宙自然给的无形生命体系。

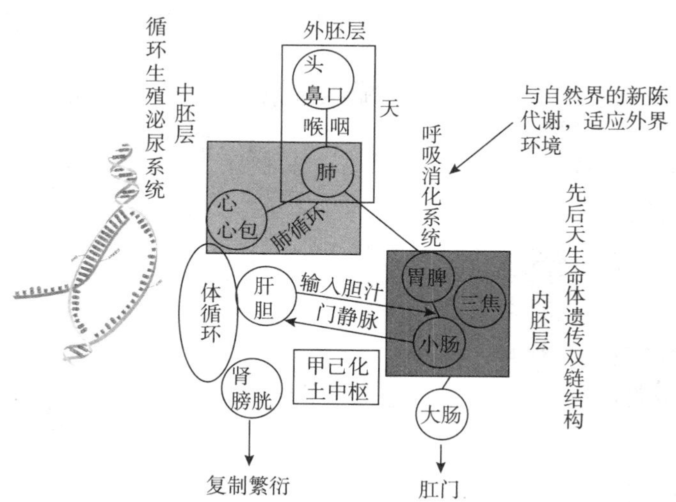

图1-7　人体生命生理结构图

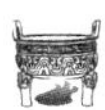

出入——人体与自然能量交换
升降——能量（营卫气血）运动

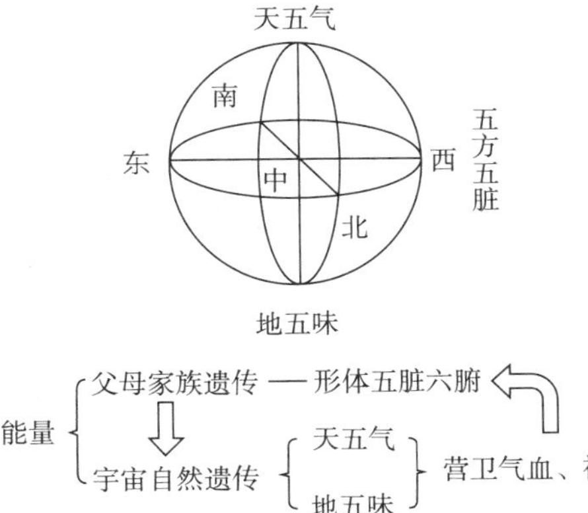

图1－8　能量出入升降

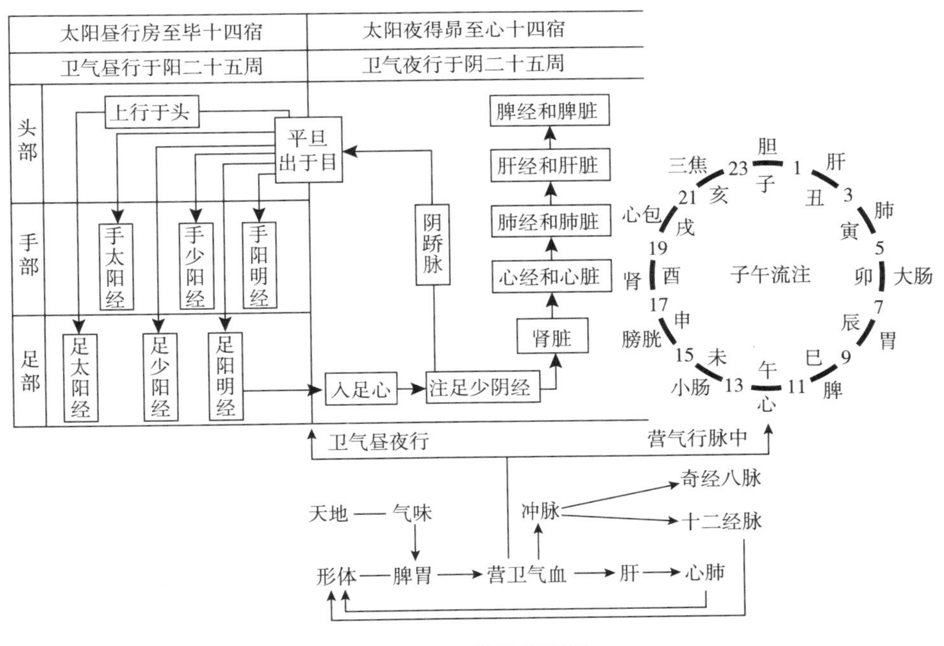

图1－9　营卫运行图

父母遗传的生命体有一个大脑，即“头脑”。自然遗传生命体也应有一个大脑，即黄庭丹田，现代称之为“腹脑”。人有两个大脑，不是现代人的发明，不是外国人的发明，是我国古代《黄庭经》作者的发明，当时称作泥丸（即头脑）和黄庭（即腹脑）。腹脑，传统文化叫做“黄庭”“丹田”，是自然遗传无形生命体的大脑。而我们所说的“大脑”——头脑，则是父母遗传有形生命体的大脑。

大脑是通过神经系统控制和调节人体各个部分的。而腹脑即脐腹之气海、丹田，为人体经络之根，是通过经络控制和调节人体各个部分的。

大脑分左右两部分，交叉指挥人体的左右部分。腹脑则分阴阳两部分，以脐为中心左右交叉为卐字形，左上肢对右下肢，右上肢对左下肢。

头脑和腹脑由督脉和任脉连通，互补互用，可以组成气功家的小周天。头脑的神经系统分布全身，对全身起着控制和调节的作用。腹脑的经络系统也分布全身，同样对全身起着控制和调节的作用。

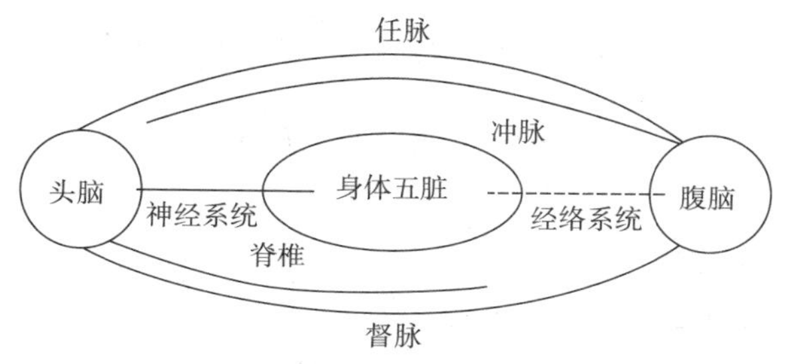

图 1－10　两脑图

头脑神经系统是有形的物质，笔者可以称之为阴性调控系统，它是一个相对封闭的调控系统，是内环境物质的调控系统，只能通过体内的物质代谢才能与宇宙自然界进行信息和物质、能量的交流。

腹脑经络系统是无形的物质，笔者可以称之为阳性调控系统，它是一个开放的调控系统，可以直接与宇宙自然环境进行信息和能量的交流。

头脑生命系统是人体生命系统的基础，腹脑生命系统是人体生命系统的主宰。因此，头脑神经阴性调控系统是腹脑经络阳性调控系统的基础系统，而腹脑经络阳性调控系统则是头脑神经阴性调控系统的主宰系统，两系统的调和协奏，使人体生命快乐地活着。

如果是头脑神经指挥系统出了问题而病，针督脉及背俞穴，督脉要穴有：长强、腰阳关、至阳、身柱、风府、百会、人中，其中长强、百会最重要，因为长强穴在《内经图》和《修身图》中是“尾闾关”，在佛家七轮中是根轮和灵量。如果是腹脑指挥系统出了问题而病，针任脉及腹部募穴，任脉要穴有：会阴、关元、石门、神阙、中脘、巨阙、膻中，其中膻中、神阙二丹田最重要，因为膻中、神阙二穴在《内经图》和《修身图》中是“丹田”，在佛家七轮中是脐轮和腹轮、心轮。

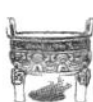

腹部肠胃消化腺、胰腺、前列腺等都受丘脑垂体脊髓交感神经的调节。

七、两个生命体的和谐是健康的保障

《黄庭内景经》第二十五章五行说：“父曰泥丸母雌一，三光焕照入子室，能存玄真万事毕，一身精神不可失。”头为乾、为首、为诸阳之会，故曰父。腹为坤为至阴，故曰母。泥丸头脑为先天之本，黄庭腹脑为后天之本，故应存真守玄，慎而勿失。

《黄庭内景经》第三十三章肝气说：“日月之华救老残。”少阳三焦为日，太阴脾为月，此日月阴阳二气可强身壮体。《诸真圣胎神用诀》说：“御气之法：上至泥丸，下至命门（按：即黄庭），二景相随，可救老残。”

两个生命体的和谐是健康的保障，中医是通过调和任督二脉小周天功来修炼的。

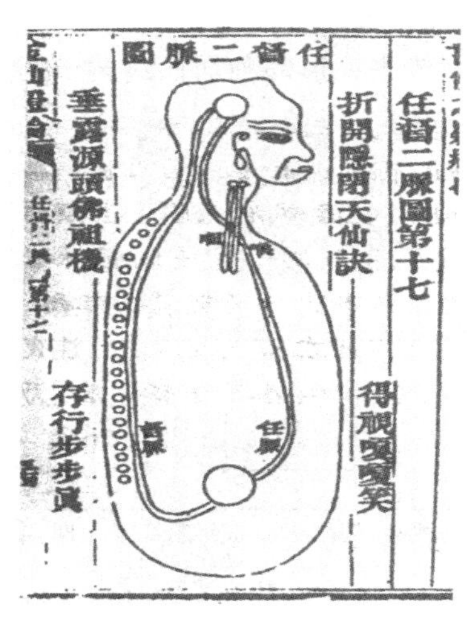

图 1－11　周天功

至此可以知道，肺、脾、心（三焦相火代之）、任脉、督脉、冲脉是最重要的，它们健康了，身体就健康了。后天肺天脾地气味和合所生之神舍于先天之本心，则“形与神俱”，是《内经》提出来的健康标准，可以通过任脉、督脉、冲脉进行调节。

《内经》理论体系的核心内容，现在主流的观点是阴阳学说、五行学说和精气学说。但把最基础理论“生命学说”给丢了，还有“形气神”学说不提了。笔者提出《内经》理论体系的核心内容是：①生命学说；②形气神学说；③五运六气学说（包含阴阳学说、五行学说）。

八、中医体质学

从上述可知，中医体质是由父母遗传的生命体质和自然遗传生命体质组成的，可概括为：形、气、神。

形主要是父母遗传的形态结构，有肌肉、骨骼、脏腑、九窍、皮毛、血脉等，即是人体看得见、摸得着的有形态结构的物质部分。此先天体质包括种族、家族遗传，以及婚育、种子、养胎、护胎、胎教等。

气、神是自然遗传的无形部分，看不见、摸不着。此后天体质还包括天气变化、地理环境、饮食习惯、情志、社会环境影响，以及生长壮老的过程。

形神结合就是人体生命结构，形神和谐则身体健康，形神不和则病，形神分离则死，这是《内经》提出的健康标准。如《素问·上古天真论》说："上古之人，其知道者，法于阴阳，和于术数，食饮有节，起居有常，不妄作劳，故能形与神俱，而尽终其天年，度百岁乃去。"《灵枢·天年》说："五脏皆虚，神、气皆去，形骸独居而终矣。"这说明，人体生命体质在随着生命过程变化而变化。

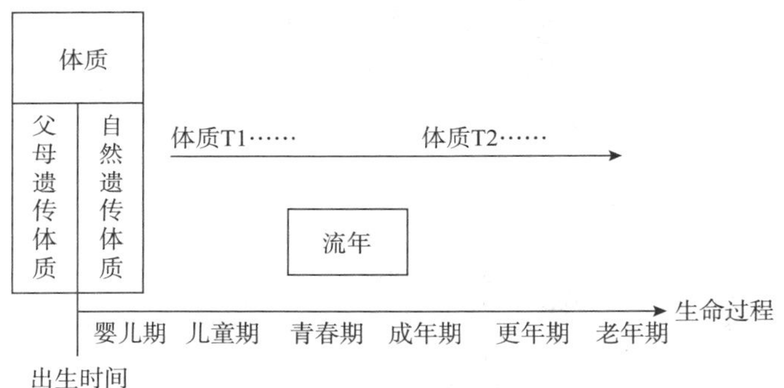

图 1－12　人体体质的形成和演变

第二章　人体三本心肺脾

一、人体三本心肺脾

笔者从发生学角度研究胎儿和出生后的婴儿成人人体生理差异，发现了人体真正的生理三本，先天之本不是肾而是心，后天之本非脾一个，还有一个肺，肺比脾更重要。从现代医学知道，呼吸系统、循环系统和消化系统是人体中重要的三大系统，对人体内环境维持稳定有重要作用。肺主呼吸，不断从外界摄取大气，同时不断地排出体内废气；心主血，通过心的循环作用，将富含营养的动脉血液输送到全身各部，并将含有代谢产物的静脉血回输心脏；脾主饮食，摄取人体需要的营养物质。一旦呼吸、血液循环和摄取营养停止，生命活动就随即终止。可以说，呼吸、血液循环和营养是维持人体生命的基础，直接关系着人体生命的延续与身体的健康状况。

（一）先天之本——心

在胚胎发育时，心脏及血液循环系统是最先成形的。一般在怀孕 7 周左右，就可以用 B 超设备看到胎儿心跳；怀孕 12 周左右，多普勒胎心仪可检测到胎儿心跳。在妊娠 18 ~20 周可用听筒经孕妇腹壁听到胎心音。可知胎儿最早生成心脏，而不是肾。

胎儿期只有血液单循环，属于体循环，没有心肺小循环，不与外界接触。胎儿依靠母亲的血液供给生命的营养物质，从脐静脉进入心脏，然后输送到全身。

从生理来说，胎儿的成长及生命决定于母血的供养，所以在胎儿时期，首先是心血液循环系统供给全身营养，心脏在起主导作用，是胎儿先天之本，即父母遗传有形生命体生命存活之本，故称心为君主之官。没有这个生命之本，就没有你这个人。现代医学证实，心脏分泌的荷尔蒙是人体最重要的免疫物质，调整人体的自愈康复能力，突出了心脏在人体的主导地位。

关于“肾为先天之本”是明代李中梓《医宗必读》首先提出来的，他说：

肾何以为先天之本？盖婴儿未成，先结胞胎，其象中空，一茎透起，形如莲蕊。一茎即脐带，莲蕊即两肾也，而命寓焉。水生木而后肝成，木生火而后心成，火生土而后脾成，土生金而后肺成。五脏既成，六腑随之，四肢乃具，百骸乃全。《仙经》曰：借问如伺是玄牝？婴儿初生先两肾。未有此身，先有两肾，故肾为脏腑之本，十二脉之根，呼吸之本，三焦之源，而人资之以为始者也。故曰先天之本在肾。

此说不妥，“盖婴儿未成，先结胞胎”乃是父母之精结成，一茎之脐带也是父母之精结成，“莲蕊”不是婴儿“两肾”，是想象臆说，根本不成立。现代医学已经很清楚胎儿的发育过程，最早生成的不是肾脏。

现代人的解释，360 百科网有一段解释最具有代表性，现在引叙于下，谓：

肾为先天之本，首见于《医宗必读》。肾为先天之本是与脾为后天之本相对而言的。先天是指人体受胎时的胎元，《灵枢·决气》曰“两神相搏，合而成形，常先身生，是谓精”；《灵枢·经脉》亦云“人始生，先成精，精成而后脑髓生，骨为干，脉为营，筋为刚，肉为墙，皮肤坚而毛发长”。由上述可知，“先天”是指禀受于父母的“两神相搏”之精，以及由先天之精化生的先天之气，是由遗传而来，为人体生命的本原。其在个体生命过程中，先身而生，是后天脏腑形成及人体生长发育的动力。肾为先天之本，是指肾的功能是决定人体先天禀赋强弱、生长发育迟速、脏腑功能盛衰的根本。

肾居下焦，为阴中之阴脏，具有封藏、贮存精气的作用。如《素问·上古天真论》云：“肾者主水，受五脏六腑之精而藏之”，《素问·六节藏象论》云：“肾者，主蛰，封藏之本，精之处也。”肾所藏之精，既包括先天之精，又包括后天之精。肾所藏的先天之精是人体先天的基础，它禀受于父母，充实于后天，从内容上包括两个方面：一是与生俱来的、有生命的物质，是人体生命活动的基础，即所谓“人始生，先成精”（《灵枢·经脉》），以及“生之来，谓之精”（《灵枢·本神》）之“精”。二是指人类生殖繁衍的基本物质，即所谓“男女媾精，万物化生”（《易经》），“两神相搏，合而成形，常先身生，是谓精”（《灵枢·决气》）。可见，先天之精藏之于肾，并在人体出生之后，得到后天之精的充养，成为人体生育繁殖的基本物质，故又名之曰“生殖之精”。

肾所藏的后天之精，是指五脏六腑之精。它源于后天水谷精微，具有营养脏腑组织的作用，即所谓“肾者主水，受五脏六腑之精而藏之”

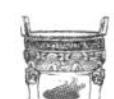

（《素问·上古天真论》）。肾中先天之精与后天之精密切相关：先天之精时时激发后天之精，后天之精则不断充养先天之精，二者相辅相成，互助互用，共同构成肾中精气。肾所藏之精，根据机体的需要，重新输送至其他脏腑，成为脏腑功能活动的物质基础。如此，藏中有泄，泄而又藏，循环往复，生生不息。正如《怡堂散记》所说："肾者，主受五脏六腑之精而藏之，故五脏盛乃能泄，是精藏于肾而非生于肾也。五脏六腑之精，肾实藏而司其输泄，输泄以时，则五脏六腑之精相续不绝，所以成其次而位乎北，上交于心，满而后溢，生生之道。"

其实，《灵枢·决气》所说是指父母之精，父母之精是个体人躯体形成的基础，没有父母之精就没有个体人的躯体，所以称个体人的"躯体"是先天之物，父母之精是先天之精，这个精不可能储藏于个体人肾中。《素问·上古天真论》说："肾者主水，受五脏六腑之精而藏之。"而五脏六腑之精皆受于胃，如《灵枢·决气》说："胃者，五脏六腑之海也，水谷皆入于胃，五脏六腑皆禀气于胃。"又说："中焦受气取汁，泌糟粕，蒸津液，化其精微，上注于肺脉，乃化而为血。"《灵枢·营卫生会》说："人受气于谷，谷入于胃，以传于肺，五脏六腑皆以受气。"故《素问·脏气法时论》说"气、味合而服之，以补精益气"。于此可知，只有脾胃才能"补精益气"，肾藏"五脏六腑之精"，就是藏来于脾胃的水谷之精。

《灵枢·经脉》所说"人始生，先成精，精成而后脑髓生"，脑、髓、骨、脉为奇恒之腑，《素问·五脏别论》说："脑、髓、骨、脉、胆、女子胞，此六者，地气之所生也，皆藏于阴而象于地，故藏而不泻，名曰奇恒之府。夫胃、大肠、小肠、三焦、膀胱，此五者，天气之所生也，其气象天，故泻而不藏，此受五脏浊气，名曰传化之府，此不能久留，输泻者也。"这里说得很清楚，脑、髓、骨、脉是"地气"所生。《素问·阴阳应象大论》说："天气通于肺。""胃、大肠、小肠、三焦、膀胱，此五者"为肺所生。地气就是土气，《素问·六节藏象论》说："脾、胃、大肠、小肠、三焦、膀胱者，仓廪之本，营之居也，名曰器，能化糟粕，转味而入出者也，其华在唇四白，其充在肌，其味甘，其色黄，此至阴之类，通于土气。"地气就是脾胃之气，《素问·通评虚实论》说："五脏不平，六腑闭塞之所生也。头痛耳鸣，九窍不利，肠胃之所生也。"所以《脾胃论》说："《阴阳应象大论》云：'谷气通于脾。六经为川，肠胃为海，九窍为水注之气。'九窍者，五脏主之。五脏皆得胃气，乃能通利。《通评虚实论》云：'头痛，耳鸣，九窍不利，肠胃之所生也。'胃气一虚，耳、目、口、鼻，俱为之病。"耳鸣是髓海不足。《灵枢·海论》说："髓海有余，则轻劲多力，自过其度；髓海不足，则脑转耳鸣，胫酸眩冒，目无所见，懈怠安卧。”于此可知，这个生“脑、髓、骨、脉”的“精”是后天水谷之精。

《伤寒论·平脉法》说：“卫气和，名曰缓；荣气和，名曰迟；迟缓相搏，名曰沉。寸口脉缓而迟，缓则阳气长，其色鲜，其颜光，其声商，毛发长；迟则阴气盛，骨髓生，血满，肌肉紧薄鲜硬。阴阳相抱，荣卫俱行，刚柔相搏，名曰强也。”营卫气血生于后天水谷，营卫气血旺盛才能生骨髓。营卫气血旺盛，五脏六腑才能旺盛，肾才能受五脏六腑之精而藏之，故《素问·阴阳应象大论》说：“肾生骨髓，髓生肝。”只有营卫气血充足，脑、髓、骨、脉才能生。

还有人说“肾是受于父母的先天之精所藏之所，故称先天之本”，这种说法不靠谱，父母之精不可能藏于个体人之肾中。

还有人说“因为肾是人天癸所出之脏，天癸乃人之本元物质，是化生精气和生殖繁衍的精微物质，所以肾是先天之本”，这种说法是没有理解“天癸”本义的错误说法。癸为水，所谓“天癸”，乃是天上之水，即天一之水，来源于水之上源肺，而藏之于肾，故称“天癸”。图示见下。

《素问·上古天真论》说女子“二七而天癸至，任脉通，太冲脉盛，月事以时下，故有子。……七七任脉虚，太冲脉衰少，天癸竭，地道不通，故形坏而无子也。……二八肾气盛，天癸至，精气溢泻，阴阳和，故能有子。……七八肝气衰，筋不能动，天癸竭，精少，肾脏衰，形体皆极”，得知月经之系统如下。《素问·评热病论》说：“月事不来者，胞脉闭也。胞脉者，属心而络于胞中，今气上迫肺，心气不得下通，故月事不来也。”

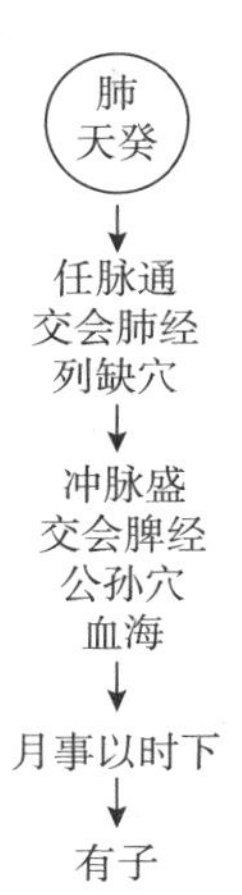

图 2－1　天癸示意图

心为先天之本，形体之主宰，《内经》早有论述，如《灵枢·邪客》说：“心者，五脏六腑之大主也。”心为五脏六腑形体之主宰，即心主形体。《素问·灵兰秘典论》说“心者，君主之官也，神明出焉……主明则下安……主不明则十二官危”，明确指出心不但为形体之主，也为神之主，心是生命活动的主宰。

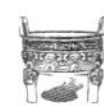

（二）后天之本——肺、脾

婴儿出生断脐后，从首次自主呼吸（或啼哭）开始，即由胎儿的血液单循环变为婴儿的双循环，开始接触外界，从外界吸收营养，启动了肺功能和脾胃肠膀胱三焦土类功能。如《素问·宝命全形论》说：

天覆地载，万物悉备，莫贵于人；人以天地之气生，四时之法成……夫人生于地，悬命于天，天地合气，命之曰人。人能应四时者，天地为之父母……人生有形，不离阴阳。

《素问·六节藏象论》说：

天食人以五气，地食人以五味；五气入鼻，藏于心肺，上使五色修明，音声能彰；五味入口，藏于肠胃，味有所藏，以养五气，气和而生，津液相成，神乃自生。

这就是人体之外的物质，有天之“五气”和地之“五味”之分。天之“五气”，即《素问·阴阳应象大论》说的“寒暑燥湿风”。地之“五味”，则与五方五季有关。

老子《道德经》第六章称此为“谷神”，谓：

谷神不死，是谓玄牝。玄牝之门，是谓天地根。绵绵若存，用之不勤。

谷神，即指五气、五味所化生之神。有这个神就生，没有这个神就死。河上公注：“玄，天也，于人为鼻；牝，地也，于人为口。天食人以五气，从鼻入……地食人以五味，从口入……言口鼻之门，是乃通天地之元气所从往来。”就是说，人体先天形体生命，要以天地气味为养，方能全神固形，长命百岁。《素问·生气通天论》说：“阳气者，精则养神，柔则养筋。”又说：“故圣人传精神，服天气而通神明。失之则内闭九窍，外壅肌肉，卫气解散，此谓自伤，气之削也。阳气者，若天与日，失其所，则折寿而不彰。故天运当以日光明。是故阳因而上，卫外者也。……阳气者，烦劳则张，精绝，辟积于夏，使人煎厥；目盲不可以视，耳闭不可以听，溃溃乎若坏都，汩汩乎不可止。阳气者，大怒则形气绝而血菀于上，使人薄厥。”这就告诉人们，过于烦劳是要伤神的，所以警告说“用之不勤”。

于此可知，出生时空只标示对出生后成为个体人的婴儿、成人的影响，不可能对胎儿有影响，影响胎儿强弱的是母亲禀赋。因此把出生时空与胎儿相结合的理论是错误的，应该是出生时空影响婴儿至成年人。

婴儿出生后，首先打开肺呼吸，启动血液小循环，或称肺循环，肺吸入五气，婴儿才能存活，所以肺是最重要的后天之本，故称为“相傅之官”。

肺门打开之后，脾门随之打开，五味进入脾土（包括脾、胃、小肠、大肠、三焦、膀胱），气、味合和而生神。据此可知，从婴儿到成人，五脏之本在肺天和脾地。

所以从生理来说，人有三本：心、肺、脾也。肺为五脏之天，孰有大于天者哉！脾为百骸之母，孰有大于地者哉！心为君主之官，孰有大于此君主哉！《素问·灵兰秘典论》和《素问·刺法论》说“心为君主之官”，孰有大于此者！“肺为宰相之官”，一人之下，万人之上，其不伟哉！“脾为谏议之官”，专门检查纠正“君主心”的错误，俗称二宰相，孰有此胆大哉！肺为天王，脾为地王，心为人王，天、地、人之三大王，三才之道也。于此可知《素问·灵兰秘典论》和《素问·刺法论》两篇的重要性，是取象比类，以社会之象说明人体的生理现象。正因为心肺重要，所以把两者置于皇城——肋骨之内保护起来。供给胎儿营养的血液是经脐静脉输入心脏的，然后输送到胎儿全身，所以先天胎儿时期是心最重要，婴儿之后是肺脾最重要。先天之本心为君主，后天之本肺为宰相，先后天之本心肺居横膈膜之上，可见其重要性了。

婴儿及成人的身体运作机制，首先是肺呼吸，肺通过呼吸的扩张和收缩，一是推动循环系统的运动，二是推动各脏腑系统的运动。消化道吸收的各种营养物质，由门静脉进入肝心肺之后输送到全身各处。

医家常言肾为先天之本，非也，当是心为先天之本，肺、脾为后天之本。心主胎儿血液单循环，是胎儿生命生存过程的保障。肺脾主后天，肺的鼻和皮肤主司吸纳天之五气，脾主司地之五味，五气和五味合于肠胃黄庭太极而生神，由黄庭太极肠胃吸收的营养物质经门静脉进入肝心，从而代替母血供给婴儿以营养物质，形成后天养先天。《素问·上古天真论》说，人到七八岁才能“肾气实”，并说肾“受五脏六腑之精而藏之，故五脏盛，乃能泻”，知肾成于五脏之最后者，何能为先天之本？非要说它是“本”的话，只能是生殖之本。

《灵枢·九针论》云：“肺者五脏六腑之盖也。”《素问·病能论》云：“肺为脏之盖也。”《素问·痿论》云：“肺者，脏之长也，为心之盖。”王冰注：“位高而布叶于胸中，是故为脏之长，心之盖。”《难经集注·三十二难》虞庶注：“肺为华盖，位亦居膈。”因肺在体腔脏腑中位居最高，并有覆盖和保护诸脏抵御外邪的作用，故名。可知在心肺脾三本中，肺最重要，既和先天心结合成宗气行呼吸而贯心脉，又和脾结合“补精益气”滋养全身，形成人体的两条生命链。

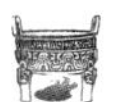

后天二本肺脾合成人体的腹脑。肺脾的五气、五味进入人体，仅仅是气和食物吗？不是，五气和食物带有大量的病毒、细菌等微生物。胃肠里的病毒、细菌比全宇宙的行星还多。法国电视台讲腹脑时说，肠子的细菌是全宇宙最大的生态系统……比宇宙的行星多和丰富，脑子与细菌有密切关系，脑子的一部分起源于细菌。细菌早于人类，我们细菌这么多，其实

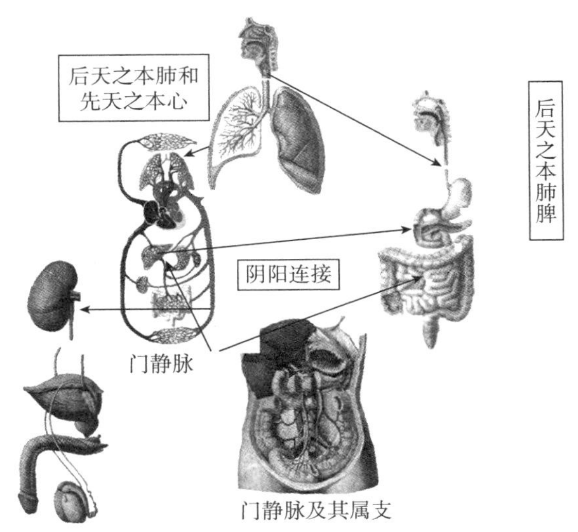

图 2－2　三本解剖图

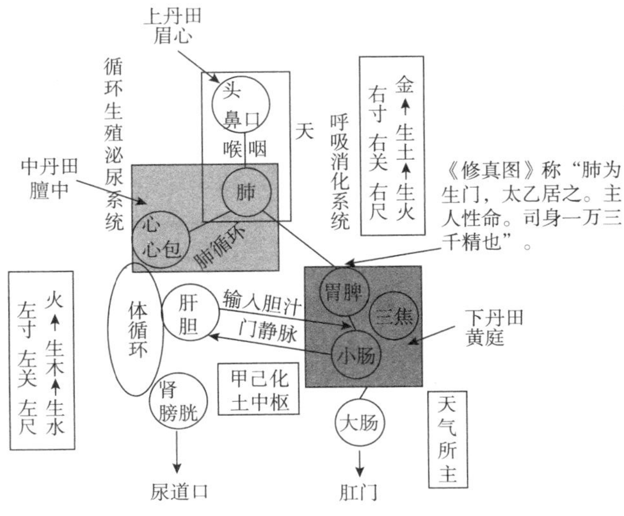

图 2－3　三本示意图

我们是细菌人，人的肠道菌群很丰富，每个人的细菌是1～2公斤，而这细菌可以产30%的卡路里，我们给细菌住宿，细菌帮我们消化和产生能量，不要杀细菌而要跟它们同存，人和大自然不是分开而是一体……从这里就可以看中国的天人合一思想与中医的和谐治疗方法。纪录片还提了怎么用细菌给人治疗，怎么加强肠道菌群和人的免疫力……类似于疫苗的方法。

如果将心、肺、脾三本看成三种能量，可用下图表示：

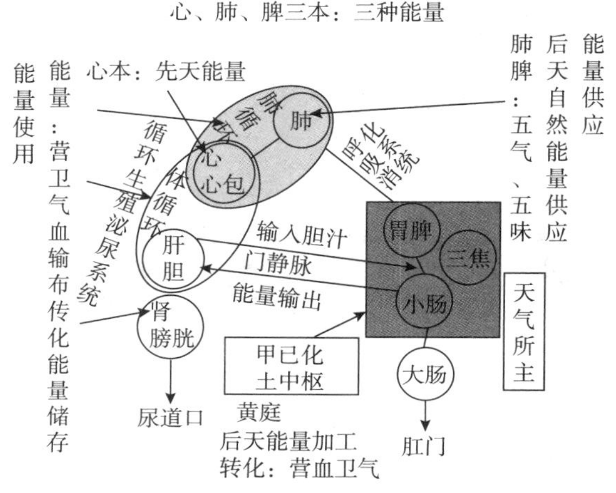

图2－4　三本能量示意图

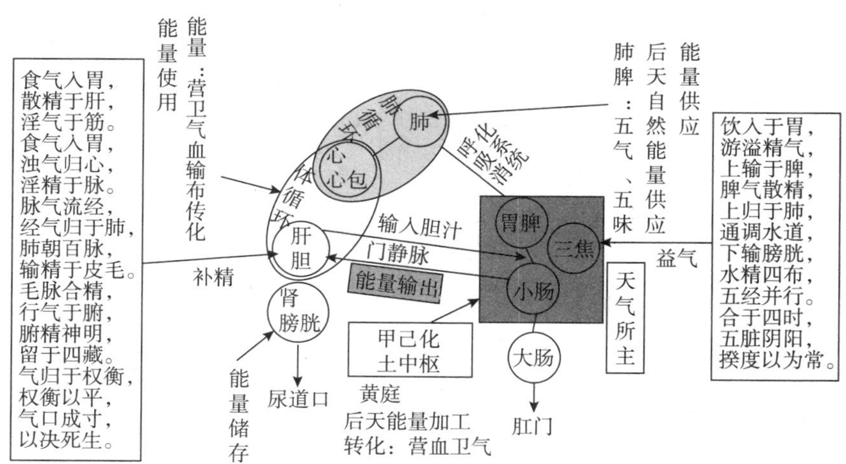

图2－5　补精益气示意图

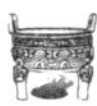

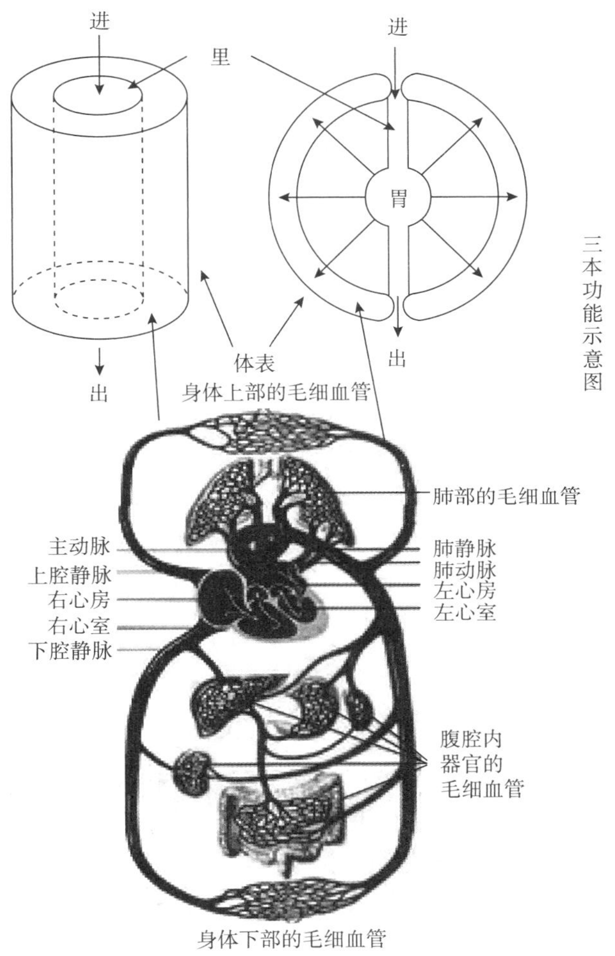

图 2－6　人体结构模型图

人体可以分为与外界接触和不与外界接触两部分，与外界接触的部分是皮毛和呼吸道及消化道，与外界接触的是阳光、五气、五味；身体其余部分都不与外界接触。所以人体的结构模型是一个圆筒形，如图 2－6 所示。

与外界接触的部分属于后天肺脾二本系统，与阳光、五气、五味等接触。不与外界接触的部分属于先天心本循环系统。于此可知，人体健康要素是“形与神俱”，主于心、肺、脾三本，同时也是发病三源。《素问·生气通天论》说：“苍天之气，清静则志意治，顺之则阳气固，虽有贼邪，弗能害也，此因时之序。故圣人传精神，服天气而通神明。失之则内闭九窍，外壅肌肉，卫气解散，此谓自伤，气之削也。”“数犯此者，则邪气伤人。”邪气伤人则患外感病。另说，有胃气则生，无胃气则死。正气存内，邪不可干。

外感病侵犯人体的途经是与外界接触的部分，一在皮毛与呼吸道（一般感冒），一在消化道（胃肠型感冒）。

人没有出生之前的营养——能量来源于母亲，出生之后的营养——能量来源于天地五气、五味。

人的形体来源于父母遗传，营养能量来源于后天天地自然遗传的五气、五味，后天摄入的五气、五味滋养着先天形体。《素问·脏气法时论》说“气、味合而服之，以补精益气”。这里所说的“精、气”就是“胃气”。

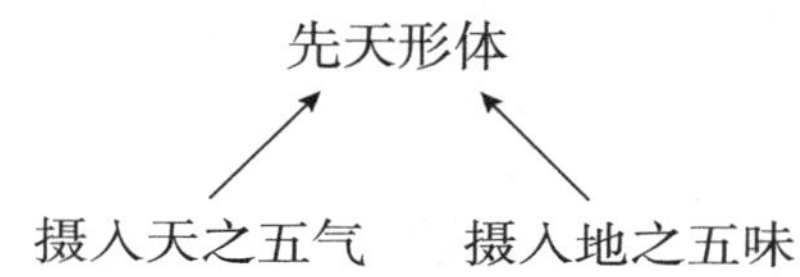

天地气、味滋养后天形体的能量转换有两种途径：

一是肺胃合成物——宗气。《素问·平人气象论》云：“胃之大络，名曰虚里（相当于心尖搏动部位），贯膈络肺，出于左乳下，其动应衣（手），脉宗气也。”《灵枢·五味》云：“其大气之抟而不行者，积于胸中，命曰气海。”《灵枢·刺节真邪》云：“宗气留于海，其下者，注于气街；其上者，走于息道。”《灵枢·邪客》云：“宗气积于胸中，出于喉咙，以贯心脉而行呼吸焉。”推动肺的呼吸和心脉的循环运行。

二是肺脾气味合成物。《素问·经脉别论》云：“食气入胃，散精于肝，淫气于筋。食气入胃，浊气归心，淫精于脉。脉气流经，经气归于肺，肺朝百脉，输精于皮毛。毛脉合精，行气于腑，腑精神明，留于四藏。气归于权衡，权衡以平，气口成寸，以决死生。饮入于胃，游溢精气，上输于脾，脾气散精，上归于肺，通调水道，下输膀胱，水精四布，五经并行。合于四时，五脏阴阳，揆度以为常也。”其“气、味合而服之，以补精益气”的途径有二：

1. 食气入胃进入门静脉，入胃→肝→心→肺输布全身。血。

2. 饮入于胃，经脾入肺，然后输布全身。气。

两种营养能量的转换都离不开肺，可知肺的重要性。

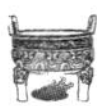

后天营养能量滋养先天形体的输送通道有二：

一是心所主的血脉——循环系统。

二是由冲脉所主的十二经脉。《灵枢·动输》云："冲脉者，十二经之海也。"《灵枢·海论》又称作血海。《灵枢·逆顺肥瘦》云："夫冲脉者，五脏六腑之海也，五脏六腑皆禀焉。其上者，出于颃颡，渗诸阳，灌诸精；其下者，注少阴之大络，出于气街，循阴股内廉，入腘中，伏行骭骨内，下至内踝之后属而别。其下者，并于少阴之经，渗三阴；伏于出跗属，下循跗，入大指间。"

DNA双螺旋结构的提出开启了分子生物学时代。分子生物学使生物大分子的研究进入一个新的阶段，使遗传的研究深入到分子层次，"生命之谜"被打开，人们清楚地了解遗传信息的构成和传递的途径。

今天，我们则发现了先后天生命遗传的双螺旋结构及其复制。

以两个生命体为骨架的链互相缠绕形成了双螺旋体，门静脉把它们连在一起。双螺旋结构显示出生命能够自我复制，完善地解释了生命体要繁衍后代，物种要保持稳定，必须有遗传属性和复制能力的机制。

先天生命链由肺循环和体循环组成大循环系统，这个父母遗传有形生命体是西医发展的基础，眼见为实，深入微观，对生命研究做出了杰出贡献。后天生命链由肺和脾的气、味组成系统，这是中医学的特色，注重天人合一的整体观、系统观。笔者称之先后天生命体双链结构。

心——肺（肺循环）肝——脾（消化系统）　如同A－T　G－C

肾复制——水生万物

西医是先天父母遗传有形生命体医学，中医是后天自然遗传无形生命体医学。

除遗传病和七情病之外，所谓生病，就是后天自然遗传生命体生病，不是先天父母遗传有形生命体生病。请看，人死了而形体还在，只是不呼吸五气和不食五味而已。（见图1－7）

精子和卵细胞都具有生命，但是它们都不具有繁殖能力，因为由精子和卵细胞通过受精和发育产生的新个体既不是精子，也不是卵细胞。

人体的两个生命体——父母遗传生命体和自然遗传生命体与精子和卵子的关系一样，只有二者结合起来成为一个完整的新生命体才是一个健康的人。故《道德经》说：

道生一，一生二，二生三，三生万物。万物负阴而抱阳，冲（出土马王堆甲本作"中"）气以为和。

自然遗传生命体，是进行与外界新陈代谢、获取能量及适应外部环境的基本保障。

西医将人体分为八大系统：循环系统（先天之本心主）、呼吸系统（后天之本肺主）、消化系统（后天之本脾主）、运动系统、神经系统、内分泌系统、生殖系统、泌尿系统。这个图含有五大系统，余运动系统、神经系统、内分泌系统三大系统以脑为主，对应“中枢”系统，小肠、大肠主津液。

下丹田

图2－5左边是循环系统（包括肺循环和体循环），由心小肠、心包络三焦、肝胆、肾膀胱组成，八脏腑组成生命体的核心。右边是呼吸消化系统，由肺大肠、脾胃组成，四脏腑组成仓库重地，是循环系统的大后方，原料来于天之五气和地之五味。

肺金主呼吸而通天，故云肺为天。肺的功能是主呼吸（包括皮肤的呼吸），一是吸入大自然中的空气——天食人以五气，二是排出体内的废物。肺吸入的不是简单的空气，更不是西医说的吸入氧气就能活命，而是包含空气中适合各种生物生存的温度、湿度及各种微生物（包括细菌、病毒等），它们是大自然传给人的营养精华，营养着年复一年更新的生命（新陈代谢）。肺呼出的亦不是简单的二氧化碳之气，还伴随着调解体质的温度、湿度及各种微生物。肺金在自然界属于秋天，秋天是收获的季节，万物出于大地——脾胃土，又归入大地，如枯叶落地腐败肥沃了土地，以利于来年万物的生长。出生时首要任务是打开肺门呼吸天气——生命之门，《素问·生气通天论》云：“夫自古通天者，生之本，本于阴阳。天地之间，六合之内，其气九州、九窍、五脏十二节，皆通乎天气。其生五，其气三……此寿命之本也。”接着打开地道口，摄入饮食，脾胃——地食人以五味，养育着万物。大肠开闭则调节着呼吸及消化。“其气五”指五运，“其气三”指三阴三阳，即五运六气理论。所谓“生之本，本于阴阳”就是指天道阴阳之气。本者，源也，讲本源。意思是说，人的生命本源在哪里？在天道四时阴阳，五运六气才是寿命的本源。

《素问·五脏别论》说：“夫胃、大肠、小肠、三焦、膀胱，此五者天气之所生也，其气象天，故泻而不藏。”可知是肺呼吸在主导着消化系统。这就是人的呼吸消化系统，万物离开空气不能生存，离开大地生命则无法获得营养，没有后天之本金土肺系和脾系的正常功能，则循环系统就会失常。《素问·宝命全形论》云：“天覆地载，万物悉备，莫贵于人，人以天

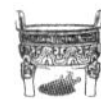

地之气生，四时之法成……夫人生于地，悬命于天，天地合气，命之曰人。”《素问·六节藏象论》云：“天食人以五气，地食人以五味。五气入鼻，藏于心肺，上使五色修明，音声能彰。五味入口，藏于肠胃，味有所藏以养五气，气和而生，津液相成，神乃自生。”这个“神”，就是脐部神阙穴的神，是腹脑的神，也就是脾胃所在地。《难经·十六难》云：“假令得脾脉，其外证面黄、善噫、善思、善味。其内证当脐有动气，按之牢若痛。其病腹胀满、食不消，体重节痛，怠堕嗜卧，四肢不收。有是者脾也，无是者非也。”张仲景最重视这个，故有“建中”之名，并重视阴阳二旦汤，称作“桂枝证”和“柴胡证”。先天之本心循环系统，在胎儿期，全靠母血的供养而生长，母亲的盛衰决定了胎儿的健康与否。出生后的婴儿，断绝了母亲供血的营养供应，转向天之五气和地之五味，一是从肺系获得五气的营养，二是从肝门静脉获得五味的营养。如《素问·经脉别论》云：“食气入胃，散精于肝，淫气于筋。食气入胃，浊气归心，淫精于脉。脉气流经，经气归于肺，肺朝百脉，输精于皮毛。毛脉合精，行气于腑，腑精神明，留于四藏。气归于权衡，权衡以平，气口成寸，以决死生。饮入于胃，游溢精气，上输于脾，脾气散精，上归于肺，通调水道，下输膀胱，水精四布，五经并行。合于四时，五脏阴阳，揆度以为常也。”肺和肾是循环系统废物的排出者，是循环系统中血液的清道夫。

心、心包主脉，脉为血之府。血者，水也，主于肾和膀胱，血水在脉管中奔流不息，如同大海和河流，水可上高山，可入大海，可蒸发而无形，可凝缩成冰，变换无穷，这就是水性。然这些无穷变化，皆取决于太阳之性，寒热之变，热则无形，寒则成冰。所以循环系统疾病要调肺、脾、肾，而肾病调心、肺。

从以上论述可以知道调养后天之本肺和脾的重要性了，所以张仲景和李东垣都重视之。

肺和肾、膀胱是循环系统废物的排出者，肺和大肠是呼吸消化系统废物的排出者，于此可知后天之本肺的重要性，故云“生气通天（肺为天）”。

循环系统通过脉诊（如寸口、人迎、趺阳、太溪等）察其阴阳营卫气血的虚实寒热，以及十二经脉的出入阻滞情况。还可以检查血压。

呼吸消化系统可以察肺和大肠寒热出入。

在心肺脾三本中，君主心和宰相肺最重要，因此心肺居住在横膈膜之上皇城里，被胸肋保护起来，这是任何人都改变不了的事实。

在心肺脾三脏中，肺最重要，因为肺主天气。《素问·五脏生成》云“诸气者，皆属于肺”，《素问·六节藏象论》又云“肺者气之本”，《素问·生气通天论》云“生气通天”，知道肺主一身之气。《素问·平人气象论》云：“胃之大络，名曰虚里（相当于心尖搏动部位），贯膈络肺，出于左乳下，其动应衣（手），脉宗气也。……乳之下，其动应衣，宗气泄也。”《灵枢·五味》云“其大气之抟而不行者，积于胸中，命曰气海”。就是说肺主宗气，也称大气。《灵枢·邪客》说宗气的功能是“宗气积于胸中，出于喉咙，以贯心脉而行呼吸焉”，《灵枢·刺节真邪论》云“宗气留于海，其下者，注于气街；其上者，走于息道”。这就是说，不独肺本脏为天，凡是脏腑形体组织间能通气和营血的空隙处——少阳三焦腑腠理都是天。

（三）内外病因

《金匮要略·脏腑经络先后病脉证》云：“千般疢难，不越三条：一者，经络受邪，入脏腑，为内所因也；二者，四肢九窍，血脉相传，壅塞不通，为外皮肤所中也；三者，房室、金刃、虫兽所伤。以此详之，病由都尽。”

陈无择的《三因极一病证方论》说：

1. 然六淫天之常气，冒之则先自经络流入，内合于脏腑，为外所因。

2. 七情人之常性，动之则先自脏腑郁发，外形于肢体，为内所因。

3. 饮食饥饱、叫呼伤气……乃至虎狼毒虫、金疮踒折……为不内外因。

于此可知，张仲景不以内伤、外感分内外，是以外感六淫为外，正气为内，以正邪斗争为主。陈无择则以病从外来为外因，七情为内因，人为意外伤害为不内外因。毫无疑问，陈无择三因学说是在张仲景三因学说基础上发展起来的。陈无择的三因说确与心肺脾三本说相符合。

外因是后天二本肺脾发病，肺主皮毛、口鼻，外感六淫所发也；脾胃主饮食，也是病从外来；何况肺之五气和脾之五味合于胃呢。

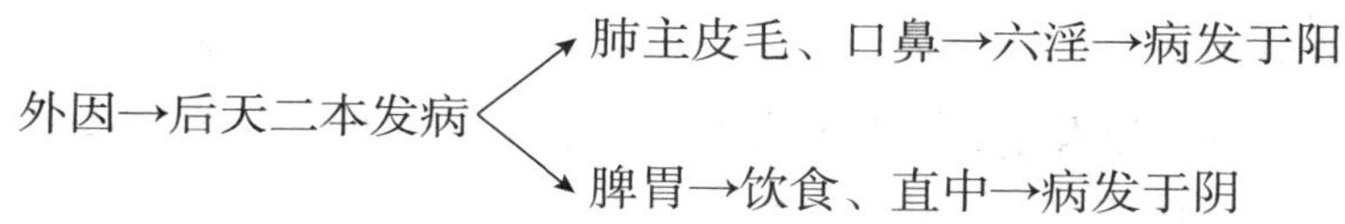

内因是先天之本心发病，七情皆由心生，所谓“病由心生”也。

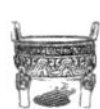

《脾胃论》云：

《素问·灵兰秘典论》云：心者，君主之宫，神明出焉。凡怒、忿、悲、思、恐、惧，皆损元气。夫阴火之炽盛，由心生凝滞，七情不安故也。心脉者，神之舍，心君不宁，化而为火，火者，七神之贼也。

七情皆由心神不宁而生，调七情首先要安静心情。

太阳心为先天之本，无论外感，还是情志内伤，都会首先伤心，所以说“病由心生”。主明则天下安。肾无此功能。

阳明肺和太阴脾为后天之本，乃中气、胃气源地，神生之处，有胃气则生，无胃气则死，得神则生，失神则死，乃立命之处。故《内经》一手抓“气立”，一手抓“神机”。

（四）形与神

笔者在2007年出版的《医易生命科学》一书中提出了人体生命双结构的观点，一是父母遗传的先天有形生命体，二是自然界遗传的后天天地合气成人的无形生命体。关于形体的来源，《灵枢·决气》是这样说：“两神相搏，合而成形。常先身生，是谓精。”明确说出，身形是由父母之精合成的，父母之精在身形之“先”。“两神相搏”指父母性交之前的亲昵状态，不是指在形体生成之前就有了神。《灵枢·本神论》也说：“生之来，谓之精。两精相搏，谓之神。”就是说，形体来源于父母之精，形体是在父母两神的爱昵中释放出的精卵相搏才合成了这个形体。有人把“常先身生”指定为新生命体的“神”先于形体出现，这种认识是不对的。

继而在2012年11月15日中国中医药报发表的《从发生学论人之三本及治病二统》一文中提出了心为先天之本和肺脾为后天之本的观点。于此可知，心主先天有形生命体，心通过血脉循环系统滋养着人体形体。而肺脾主后天无形生命体，并通过肺“食人以五气”及脾“食人以五味”化生成营卫气血来滋养先天形体，而且产生了神。如《素问·六节藏象论》云：“天食人以五气，地食人以五味；五气入鼻，藏于心肺，上使五色修明，音声能彰；五味入口，藏于肠胃，味有所藏，以养五气，气和而生，津液相成，神乃自生。”这个“神”产生于气、味之化。故《素问·八正神明论》云：“血气者，人之神。”《灵枢·营卫生会》云：“血者，神气也。”《灵枢·平人绝谷》云：“神者，水谷之精气也。”《灵枢·小针解》云：“神者，正气也。”故《素问·脏气法时论》云“气、味合而服之，以补精益气”。“补精益气”则生神。这是《内经》对神的定义，就是说，神不是虚无的玄的，是有物质基础的，其物质就是血。这个神是与形体合一的，《素问·上古天真论》称作“形与神俱”，并说“上古有真人者，提挈天地，把握阴阳，呼吸精气，独立守神，肌肉若一，故能寿敝天地，无有终时，此其道生”，“神”与“肌肉若一”，即形神合一。因为这个“神”来自于自然界，故需要“四气调神”（见《素问·四气调神大论》）。《灵枢·天年》云：“血气已和，荣卫已通，五脏已成，神气舍心，魂魄毕具，乃成为人。”所谓“神气舍心”，就是营血归心，就是后天气、味化生之营血注入心脉，先后天就合一了，即心肺脾三合一了，是一个铁三角。

因为是后天滋养先天，先天形体生命如果没有后天血气——神的滋养就会死亡，故《灵枢·天年》云：“黄帝问于岐伯曰：愿闻人之始生，何气筑为基，何立而为楯，何失而死，何得而生？岐伯曰：以母为基，以父为楯，失神者死，得神者生也。”又云：“百岁，五脏皆虚，神气皆去，形骸独居而终矣。”《素问·移精变气论》云：“得神者昌，失神者亡。”形骸即形体，没有了“神、气”，只有“形骸”就是尸体。先天“形骸”得不到后天“神、气”的滋养，就会死亡。为什么“神、气皆去”呢？《素问·汤液醪醴论》云：“嗜欲无穷，而忧患不止，精气弛坏，营泣卫除，故神去之而病不愈也。”因为“嗜欲无穷，而忧患不止”，损伤了营卫血气，故而“神去”。

对于形与神的关系，古人多有论述。《淮南子·原道训》云：“形者，生之舍也。气者，生之充也。神者，生之制也。”《太平经》则说：“故以形体为家，以气为舆马，以精神为长吏，兴衰往来，主理也。”明确指出人体生命由形、气、神三者组成。形指有形的身体（形态结构），来源于先天的身体是生命存在的基础，故云是生命居住的宿舍。气，指来源于后天的天地四时之气，是滋养先天身体的营养品（物质能量），故云“充”，乃充养、充实之意，让其有活力。《灵枢·本神》云：“心藏脉，脉舍神。”神，指心血中之神，“神气舍心”，故云心主神，是生命活动的主宰，故云“生之制”，即制约或掌握生命活动的意思（信息控制，属于意识）。《周礼·天官·疾医》云“参之以九藏之动”。《注》云：“正藏五，又有胃、膀胱、大肠、小肠。”《疏》云：“正藏五者，谓心、肝、脾、肺、肾，气之所藏。”这里明确指出，有形的脏腑是藏“神气”的器具，从而合而为一，中医的“藏象”学说即源于此。

有了四时之“气立”，才能把握住“气、味”所生之“神机”。如《素问·六微旨大论》指出：“出入废则神机化灭，升降息则气立孤危。故

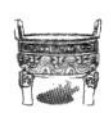

非出入，则无以生长壮老已；非升降，则无以生长化收藏。是以升降出入，无器不有。故器者，生化之宇，器散则分之，生化息矣。故无不出入，无不升降。”“神”在内，“气”在外，所以《素问·五常政大论》云：“根于中者，命曰神机，神去则机息；根于外者，命曰气立，气止则化绝。”《素问·生气通天论》云：“苍天之气，清静则志意治，顺之则阳气固，虽有贼邪，弗能害也，此因时之序。故圣人传精神，服天气而通神明……是以圣人陈阴阳，筋脉和同，骨髓坚固，气血皆从。如是则内外调和，邪不能害，耳目聪明，气立如故。”天气分阴阳而有风寒暑湿燥火，所谓“气立”也。

知道了形与神的关系，在临床治疗中才能把握先后之机，如《灵枢·九针十二原》说：“粗守形，上守神。”形就是形体，是人体解剖学的实体结构，既是中医的人体解剖学基础医学，更是西医的人体解剖学基础医学，以脏腑及组织结构为基本轴心层层深入展开解剖，解剖出细胞结构，解剖出 DNA 结构，可能还要继续解剖下去。西医离开这个形体解剖就无法生存下去，没有“神”的概念，属于“粗守形”的范畴。而中医更重视“神”，因为这个“神”来自于天地四时之气，来源于太阳运动规律导致的四时阴阳五气五味，所谓“四气调神”之“神”，以及“阴阳不测之谓神”的“神”。“神”是活的生命，没有“神”的形体就是尸体。“神”就是维持人体生命活动的来自于天地之气的活力，用现代的话说是“能量”。这种“能量”带有天道的有序信息，而且这种有序信息随着年和四时阴阳在不断地变换着大小和方向，在天有阴阳多少及风寒暑湿燥火之变，在地有东南西北中之不同，天以三阴三阳六经为代表，地以五脏系统配五方为代表，这个“天以六六为节”“地以五为制”的理念就是五运六气理论。由此可知，中医的最基本特点是人体生命双结构的整体观，即“形与神俱”的结构观，中医最基本的理论是五运六气理论。

整部《内经》都是在讨论“形与神”的离合问题，“形”是讨论先天形体，即脏腑组织结构功能及其解剖问题；“神”是讨论后天天地之气，即讨论天文、地理规律对人体的生理病理影响，从而制定出相应的治疗方案，所以一个“上工”医生要如《素问·著至教论》和《素问·气交变大论》所说，“上知天文，下知地理，中知人事”，不能只在“形体”上层层解剖，那只是个“粗工”。

（五）黄道周的中医理论

黄道周在《三易洞玑》中提出了一套中医理论，以肺主元气，并突出心、胃、胆的特殊作用（黄道周撰，翟奎凤整理，《三易洞玑》，卷五，中华书局，2014 年 1 月）。这与笔者提出心、肺、脾三本思想有相关之处。从个体人来说，在心肺脾三本中，肺本最重要，没有肺的呼吸之气人是活不成的。这与《修真图》以“肺主生门”思想一致，有些人将“肺主生门”改为“脐主生门”是错误的。

心主先天形体的循环系统，一切营养全靠心的循环系统的敷布，所以特别重要。

胃为水谷之海，又是天之五气和地之五味和合而生神、胃气的地方，怎么能不重要？

胆主春生之气，《内经》说“凡十一脏，取决于胆”，故黄道周特别重视胆。

二、心肺脾三本与三胚层

心肺脾三本与三胚层有着密切关系。

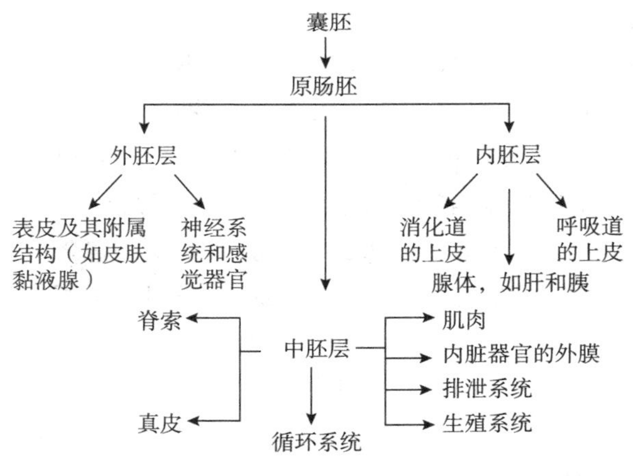

图 2－7　胚胎层示意图

中胚层——循环系统和生殖系统（复制繁衍 RNA 系统）——以先天之本心为主——中丹田膻中。

中胚层发育为躯体的真皮、肌肉、骨骼及其他结缔组织和循环系统，包括心脏、血管、骨髓、淋巴结、淋巴管等，以及内脏中结缔组织、血管和平滑肌等，肾脏、输尿道、生殖腺（不包括生殖细胞）、生殖管和肾上腺的皮质部。

内胚层——呼吸系统和消化系统——以后天之本肺脾为主——下丹田脐部黄庭。

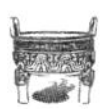

随圆柱形胚体的形成，内胚层卷折形成原肠，为消化和呼吸系统的原基，将分化为消化管、消化腺、喉、气管和肺（小脑 = 肺，内脏神经（内脏感觉 – 运动神经（交感））= 肺循环）的上皮，以及甲状腺、甲状旁腺、胸腺、膀胱及尿道等的上皮。

它会形成以下器官的表皮：

消化道（口腔和肛门例外）包括消化腺。

外胚层——神经系统——泥丸上丹田。

下列器官由外胚层形成：皮肤（不包括真皮）、神经系统、感觉器官、脑。

三、人体三本与丹田——丹田理论的建构

笔者提出人之三本：心为先天之本，肺脾为后天之本。而心、肺、脾这三本与丹田有直接关系，是健康及发病的关键。

（一）膻中丹田

先天心和后天肺合为胸中丹田，道家称作中丹田，《抱朴子内篇·地真》云："心下绛宫金阙，中丹田也。"《东医宝鉴》引："中丹田为膻中，在两乳头连线中间。"《素问·灵兰秘典论》说："膻中者，臣使之官，喜乐出焉。"即指心包络代心君行事，膻中是心包络的募穴。李东垣称作包络命门，位在膻中。因此可知，膻中丹田、包络命门，实际就是先天心命门、心丹田。而心的募穴巨阙在剑突下，所以有人称心丹田在巨阙。巨阙穴处正是《灵枢·九针十二原》四关膏之原关所在处。

众所周知，心主生死，胎儿自身节律是从胎儿出现心跳日开始的，人的死亡也以心脏停止跳动为标志，所以中医称心为君主之官，心为命门。中医讲心脑一体，共主人神，所以西医有脑电波消失为死之说。

心主血，肺主气，所以先天心命门、心丹田主气血的运行及输布。先天心命门、心丹田中的气，又称宗气、大气。《靖庵说医》说："膻中者，大气之所在也。大气亦谓之宗气。"《素问·平人气象论》说："胃之大络，名曰虚里（相当于心尖搏动部位），贯膈络肺，出于左乳下，其动应衣（手），脉宗气也。……乳之下，其动应衣，宗气泄也。"《灵枢·刺节真邪》说："宗气留于海，其下者，注于气街；其上者，走于息道。"《灵枢·五味》说："其大气之抟而不行者，积于胸中，命曰气海。"《灵枢·邪客》说："宗气积于胸中，出于喉咙，以贯心脉，而行呼吸焉。营气者，泌其津液，注之于脉，化以为血，以荣四末，内注五脏六腑，以应刻数焉。"就是说，膻中丹田的主要功能是走息道而司呼吸、贯心脉而行气血。而"营气者，泌其津液，注之于脉，化以为血，以荣四末，内注五脏六

腑，以应刻数焉”，即《灵枢·营气论》所说：“营气之道，内谷为宝。谷入于胃，乃传之肺，流溢于中，布散于外，精专者，行于经隧，常营无已，终而复始，是谓天地之纪。故气从太阴出注手阳明，上行注足阳明，下行至跗上，注大指间，与太阴合；上行抵髀，从脾注心中；循手少阴，出腋中臂，注小指，合手太阳；上行乘腋，出䪼内，注目内眦，上巅，下项，合足太阳；循脊，下尻，下行注小指之端，循足心，注足少阴；上行注肾，从肾注心外，散于胸中；循心主脉，出腋，下臂，出两筋之间，入掌中，出中指之端，还注小指次指之端，合手少阳；上行注膻中，散于三焦，从三焦注胆，出胁，注足少阳；下行至跗上，复从跗注大指间，合足厥阴，上行至肝，从肝上注肺，上循喉咙，入颃颡之窍，究于畜门。其支别者，上额，循巅，下项中，循脊，入骶，是督脉也；络阴器，上过毛中，入脐中，上循腹里，入缺盆，下注肺中，复出太阴。此营气之所行也，逆顺之常也。”此即后世说的子午流注法。

（二）神阙丹田

神阙丹田，即黄庭丹田，是后天之本天气肺和地气脾合成，前文已经详细论述，不再赘述。

黄庭丹田与《灵枢·九针十二原》说的四关——膏之原、肓之原、腕、踝有关。

李东垣《脾胃论》论述的内伤病直接与二丹田有关。首先是脾胃虚衰病在黄庭丹田，直接诊断是脐部有压痛，而后继发心火——阴火病，阴火病就是心丹田、心命门之病，心包络代之称包络命门相火病。

膻中丹田的子午流注和黄庭丹田四关都用五腧穴针法。

无论是膻中丹田，还是神阙丹田，都与肺有密切关系，可以用此表示。

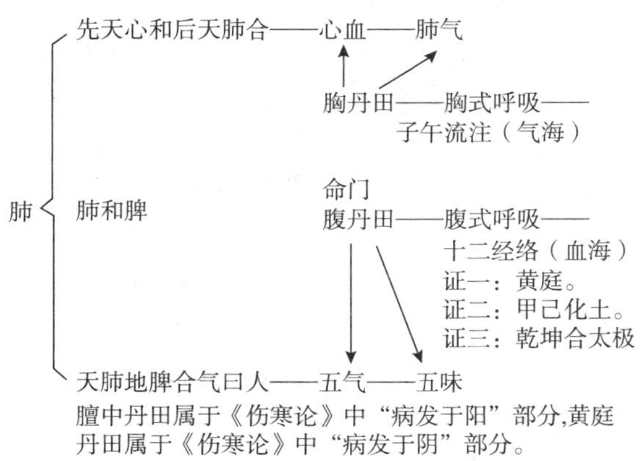

图2-8　三本与丹田

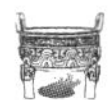

內經圖

《内经图》上丹田在眉心（两眉间玄关为是，松果体），中丹田在膻中（心、心包络命门），下丹田在黄庭神阙（甲己化土中枢）。玉枕关是脑垂体。

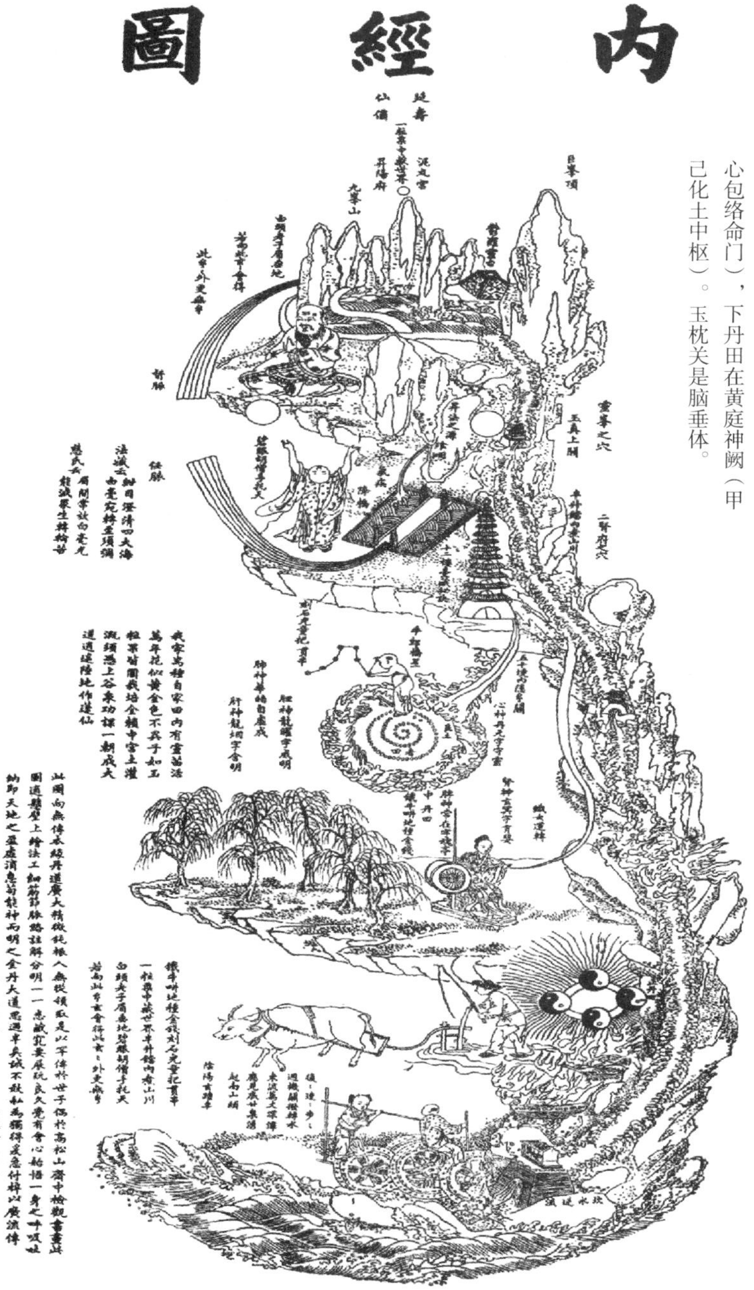

图 2－9　内经图

不仅如此，还与佛家的三脉七轮有密切关系。

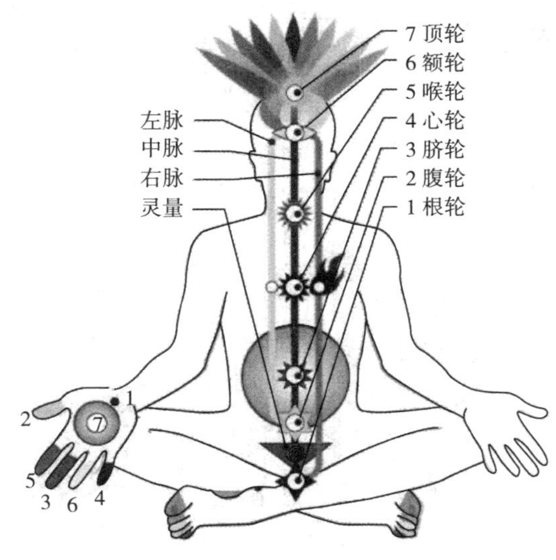

图 2－10　三脉七轮图

佛家的脐轮，掌管着我们的胃部和肠脏，有问题便会出现肠胃病，表现在两手的中指上。佛家的腹轮，绕着脐轮旋转，掌管我们的脾脏、胰脏和肝脏下部，有问题便会出现脾、胰、肝病，表现在两手的大拇指上。腹轮绕着脐轮转，它们是一家，主人体的消化系统，是黄庭丹田之地。

心轮，如同人体的膻中丹田，主血液循环系统，有问题便会出现心、心包系统病，表现在两手的小指上。

喉轮，《素问·太阴阳明论》说“喉主天气，咽主地气”，天气主于肺，肺主呼吸系统，所以喉轮主呼吸系统，有问题便会出现肺系病，表现在两手的食指上。

眉心轮，如同人体的头中丹田，主人体脑下垂体和松果体，有问题便会出现脑病，表现在两手的无名指上。

王锡宁《颈上人·颈下人——人体解剖的另类解读》书中说：

脑垂体＝肝胆胰	腹脑	头脑
下丘脑＝十二指肠	腹轮	眉心轮
丘脑＝胃	脐轮	头丹田
松果体＝脾	脐丹田	

所以腹轮和脐轮下丹田腹脑与眉心轮上丹田头脑有密切关系。

再者，佛家七轮的颜色是：

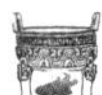

1. 根轮颜色是：红色。
2. 腹轮颜色是：橙色。
3. 脐轮颜色是：黄色。
4. 心轮颜色是：绿色。
5. 喉轮颜色是：蓝色。
6. 额轮颜色是：靛蓝色。
7. 顶轮颜色是：紫色。

这是白光的七彩色。心轮是绿色，喉轮属肺是蓝色，脾胃属腹脐轮，其表在根轮是红色，则心、肺、脾三本对应红、绿、蓝三原色。

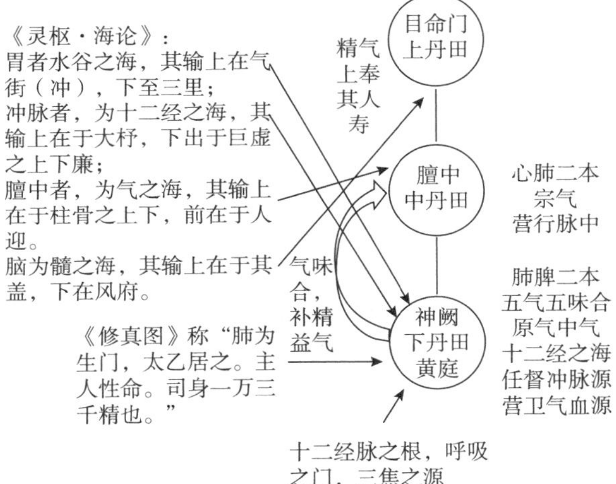

图 2－11　丹田系统示意图

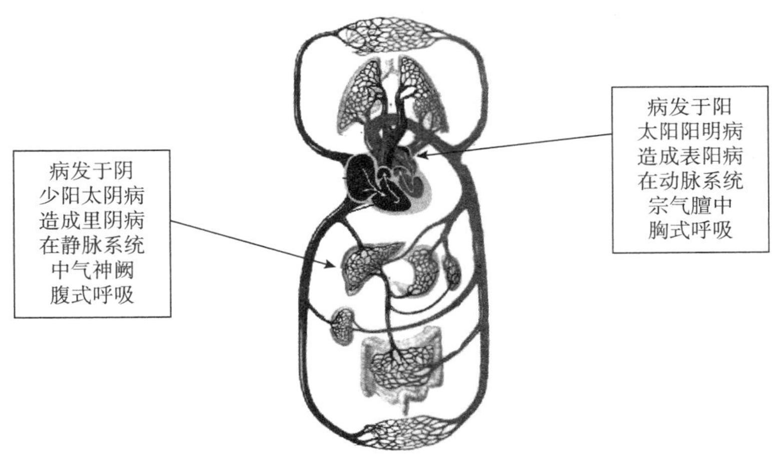

图 2－12　宗气中气图

（三）人身天地阴阳两种分法

《内经》云人身天地阴阳有两种分法，一是以横膈膜上下分天地阴阳，横膈膜之上为天为阳，横膈膜之下为地为阴；二是以腰脐天枢穴上下分天地阴阳，天枢之上为天为阳，天枢之下为地为阴。

1. 横膈膜上下天地阴阳分

《素问·金匮真言论》说："言人身之阴阳，则背为阳，腹为阴。……故背为阳，阳中之阳心也；背为阳，阳中之阴肺也；腹为阴，阴中之阴肾也，阴中之阳肝也；腹为阴，阴中之至阴脾也。"这是"天之阴阳"分法。这种分法的解剖基础是横膈膜，即横膈膜之上的背胸为天为阳，其中有心肺系统，包括心、心包、肺三脏和小肠、三焦、大肠三腑，就是手三阳三阴。横膈膜之下的腹部为地为阴，其中有肝肾脾系统，包括肝、肾、脾三脏和胆、膀胱、胃三腑，就是足三阴三阳。

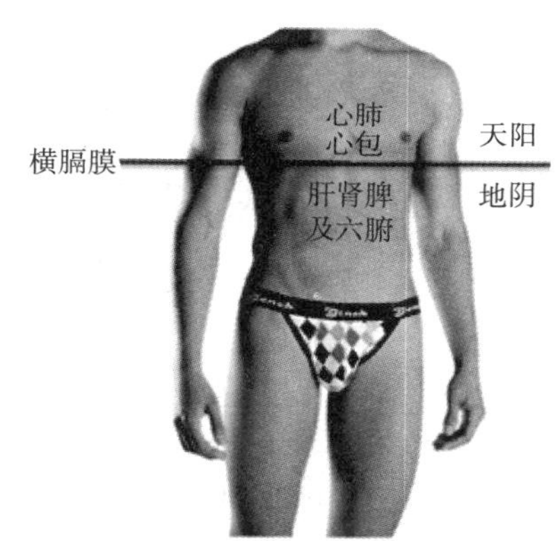

图 2-13　横膈膜阴阳分

以人体横膈膜解剖生理为基础的这一分法，以背为阳、腹为阴，正是《伤寒论》"病发于阳""病发于阴"论治的基础。此阴阳分法以外感病为主。

这就是《伤寒论》重视"膈"的原因，第 122、134、141、221、324、338 等条都论及了"膈"。

膈上为心肺二本，膻中丹田之所，宗气所主，行呼吸而运血脉。

膈下为肺脾二本"气味"合和"补精益气""神乃自生"之所，主"神机""气立"。

这种分法，以安排五脏位置为主。

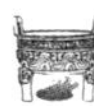

2. 腰脐上下天地阴阳分

《灵枢·阴阳系日月论》说：“天为阳，地为阴……腰以上为天，腰以下为地……腰以上者为阳，腰以下者为阴。”《灵枢·终始》说：“从腰以上者，手太阴阳明皆主之；从腰以下者，足太阴阳明皆主之。”《灵枢·邪气脏腑病形论》说：“身半以上者，邪中之也。身半以下者，湿中之也。”《素问·六微旨大论》说：“天枢之上，天气主之；天枢之下，地气主之；气交之分，人气从之，万物由之，此之谓也。……气之升降，天地之更用也。……升已而降，降者谓天；降已而升，升者谓地。天气下降，气流于地，地气上升，气腾于天，故高下相召，升降相因，而变作矣。”《素问·至真要大论》说：“身半以上，其气三矣，天之分也，天气主之；身半以下，其气三矣，地之分也，地气主之。以名命气，以气命处，而言其病半，所谓天枢也。”《金匮要略·水气病脉证并治第十四》说：“诸有水者，腰以下肿当利小便，腰以上肿当发汗乃愈。”

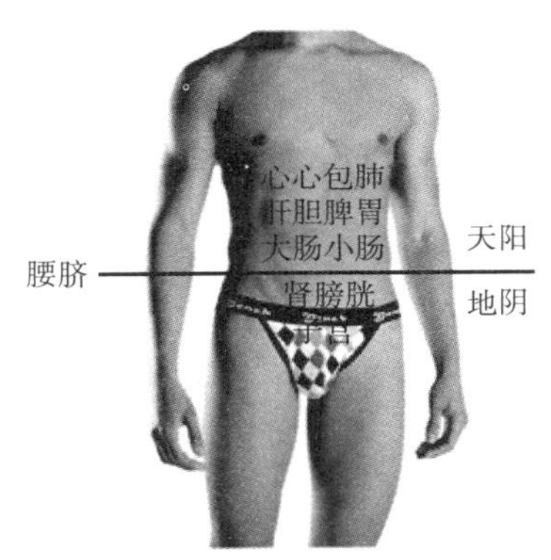

图 2－14　腰脐阴阳分

此乃以腹部脐上下分天地阴阳法，主出入升降运动。此种天地阴阳分法以后天滋养先天为主，病以内伤为主。

此处乃肺脾二本“气味”合和之处，“神”自生之地，名曰黄庭、丹田、太极。肺吸入“天之五气”主“气立”，脾食入“地之五味”与气合和生神主“神机”（神机、气立见《素问·五常政大论》）。此黄庭有两大功能：一是《素问·脏气法时论》说的“气味合服”“以补精益气”，二是《素问·六微旨大论》说的“出入升降”运动，“出入”主“生长壮老已”，“升降”主“生长化收藏”。其升降运动作用《素问·阴阳应象大论》这样说：“故清阳为天，浊阴为地；地气上为云，天气下为雨；雨出地气，云出天气。故清阳出上窍，浊阴出下窍；清阳发腠理，浊阴走五脏；清阳实四肢，浊阴归六腑。”李东垣在《脾胃论》发挥最多。这种分法以升降出入运动为主。

张仲景外感医学以横膈膜上下分天地阴阳为主，言“病发于阳”“病发于阴”。李东垣内伤医学则以脐上下分天地阴阳为主，主出入升降运动，言天部脾胃肝胆三焦阳气当升，此阳不升则病，上见心火克肺及心火乘脾土，下见水湿流于肾与膀胱。少腹部主阴主水，故常阳气不足，而阴气有余。

《伤寒论》天之阴阳表里在人体以横膈膜分→膈上胸背心肺主表；膈下腹骶脾肾肝主里

《脾胃论》地之阴阳表里在人体以腰脐分→脐上五脏、背；脐下六腑、腹骶；腑表、脏里

四、从三本论人之真气和宗气

真气之名，《内经》多处言之。《难经》所言原气同之。原气，又称元气，藏于丹田，所以又叫丹田之气。

真气是中医基础理论中的重要概念。在新世纪全国高等中医药院校规划教材《中医基础理论》中说：“元气、原气、真气三者的内涵是同一的，都是指先天之气。”把“真气”指作“先天之气”不妥，有必要加以商讨。笔者认为，真气为后天之气。

《灵枢·刺节真邪》说：

真气者，所受于天，与谷气并而充身者也。

其言“所受于天”，指受天之“五气”。所谓“谷气”，指受地之“五味”。如《素问·六节藏象论》说：

天食人以五气，地食人以五味；五气入鼻，藏于心肺，上使五色修明，音声能彰；五味入口，藏于肠胃，味有所藏，以养五气，气和而生，津液相成，神乃自生。

五气为天气，主于肺。水谷五味为地气，主于脾。五气和五味之和合，即天地之气交。故《素问·宝命全形论》说：

天覆地载，万物悉备，莫贵于人。人以天地之气生，四时之法成……人生于地，悬命于天，天地合气，命之曰人。人能应四时者，天地为之父母。

这就是笔者常说的出生后天地自然遗传于人的后天无形生命体，营养

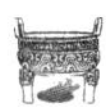

来源于天之五气和地之五味，故本于肺、脾。而父母媾精遗传于人的先天有形生命体，是靠血液循环供给营养而生存，故本于心。有形生命体和无形生命体合一，才是一个完整的生命体，后天滋养先天。

人所吸入的天气和食入的五味和合所生之气，才是真气，俗称丹田之气。表现于外为神气。那么这个气交部位在哪里呢?《素问·六节藏象论》说在“肠胃”。这个“肠胃”是土类的代表。《素问·六节藏象论》说：

脾、胃、大肠、小肠、三焦、膀胱者……此至阴之类，通于土气。

由此可知，土类包括脾、胃、大肠、小肠、三焦、膀胱六者，位于脐腹部。故《灵枢·阴阳系日月》说：“腰以上为天，腰以下为地，故天为阳，地为阴。”《素问·六微旨大论》说：“上下之位，气交之中，人之居也。故曰：天枢之上，天气主之；天枢之下，地气主之；气交之分，人气从之，万物由之，此之谓也。”天枢在腰脐部，《难经》称其部位在脐下肾间。《难经·六十六难》说：

脐下肾间动气者，人之生命也，十二经之根本也，故名曰原。三焦者，原气之别使也，主通行三气，经历于五脏六腑。原者，三焦之尊号也，故所止辄为原。五脏六腑之有病者，皆取其原也。

这个“脐下”指躺着的脐下，不是站着的脐下。夫脐中之穴名神阙，乃指神气之宫殿，阙者宫殿也。所谓“肾间”，指两肾之间，不是指肾中。《黄庭经》称此为“黄庭”，即丹田，《难经》称此为命门。《黄庭内景经》说：

上有魂灵下关元，左为少阳右太阴，后有密户前生门，出日入月呼吸存。

元气所合列宿分，紫烟上下三素云。灌溉五华植灵根，七液洞流冲庐间，回紫抱黄入丹田，幽室内明照阳门。图见图2－5。

《难经·八难》说：“诸十二经脉者，皆系于生气之原。所谓生气之原者，谓十二经之根本也。谓肾间动气也，此五脏六腑之本，十二经脉之根，呼吸之门，三焦之源，一名守邪之神，故气者，人之根本也。”《难经·三十六难》说：“命门者，诸精神之所舍，原气之所系也。”这个神指元气的表现，有防御邪气的功能。十二经脉的经气皆根源于此，故《素问·离合真邪论》说：“真气者，经气也。”《灵枢》称其为五脏六腑之原。《灵枢·九针十二原》说：

五脏有六腑，六腑有十二原，十二原出于四关，四关主治五脏。五脏有疾，当取之十二原。十二原者，五脏之所以禀三百六十五节气味也。五脏有疾也，应出十二原。十二原各有所出，明知其原，睹其应，而知五脏之害矣。……凡此十二原者，主治五脏六腑之有疾者也。

这里的“三百六十五节”，指人体三百六十五气穴，即气出入于皮肤之处。此“节”主于肺。《素问·灵兰秘典论》说：“肺者，相傅之官，治节出焉。”

又《素问·至真要大论》说：“天地合气，六节分而万物化生矣。”肺主吸入四季诸气，故也主一年“六节”。

这里说的“气、味”，即指“天食人以五气，地食人以五味”的气、味。本于后天肺、脾，所以“真气”源于后天之本，为后天之气，不是先天之气。“真气者，所受于天”的“天”不是先天的天，而是“肺天”的天。真气，就是人体获得的后天能源之气。由后天吸入的天气和摄入的水谷之气合成，就是胃气、元气。

后天之气，要靠后天去养，那么如何调养呢?《素问·刺法论》说：

是故刺法有全神养真之旨，亦法有修真之道，非治疾也。故要修养和神也。道贵常存，补神固根，精气不散，神守不分，然即神守而虽不去，亦能全真。人神不守，非达至真，至真之要，在乎天玄，神守天息，复入本元，命曰归宗。

所谓“天玄”，即《素问·阴阳应象大论》和《素问·天元纪大论》之“在天为玄”。玄，《广韵·先韵》云：“玄，寂也。”即寂静、清静。《淮南子·主术训》说：“天道玄默，无容无则。”《素问·生气通天论》说：“苍天之气清净，则志意治，顺之则阳气固，虽有贼邪，弗能害也，此因时之序。故圣人传精神，服天气而通神明。”《素问·四气调神大论》说：“天气，清净光明者也。”所谓“苍天之气清净”，即天玄也。天气清静则人神不乱，故云“服天气而通神明”。所谓“神守天息”，就是神通天气，天气生神，故云“玄生神”。故《素问》专设《四气调神大论》一篇专论四季如何调神。所谓“粗守形，上守神”的神，就指这个神。所谓“全神养真”，就是“服天气而通神明”的养真气。这在《素问·上古天真论》就有论述，云：

夫上古圣人之教下也，皆谓之虚邪贼风，避之有时，恬淡虚无，真气从之，精神内守，病安从来……

上古有真人者，提挈天地，把握阴阳，呼吸精气，独立守神，肌肉若一，故能寿敝天地，无有终时，此其道生。

《文子》说：“得天地之道，故谓之真人。”何谓“得天地之道”？就是《素问·八正神明论》说的“法天则地，合以天光”，就是顺应四时而调神，即跟着太阳运动规律养神。《素问·四气调神大论》说：“夫四时阴

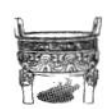

阳者，万物之根本也，所以圣人春夏养阳，秋冬养阴，以从其根，故与万物沉浮于生长之门。逆其根，则伐其本，坏其真矣。故阴阳四时者，万物之终始也，死生之本也，逆之则灾害生，从之则苛疾不起，是谓得道。”提挈，就是掌握的意思，与“把握”为互词。精气，就是清净之气。《春秋繁露·通国身》云：“气之清者为精。”独立，超脱世俗干扰而独行。“呼吸精气”即“服天气”。“独立守神”为了“全神养真”。肌肉为有形先天之体，与滋养它的后天神气结合为一，即《素问·上古天真论》和《素问·八正神明论》说的“形与神”合，才能与天地同寿。所谓“形与神”合，就是“合人形于阴阳四时虚实之应”，顺“四气调神”。故《灵枢·邪客》云：“如是者，邪气得去，真气坚固，是谓因天之序。”千万不要忘了谨守“天之序”。

《灵枢·五味》说：“谷始入于胃，其精微者，先出于胃之两焦，以溉五脏……其大气之抟而不行者，积于胸中，命曰气海（指膻中），出于肺，循喉咽，故呼则出，吸则入。”《灵枢·邪客》又说：“宗气积于胸中，出于喉咙，以贯心脉而行呼吸焉。”说明宗气是由水谷之精气与吸入的天气相结合的、积于胸中气海的大气。宗气的功用，一是走息道以司呼吸，二是贯心脉以行血气，凡气血的运行及语言、声音强弱都与宗气相关。此外，《灵枢·刺节真邪》又说：“宗气溜于海，其下者，注于气街，其上者，走于息道。故厥在于足，宗气不下，脉中之血，凝而留止。”可见宗气不仅上聚胸中，助呼吸，贯心脉；而且注三焦腑气街，还与循环系统活动能力相关，当属于“贯心脉而行呼吸”的功能表现，“贯心脉而行呼吸”的主要作用是动脉血的运行输布。

于此可知，真气属于后天天气和水谷之气合成而聚于脐腹黄庭丹田，“补精益气”而生胃气、元气与神，通行经脉。宗气也是由吸入的天气和水谷之气合成而聚于胸中膻中丹田，功能是“贯心脉而行呼吸”推动动脉血的运行输布。

五、人体生命三步曲

（一）人体生命三步曲

人体生命有三个过程。

第一，在母腹中的胎儿期，由开放体的母亲供应胎儿营养物质而存活。

第二，出生剪断脐带的瞬间，既脱离开放的母体，又没有吸食天地之气的时候，是一个封闭体系统。这是由父母遗传的“有形生命体”。但是这个父母遗传的有形生命体自己不能存活下去。

第三，从首次肺自主呼吸第一次哭声开始，吸食天地之气后，就由瞬间的“封闭体系统”转变为“开放体系统”。这时“天食人以五气，地食人以五味；五气入鼻，藏于心肺，上使五色修明，音声能彰；五味入口，藏于肠胃，味有所藏，以养五气，气和而生，津液相成，神乃自生”（《素问·六节藏象论》），《素问·宝命全形论》称为“天地合气，命之曰人”。故《周易·系辞传》说：“夫乾（天）……大生焉。夫坤（地）……广生焉”，并说“天地之大德曰生”“生生之谓易”。这个是自然遗传给我们的“无形生命体”。就是说，父母遗传的有形生命体，必须通过从外界引入饮食五味和呼吸五气的营养才能有序地活下去。人这个“生命体开放系统”不停地与外界交换物质、能量和信息，现代科学称之为“负熵”，从而使生命体内部发生各种变化，内外和谐则身体健康，内外不和谐就生病。即《素问·上古天真论》提出的人体健康唯一标准——“形与神俱”，形与神分离则死。《素问·天元纪大论》说：“天有五行御五位，以生寒暑燥湿风，人有五脏化五气，以生喜怒思忧恐。”可知人的疾病病因有二：一是外邪，二是七情六欲。

由上述可知，活着的开放人体生命系统永远是个“动态结构”，这个“动态结构”，就是现代科学家们所说的“耗散结构”。一旦成为“静态结构”体就是死人了。所以中医研究的是活的生命体，西医首先研究尸体。

张长琳教授将父母遗传的有形生命体称为“化学身体”（由骨头、肌肉等到DNA等分子及原子等），“整个现代医学就是基于对人体这样清楚、细致而又极为实在的认识基础之上”。而将看不见的无形生命体称为“电磁场身体”，张长琳教授认为“‘电磁场身体’要比‘化学身体’复杂得多”①。然而，实际上自然遗传给我们的无形生命体要比“电磁场身体”复杂得多。因为这个无形生命体来源于天的“五气”和地的“五味”，“五气”包含了宇宙间太多的信息，如太阳光、太阳风、太阳黑子、电流、电磁场、寒热、湿度、振动、波动等，不可胜数。《素问·五运行大论》称之为“数之可十，推之可百，数之可千，推之可万”。就风寒暑湿燥“五气”来说吧，还有速度、温度、湿度、方向、波的长短大小等不同，所以笔者认为，称作“无形生命体”要比称作“电磁场身体”好。

（二）五气、五味的生化

肺所吸入的“五气”之次序，必“因天之序……移光定位”（《素

① 张长琳：《看不见的彩虹：人体的耗散结构》第127页，杭州，浙江科学技术出版社，2013年。

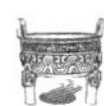

问·八正神明论》《素问·六微旨大论》）而定，即依春、夏、秋、冬次序而定，其次序即是五运六气中主气的次序——厥阴风、少阴热、少阳火、太阴湿、阳明燥、太阳寒，正如《素问·生气通天论》所说，“天运当以日光明”。

“五气”是以“气的形态”吸入人的身体内，而这个“气”的运动，既有“振动”，也有“波动”，就是既可通过“振动”传递能量与信息，又可通过“波动”传递能量与信息，更重要的是“光”的运动。太阳是地球环境的缔造者（见下图），太阳光的辐射，是风寒暑湿燥“五气”运动的来源，所以“光波”及光的“波粒”很重要。又可用光传播能量和信息，如光纤通信。

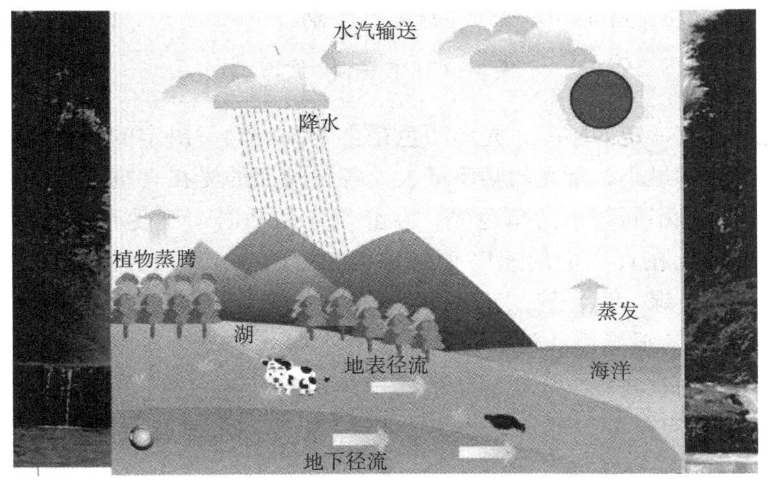

图 2-15　太阳照射形成的自然生态系统

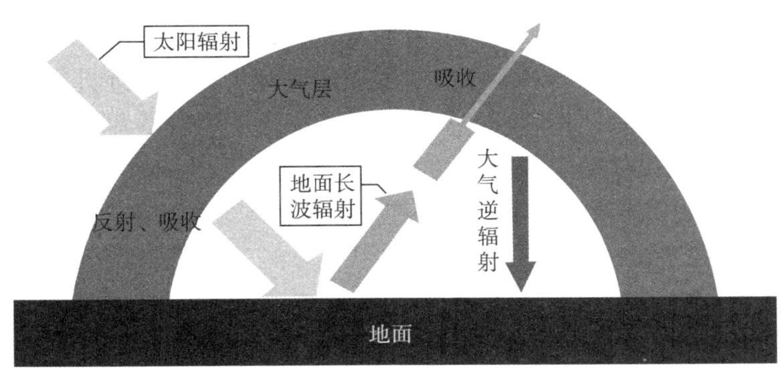

图 2-16　太阳辐射

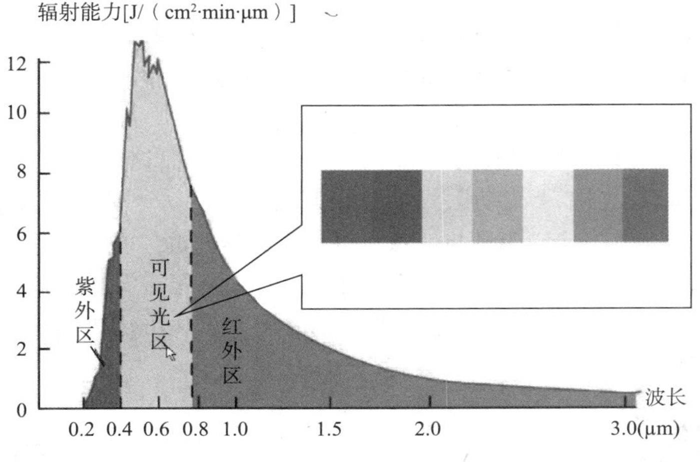

图 2－17　各种辐射波长

光波都有一定的频率，光的颜色是由光波的频率决定的，在可见光区域，红光频率最小，紫光的频率最大，各种频率的光在真空中传播的速度都相同。但是不同频率的单色光，在介质中传播时由于受到介质的作用，传播速度都比在真空中的速度小，并且速度的大小互不相同。白光是由红、橙、黄、绿、蓝、靛、紫各种色光组成的，其中红、绿、蓝为三原色。“光”的本质是电磁波，万物生长靠太阳光的光合作用，说明人的发育也离不开电磁波。“光波”是指波长在 0.3 ~ 3μm 之间的电磁波。波长和频率跟颜色有关，可见光中紫光频率最大，波长最短，红光则刚好相反。

光的波长和频率跟颜色有关，所以中医的五脏五色（五脏配五季，说明五色与季节有关，春青、夏红、长夏黄、秋白、冬黑）、三丹田色和佛家的“光轮”色当与电磁波的波长和频率有关，而不是聚焦成的。

人体摄入的“五气”和“五味”在光合作用下，不断地进行氧化还原反应，不但放出热能，并形成了生物电流，产生了电磁场和电磁波的传递能量作用。其次饮食物中含有铁质就具有磁性，肝脾内含有较多的铁质，故腹轮、脐轮、光轮最大。所以活人体不但有“气血通道”，还有“光通道”“电通道”“微波通道”“声通道”“化学通道”等，人体是一个十分复杂的工程。

无论是“光波”“气波”，还是“电磁波”，都能在人体造成“驻波”，“驻波”形成了人体“耗散结构”。

健康不仅仅意味着不生病，而是人们的身体、心理，人体的外部形

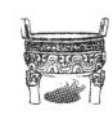

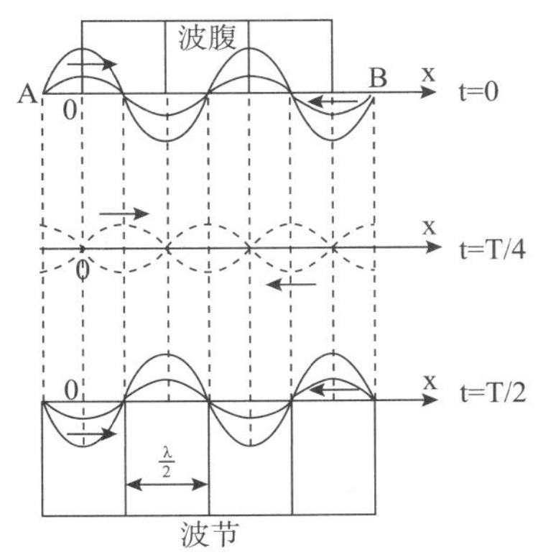

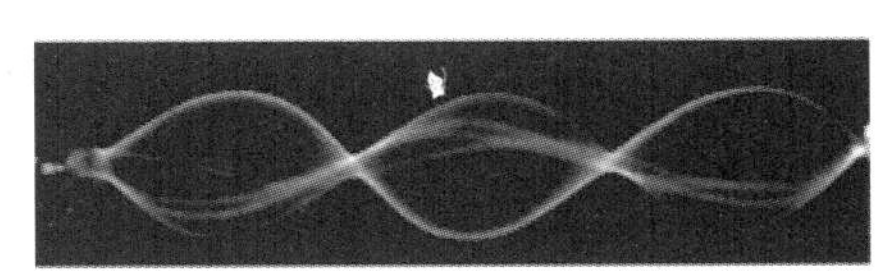

图 2 - 18　驻波形成示意图

态、内部结构、生理生化过程，以至行为的一种和谐。因为，生态系统是一个具“耗散结构”的系统，而活人体也是一个具动态“耗散结构”的系统，不是“静态结构”。活人体在能量上可分为体能、智能、情感能三大能量层次，并且会产生相应的价值，活人体必须在这三个层次上不断地从外部环境中得到负熵，排出熵，才能与外部环境之间达到一种和谐，真正做到身心健康。按照普利高津的理论，活人体是一个开放系统，它具有的体能、智能、情感能，会不断地与外界进行物质交换和能量交换。活人体通过摄取五气和五味以维持体能，并且通过各种行为以释放体能，通过新陈代谢把排泄物排放到外部环境中，并从外部环境中得到负熵和向外部环境排熵的过程，如果人体的体能得不到补充保证，也就得不到释放，活人体体内的熵值增高，新陈代谢阻滞，人就会表现出各种各样的疾病。当人体熵值不断增高，整个机体酶系统、神经系统、内分泌系统等出现无序和紊乱，最后就会导致死亡。于是可知，人类健康的基础是人类的生存环境，只有稳定和持续发展的生态系统，才能保证人类健康的稳定和持续。

在五运六气理论中，四时阴阳主气年年不变，春温、夏热、秋凉、冬寒，说明一年的万物生长化收藏过程是一个“有序”状态，人应之，人体本身也是一个高度“有序”的开放系统，该系统依靠其本身持有的“耗散结构”消耗从外界摄取的能量，来维持其本质特征——“有序”，即维持一定的负熵流，有一个生长壮老已“有序”过程。当内外因素的影响使机体“耗散结构”功能出现障碍，负熵减少，“无序”度增大时，机体便会出现疾病状态。这就是五运六气理论中的四时客气，年年在变化，使“有序”的四时阴阳主气变为“无序”而发生灾害和疾病。

人体出生之后，摄入“五气”和“五味”是头等大事，这“五气”

和“五味”就生成了人体的“宗气”和“真气”。

《灵枢·刺节真邪》说：“真气者，所受于天，与谷气并而充身者也。”其言“所受于天”，指受天之“五气”。所谓“谷气”，指受地之“五味”。这个“真气”位于脐腹部黄庭丹田，即《内经》冲脉之动者，《难经》说的“肾间动气”（不在肾，在两肾和脐及命门之间），就是《素问·六节藏象论》所说在肠胃部位产生的“神”，即“神阙”穴部位的神。就是说，“真气”形成于后天，是肺天吸入的“五气”和脾地摄入的“五味”形成的。这里有《灵枢·海论》说的“水谷之海”和“十二经之海”，“真气”的重要功能是通行十二经络。

宗气，也叫胸中大气。就是《素问·六节藏象论》所说“藏于心肺”的气，位于胸中“气海”，即膻中丹田。就是说，“宗气”是由先天之本心和后天之本肺形成的。《灵枢·邪客》说：“宗气积于胸中，出于喉咙，以贯心脉而行呼吸焉。”《素问·平人气象论》说：“胃之大络，名曰虚里（相当于心尖搏动部位），贯膈络肺，出于左乳下，其动应衣，脉宗气也。……乳之下，其动应衣，宗气泄也。”《灵枢·五味》说：“其大气之抟而不行者，积于胸中，命曰气海。”《灵枢·刺节真邪》说：“宗气留于海，其下者，注于气街；其上者，走于息道。……宗气不下，脉中之血，凝而留止。”宗气的重要功能是推动循环系统运行和行呼吸。

值得注意的是，“宗气”和“真气”涉及《灵枢·海论》中四海中的三海，“真气”涉及“十二经之海”和“水谷之海”，并与佛家的“脐轮”“腹轮”有关，是中医的下丹田；“宗气”就是胸中“气海”，是中医的膻中中丹田，佛家的“心轮”。“髓海”关乎中医的脑中上丹田及佛家的“眉间轮”。

天之五气进入人体之后，生成重要的宗气和真气，所以中医特别重视“气”的出、入、升、降运动，如《素问·六微旨大论》说：“气之升降，天地之更用也。……升已而降，降者谓天；降已而升，升者谓地。天气下降，气流于地，地气上升，气腾于天，故高下相召，升降相因，而变作矣。……出入废，则神机化灭；升降息，则气立孤危。故非出入，则无以生、长、壮、老、已；非升降，则无以生、长、化、收、藏。故器者，生化之宇，器散则分之，生化息矣。故无不出入，无不升降。……四者之有而贵常守，反常则灾害至矣。”众所周知，大气运动的能量来源是太阳辐射，所以人体气运动的能量来源是吸入太阳运动形成的“五气”，是中医以“气”为基础理论的本源。

《素问·八正神明论》和《素问·六微旨大论》说“因天之序，盛衰

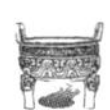

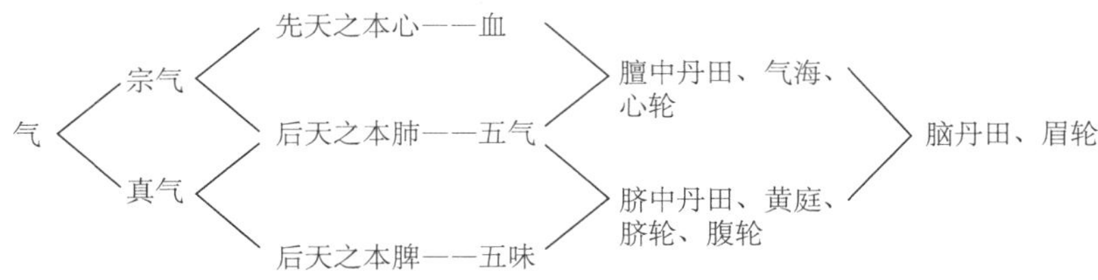

图 2－19　宗气和真气

之时，移光定位，正立而待之”便获得了风寒暑湿燥火六气，气有出、入、升、降运动，“故气有往复，用有迟速，四者之有，而化而变，风之来也”。故又云“迟速往复，风所由生”。这里贯穿了热力环流理论。

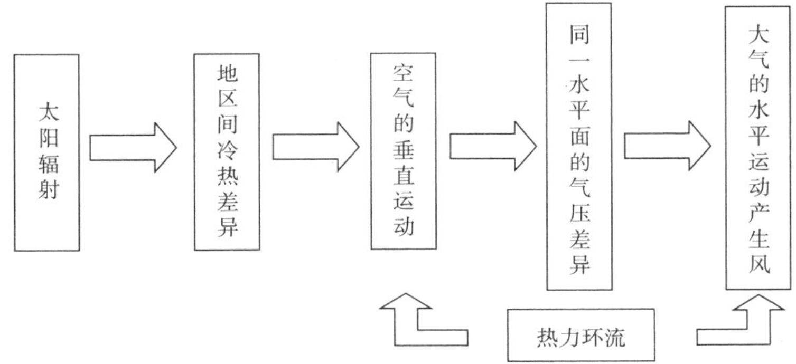

图 2－20　风的形成

由此可知，风来源于太阳辐射，故《说文解字》记载古文“凬”从日从一，一代表天。《素问·生气通天论》说“阳气者，若天与日”，又说：“阳之气，以天地之疾风名之。”万物因风气而生长，故中医说春主风主生。人亦如此，故《金匮要略·脏腑经络先后病脉证第一》说：“夫人禀五常，因风气而生长。”

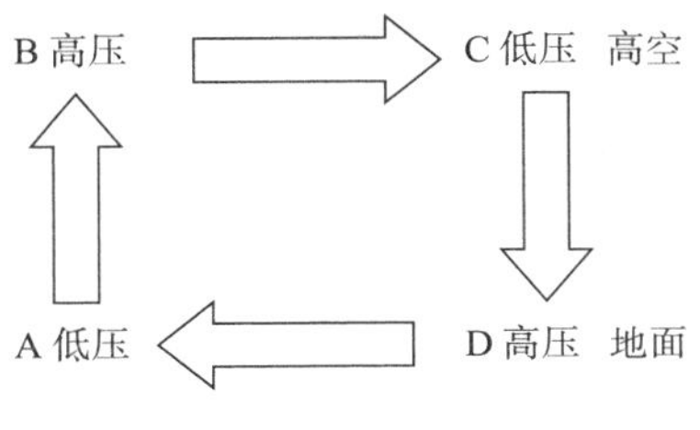

图 2－21　热环流

《素问·六微旨大论》所说的“迟速往复”四者，就是大气中高低压A、B、C、D四个特征点。（如图2－21所示）

风的运动，不但有风波，还有风速、振动、声音，不但古印度哲学中认为世界起源于“声音”，中国五运六气理论也认为世界起源于“五音”，并有角、徵、宫、商、羽五音建运说。《内经》有八风说，密切联系人的生理病理。

六、后天肺脾二本养先天心本

先天靠后天滋养，先天心靠后天肺脾滋养，这在《内经》里有明确记载。《灵枢·营卫生会》说：

人受气于谷，谷入于胃，以传与肺，五脏六腑，皆以受气，其清者为营，浊者为卫，营在脉中，卫在脉外，营周不休，五十度而复大会，阴阳相贯，如环无端。

……上焦出于胃上口，并咽以上，贯膈，而布胸中，走腋，循太阴之分而行，还至阳明，上至舌，下足阳明，常与营俱行于阳二十五度，行于阴亦二十五度一周也。故五十度而复大会于手太阴矣。

……中焦亦并胃中，出上焦之后，此所受气者，泌糟粕，蒸津液，化其精微，上注于肺脉乃化而为血，以奉生身，莫贵于此，故独得行于经隧，命曰营气。

于此可知，饮食入胃之后消化为营养物质，是通过肺输布到全身的。那么其营养从胃传入到肺的渠道是什么呢？《素问·经脉别论》说：

食气入胃，散精于肝，淫气于筋。食气入胃，浊气归心，淫精于脉。脉气流经，经气归于肺，肺朝百脉，输精于皮毛，毛脉合精，行气于腑，腑精神明，留于四藏。气归于权衡，权衡以平，气口成寸，以决死生。

饮入于胃，游溢精气，上输于脾，脾气散精，上归于肺，通调水道，下输膀胱，水精四布，五经并行。合于四时，五脏阴阳，揆度以为常也。

经文明确告诉我们，胃中的营养物质是从两个渠道输送到肺的，一是从胃经门静脉入肝，从肝入心，再从心入肺；二是从胃输脾，再从脾入肺。营养物质输送到肺，与肺吸入的五气化合成新的营养物质，再返回到心脉，然后输布到全身。这符合现代医学血液循环说。后天之本肺脾，脾胃主五味，肺主五气，五气五味首先在胃肠合化为第一道营养物质，并生成神，如《素问·六节藏象论》说：

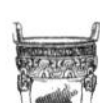

天食人以五气，地食人以五味。五气入鼻，藏于心肺，上使五色修明，音声能彰；五味入口，藏于肠胃，味有所藏，以养五气，气和而生，津液相成，神乃自生。

《素问·脏气法时论》对此“出入”作用概括地说：“气、味合而服之，以补精益气。”这就是五气五味首先在胃肠合化为第一道营养物质。这次的营养物质就是所谓的“中气”“神机”，其“神机”的作用是“升降”。所谓“升”，就是把第一道营养物质输送到肺与吸入的五气合化为第二道营养物质，才能成为最佳的营养物质输布到全身。《素问·五脏别论》概括地说：“是以五脏六腑之气味，皆出于胃，变见于气口。”气口即寸口，太阴肺经脉。这个“升”的过程最重要，李东垣称其为春生少阳之气，用“凡十一脏，取决于胆”概括之。我们可以作以下流程式。

五气
五味 } 气味合以补精益气→神机升降→输肺再合五气→心→输布全身

后天肺脾二本，肺为天为阳，脾为地为阴。汪绮石《理虚元鉴》说：“余何为而独主金、土哉？盖阴阳者天地之二气，二气交感，乾得坤之中画而为离，离为火；坤得乾之中画而为坎，坎为水。水火者，阴阳二气之所生，故乾坤可以兼坎离之功，而坎离不能尽乾坤之量。是以专补肾水者，不如补肺以滋其源。肺为五脏之天，孰有大于天者哉！专补命火者，不如补脾以建其中。脾为百骸之母，孰有大于地者哉！”石寿棠的《医原》就以肺天脾地二本燥湿二气之病。而肺天大于脾地，故汪绮石论内伤治法说：“一曰清金保肺，无犯中州之土，此用丹溪而不泥于丹溪也。一曰培土调中，不损至高之气，此用东垣而不泥于东垣也。一曰金行清化，不觉水自流长，乃合金水于一致也。”故汪氏独重肺脾二本，而创清金养荣丸（生地、麦冬、花粉、川贝、玄参、白芍、茯苓、地骨皮、丹皮、甘草、薄荷）、清金甘桔汤（桔梗、川贝、麦冬、花粉、生地、白芍、丹皮、甘草、灯芯）、清金百部汤（桔梗、玄参、川贝、百部、麦冬、生地、白芍、丹皮、甘草、地骨皮、灯芯）、清金加减百合固金汤（百合、桔梗、川贝、桑皮、杏仁、花粉、麦冬、茯苓、陈皮、生甘草）、固金养荣汤（百合、桔梗、川贝、桑皮、茯苓、杏仁、陈皮、生甘草）、清金甘桔汤2（桔梗、生地、白芍、丹皮、麦冬、玄参、川贝、茯苓、阿胶、甘草）、百部清金汤（百部、地骨皮、人参、麦冬、桔梗、生地、丹皮、白芍、茯苓、甘草）等清金七方剂。王孟英论温病独重肺金。

七、心肺脾三本联病

（一）二阳之病发心脾

《素问·阴阳别论》说："二阳之病发心脾，有不得隐曲，女子不月，其传为风消，其传为息贲者，死不治。"关于二阳，过去有二解：

一是指足阳明胃和手阳明大肠，如王冰注："二阳，谓阳明大肠及胃之脉也，夫肠胃发病心脾受之，心受之则血不流，脾受之则味不化，血不流故女子不月，味不化则男子少精，传入于脾故为风热以消削。大肠病甚，传入于肺，为息喘而上贲，然肠胃肺脾，兼及于心，三脏二腑，互相克薄故死不治。"认为始发肠胃阳明病，而后及于心脾。张子和说："男子二十上下而精不足，女子二十上下而血不流，皆二阳之病也。"张子和也认为临床中多种虚劳病的根是《内经》二阳病，病根在痰瘀蕴结肠胃，致心脾受困，精血无以化生而为虚劳内热，月事不行。而唐笠三和张锡纯则认为是病始发于心脾，唐笠三《二阳之病发心脾论》说："二阳者，足阳明胃，手阳明大肠也，其病发于心脾，盖因思为脾志，而实本于心，其始也，有不得隐曲之事，于是思则气结，郁而为火，以致心营暗耗，既不能下交于肾，脾土郁结，又转而克肾，是以男子少精，女子不月，无非肾燥，而血液干枯也。且夫脾有郁火，则表里相传，胃津也涸，大肠为胃传道，故并大肠而亦病也，此二阳之病，当以燥火之证言，在胃则为消，为格，在肠则为闭，为鞕，至于胃腑既燥，而脾无以行其津液，则为风消。"张锡纯《医学衷中参西录》说："二阳者，足阳明胃、手阳明大肠也。其病发于心脾，盖因思为脾志，而实本于心。其始也，有不得于隐曲之事，于是思则气结，郁而为火，以致心营暗耗，既不能下交于肾，脾土郁结，又转而克肾，是以男予少精，女子不月，无非肾燥而血液干枯也。且夫脾有郁火，则表里相传，胃津亦涸；大肠为胃之传道，故并大肠而亦病也。此二阳之病，当以燥火之证言，在胃则为消、为格，在肠则为闭、为鞕；至于胃腑既燥，而脾无以行其津液，则为风消。风消者，火甚而生风，脾惫而肌肉消削也。大肠之燥传入于肺，则为息奔。息奔者，息有音而上奔不下也。四脏二腑交相燔灼，阴液尽耗，故直断为'死不治'。昔王安道以肠胃有病，延及心、脾，颠倒其说，于'不得隐曲'之故，阙而未洋。喻嘉言阐发稍明，亦但言其所当然，而未穷其所以然，故更详之。"都认为病起于忧思劳神，七情郁结，致心脾受累，气结火郁，营阴暗耗，然后造成一系列病变。

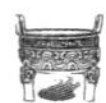

二是指少阳、阳明二经，病始发于胃、胆。

此二解都不妥。此“二阳”是相对于一阳、三阳说的，一阳是少阳，三阳是太阳，二阳自然是指阳明了。《素问·天元纪大论》云：“阳明之上，燥气主之。”或云：“阳明之上，燥气治之。”可知阳明是以燥为本气，而燥气是由肺和大肠系统所主。肺系统的生理功能是主宣发、主皮毛、主肃降，肺为水之上源，所谓“天癸”也。心主火，火能克肺金，火燥伤肺，此肺系病发于心也。脾主湿土，脾土生肺金，则脾病可致肺病，而且阳明肺燥金从中气太阴脾湿土，故云二阳肺系病发于心脾，此乃心肺脾三本之病矣。肺主天气，而胃、小肠、大肠、三焦、膀胱五腑为天气所生，故属于肺系统。此言心脾病及于肺病，反之，肺病也可以累及心脾，如肺源性心脏病及脾约证，《修真图》炉火部（丹田）称“肺为生门”。

杨上善《黄帝内经太素》将“脾”改为“痹”，笔者在《五运六气临床应用大观》一书中曾从其说，不对，现在还从脾。《素问·四时刺逆从论》说：“阳明有余，病脉痹身时热；不足病心痹。”阳明有余是凉燥太过，肺失宣发而无汗，故见“脉痹身时热”。阳明不足是凉燥不及而热伤肺，不能推动心血循环运行而为心痹。

《灵枢·经脉》说：“脾足太阴之脉，起于大趾之端，循趾内侧白肉际，过核骨后，上内踝前廉，上踹内，循胫骨后，交出厥阴之前，上膝股内前廉，入腹，属脾，络胃，上膈，挟咽，连舌本，散舌下；其支者，复从胃，别上膈、注心中”，“是动则病舌本强，食则呕，胃脘痛，腹胀，善噫，得后与气，则快然如衰，身体皆重。是主脾所生病者，舌本痛，体不能动摇，食不下，烦心，心下急痛，溏瘕泄，水闭，黄疸，不能卧，强立，股膝内肿厥，足大趾不用。”所以脾病有咽喉痛、口舌溃疡、心烦等。脾主四肢手足，所以手足口三联病当属于太阴脾病。

肺病而上源水亏，是天癸之源，天癸竭则男子无精、女子不月。如《素问·上古天真论》说：女子“二七而天癸至，任脉通，太冲脉盛，月事以时下，故有子。……七七任脉虚，太冲脉衰少，天癸竭，地道不通，故形坏而无子也。……二八肾气盛，天癸至，精气溢泻，阴阳和，故能有子。……七八肝气衰，筋不能动，天癸竭，精少，肾脏衰，形体皆极。”

大家想一想，《内经》讲人“半百而衰”是从哪里开始的呢？《灵枢·天年》首先讲是从肝气开始，云“五十岁，肝气始衰，肝叶始薄，胆汁始灭，目始不明”，然后才是“心气始衰”（六十岁）、“脾气虚”（七十岁）、“肺气衰”（八十岁）、“肾气焦”（九十岁）、“五脏皆虚”（百岁）。

《素问·上古天真论》也说是“六七”“六八”从“阳气衰竭”开始，“七八肝气衰”。为什么衰老从肝胆系统开始呢？因为肝胆主春生少阳之气，主阳生阴长，没有这个阳生阴长，就会“天癸竭”。关于“天癸”是什么？注家众说纷纭，莫衷一是。笔者首先说“癸”字，《说文解字》说：“癸，象水从四方流入地中之形。”因此说“癸”为水。“天癸”就是从天上来的水。它是阳生阴长的产物，阴气升于天为云成雨，就是天水，就是“天癸”，即所谓“天一生水”，降落则为肾水。天癸竭，就是上源之水竭，终致肾的精水竭，就失去了生殖能力。

二阳，阳明肺燥金也。其病来自于太阳心火和太阴脾土的有余与不足，是肺、脾、心三本之病。参阅《金匮要略·水气病脉证并治》说“寸口脉沉而迟，沉则为水，迟则为寒，寒水相搏，趺阳脉伏，水谷不化，脾气衰则鹜溏，胃气衰则身肿，少阳脉卑，少阴脉细，男子则小便不利，妇人则经水不通”自明。《素问·至真要大论》说：“阳明司天，燥淫所胜……丈夫癞疝，妇人少腹痛。”看来凉燥太过可以导致男女生殖病，寒水也可以导致男女生殖病。《素问·评热病论》说：“诸水病者，故不得卧，卧则惊，惊则咳甚也，腹中鸣者，病本于胃也。薄脾则烦，不能食。食不下者，胃脘隔也。身重难以行者，胃脉在足也。月事不来者，胞脉闭也，胞脉者属心，而络于胞中，今气上迫肺，心气不得下通，故月事不来也。”寒水之气，上凌于心则惊，上凌于肺则咳嗽加剧。心肺受邪，上焦不通则月事不来。逆于脾胃则腹鸣、胃脘不通，或溏泄，或身肿。由此可知，月经不但与脾胃有关，更与心肺关系密切。

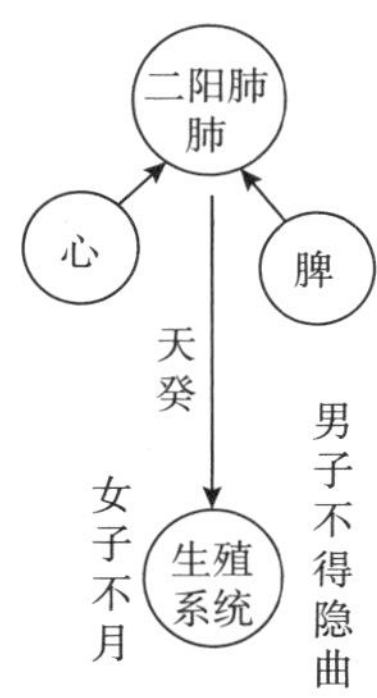

图2-22　二阳病示意图

至此才能真正明白月经之事。从《素问·上古天真论》说女子“二七而天癸至，任脉通，太冲脉盛，月事以时下，故有子。……七七任脉虚，

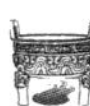

太冲脉衰少，天癸竭，地道不通，故形坏而无子也。……二八肾气盛，天癸至，精气溢泻，阴阳和，故能有子。……七八肝气衰，筋不能动，天癸竭，精少，肾脏衰，形体皆极”得知月经之系统如此。

《灵枢·脉度》说：“肺气通于鼻，肺利则鼻能知香臭也。”鼻为肺窍，所以月经从鼻出为倒经、鼻衄。肺主皮毛，月经从毛孔出者为肌衄。总之，都与肺有关系。

由上述可知，男女生殖系统的病与心肺脾三本有密切关系。

风消，《症因脉治》卷三云：“燥火三消之症，即风消也。”《张氏医通》说：“风消者，发热消瘦”。《素问·阴阳别论》说：“二阳结，谓之消。”一是肺有燥热，水亏精血少则人消瘦，肺虚不能制肝木，风气乘之，益加消削，故云风消。二是肺燥太过，肝木受肺燥制约而郁，郁久化热而致风消。

息贲，指肺积，肺气积滞壅满之谓。《灵枢·邪气脏腑病形》云：“肺脉，……滑甚为息贲，上气。”《难经·五十四难》云：“肺之积，名曰息贲。在右胁下，覆大如杯。久不已，令人洒淅寒热，喘咳，发肺壅。”杨玄操曰：“息，长也。贲，鬲也。言肺在膈也，其气不行，渐长而通于膈，故曰息贲。一曰：贲，聚也，言其渐长而聚蓄”（见《难经集注》）。《济生方》卷四云：“息贲之状，在右胁下，大如覆杯，喘息奔溢，是为肺积。诊其脉浮而毛，其色白，其病气逆，背痛少气，喜忘，目瞑，肤寒，皮中时痛。”肺主气，肺病则气不行，气不行则痰水血瘀积滞壅满，故称肺积。肺不能吸气，故“死不治”。

（二）太阳阳明病

心主太阳，肺主阳明，太阳阳明病就是心肺病，而且又会引起脾病，所以太阳阳明病就是心肺脾三本病。如《伤寒论》说：

32 条：太阳与阳明合病者，必自下利。葛根汤主之。

33 条：太阳与阳明合病，不下利，但呕者，葛根加半夏汤主之。

36 条：太阳与阳明合病，喘而胸满者，不可下，宜麻黄汤。

48 条：二阳并病，太阳初得病时，发其汗，汗先出不彻，因转属阳明，续自微汗出，不恶寒。若太阳病证不罢者，不可下，下之为逆，如此可小发汗。设面色缘缘正赤者，阳气怫郁在表，当解之、熏之。若发汗不彻，不足言，阳气怫郁不得越，当汗不汗，其人躁烦，不知痛处，乍在腹中，乍在四肢，按之不可得，其人短气但坐，以汗出不彻故也，更发汗则愈。何以知汗出不彻？以脉涩，故知也。

179 条：太阳阳明者，脾约是也。

220条：二阳并病，太阳证罢，但发潮热，手足漐漐汗出，大便难而谵语者，下之则愈，宜大承气汤。

方用：

麻黄汤

麻黄三两（去节）　桂枝二两（去皮）　甘草一两（炙）　杏仁七十个（去皮尖）

上四味，以水九升，先煮麻黄，减二升，去上沫，内诸药，煮取二升半，去滓，温服八合。覆取微似汗，不须啜粥。余如桂枝法将息。

葛根汤

葛根四两　麻黄三两（去节）　桂枝二两（去皮）　生姜三两（切）　甘草二两（炙）　芍药二两　大枣十二枚（擘）

上七味，以水一斗，先煮麻黄、葛根，减二升，去白沫，内诸药，煮取三升，去滓，温服一升。覆取微似汗，余如桂枝法将息及禁忌。诸汤皆仿此。

葛根加半夏汤

葛根四两　麻黄三两（去节）　甘草二两（炙）　芍药二两　桂枝二两（去皮）　生姜二两（切）　半夏半升（洗）　大枣十二枚（擘）

上八味，以水一斗，先煮葛根、麻黄，减二升，去白沫，内诸药，煮取三升，去滓，温服一升。覆取微似汗。

麻子仁丸

麻子仁二升　芍药半斤　枳实半斤（炙）　大黄一斤（去皮）　厚朴一尺（炙，去皮）　杏仁一升（去皮尖，熬，别作脂）

上六味，蜜和丸，如梧桐子大，饮服十丸，日三服，渐加，以知为度。

（三）后天之本肺脾病

《素问·阴阳类论》说：

二阳三阴，至阴皆在，阴不过阳，阳气不能止阴，阴阳并绝，浮为血瘕，沉为脓胕。

三阴者，六经之所主也，交于太阴，伏鼓不浮，上空志心。

二阳者阳明肺，三阴者太阴脾，此乃后天之本肺脾为病。阳明从中气太阴，太阴病“脏寒”，《伤寒论》六经欲解时指出太阴主亥子丑冬天寒水三时，故云“至阴”，即极寒。二者寒燥秋冬之气为病，阴不能化生于阳，阳虚不能止阴之侵，故云“阴不过阳，阳气不能止阴，阴阳并绝”。《素问·阴阳别论》说：“二阳结，谓之消。……三阴结，谓之水。……结阴者，便血一升，再结二升，三结三升。阴阳结斜，多阴少阳曰石水，少腹肿。”虚阳上浮而阴结，故云“血瘕”。“三阴结，谓之水。……阴阳结斜，多阴少阳曰石水，少腹肿”，故云“脓胕”，即阴性脓肿，属阳和汤之类证。三阴脾胃为水谷之海，营卫气血之源，便见于气口肺，故云“六经之所主也，交于太阴”。三阴脾结为阴脏寒多水，脉沉伏鼓动而不上浮，寒水克制心火，阳不升阴不化，阴精不能上奉于心血，以致心志空虚，故云“伏鼓不浮，上空志心”。

天食人以五气，地食人以五味，后天之本肺脾，肺通天气，脾通地气，所以人体接触外界五气、五味的是肺与脾，肺主皮毛在表，脾主肠胃在里，因此外邪进入人体的来路有二：

一是“病发于阳”的表部。

二是“病发于阴”的里部。

外邪出路也有二：

一是表部发汗。

二是里部吐下。

张仲景创汗、吐、下三法，目的是逐邪为第一要义，客邪贵乎早逐，逐邪必尽，邪不去则病不愈。

人体感受外邪发病可分四时正气——主气为病和时行之气——客气为病二种。

人体主气受病
天道客气——时行之气
地道主气——四时正气

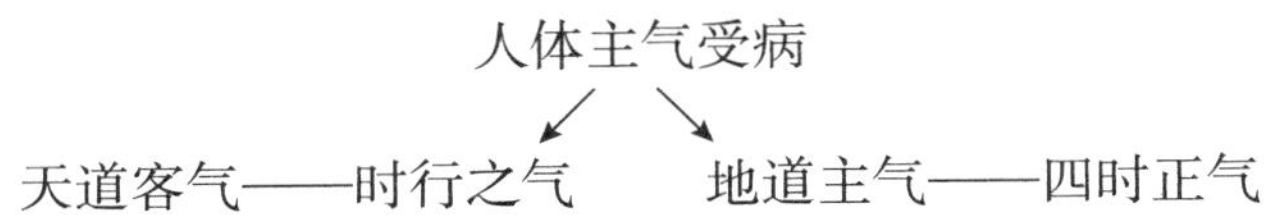

（四）三阳、二阳、三阴病

《素问·阴阳别论》说：

> 三阳为病发寒热，下为痈肿，及为痿厥腨痟；其传为索泽，其传为癞疝。

可从两方面解读：一是从阳仪系统太阳厥阴即三阳一阴方面解，二是从太阳阳明合并病即三阳二阳方面解。

“三阳结，谓之隔”。三阳，太阳心火也，主表。《素问·生气通天论》说：“开阖不得，寒气从之，乃生大偻。陷脉为瘘，留连肉腠。俞气化薄，传为善畏，及为惊骇。营气不从，逆于肉理，乃生痈肿。”痿厥腨痟、癞疝，皆阳仪系统疾病。风寒为太阳、厥阴的本气，故外感风寒必伤阳仪太阳厥阴系统，以大小青龙汤为代表。

《灵枢·根结》说："太阳为开，阳明为阖……故开折则肉节渎而暴病起矣，故暴病者取之太阳，视有余不足。渎者，皮肉宛膲而弱也。阖折则气无所止息而痿疾起矣，故痿疾者取之阳明，视有余不足。无所止息者，真气稽留，邪气居之也。"

心主太阳，主人体阳气卫于外而司开阖，如《灵枢·本脏》说："卫气者，所以温分肉，充皮肤，肥腠理，司开阖者也。……卫气和，则分肉解利，皮肤调柔，腠理致密矣。"卫气就是卫外的阳气，属于太阳。"司开阖"是太阳的两大功能。开，即"太阳为开"之意。阖，即《素问·皮部论》太阳为关之意。《素问·皮部论》说太阳名"关枢"，即管理少阳枢转阳气的意思，《素问·生气通天论》称此为"阳密乃固"，可见"太阳为关"与"太阳为开"并不矛盾，是一个事物的两个方面。肉节，即分肉之间，腠理也。渎，《太素》卷十经脉根结作"殨"，《素问·阴阳离合论》新校正引《九墟》及《甲乙》卷二第五并作"溃缓"。渎通殨，讲坏、败坏。朱骏声《说文通训定声·需部》："渎，叚借为殨。"所谓"肉节渎"，就是腠理病了。故谓"渎者，皮肉宛膲而弱也"，皮肉之间是腠理。宛，《甲乙》卷二第五作"缓"。《中华大字典》载：焦通膲，膲音焦，肉不丰满也。"宛焦而弱"，就是《灵枢·论勇》所说"三焦理纵"的意思，指三焦腑腠理营卫气血不足。《灵枢·本脏》又说："三焦膀胱者，腠理毫毛其应。密理厚皮者，三焦膀胱厚；粗理薄皮者，三焦膀胱薄；疏腠理者，三焦膀胱缓；皮急而无毫毛者，三焦膀胱急；毫毛美而粗者，三焦膀胱直；稀毫毛者，三焦膀胱结也。"可知腠理的病变与三焦膀胱有关，即与少阳太阳有关。所说皮肉腠理厚、薄、缓、急、直、结的病变，就是三焦腑的病变。《灵枢·论勇》为什么说"三焦理横""三焦理纵"呢？因为腠理中的水液有满与不满也。《素问·生气通天论》说："气血以流，湊理以密。"湊、凑、腠古通用，故湊理即腠理。腠写成湊，从水旁，正说明腠理的功能与江河灌注相似，为决渎水道。《素问·阴阳应象大论》说："清阳为天，浊阴为地；地气上为云，天气下为雨；雨出地气，云出天气。故清阳出上窍，浊阴出下窍；清阳发腠理，浊阴走五脏；清阳实四肢，浊阴归六腑。"这是用天人相应的理论来阐述腠理的功能，腠理有"窍"，能开闭，是人与自然进行气交换的复杂组织结构。所谓"通会"，通为贯通，会为交会，是气与血贯通交会的处所。《素问·至真要大论》等篇说"开腠理，致津液，通气也"，津液即水液，这说明腠理

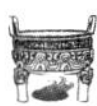

不仅是水道，也是气道。因为卫外功能失常，外邪容易侵入体表，多有急暴疾病发作，所以急暴疾病多取太阳治疗，驱逐邪气，补助正气。

“病发于阳”太阳阳明病，太阳主开，阳明主阖。如果寒邪不能即除，阳气未能复常，时日久常，“开（太阳主开）阖（厥阴主阖）不得，寒气从之，乃生大偻，陷脉为瘘。留连肉腠，俞气化薄，传为善畏，乃为惊骇。荣气不从，逆于肉理，乃生痈肿”（《素问·生气通天论》）。畏惧心病也，惊骇肝病也。“乃阳气被伤，不能养神之验”（吴崑注）。

三阴三阳发病，为偏枯萎易，四肢不举。

病在开，是开失常。三阴是太阴脾系，三阳是太阳心系，心脾两系为病，寒湿伤阳，少阳相火受伤而阳气不足，李东垣说皆是血病，心脑血管病生焉。太阳为诸阳主气而主筋，阳气虚则为偏枯，阳虚而不能养筋则为痿。《生气通天论》说：“阳气者，大怒则形气绝而血菀于上，使人薄厥。有伤于筋，纵，其若不容。汗出偏沮，使人偏枯。”脾主四肢，故不举。

三阴结，谓之水。

三阴太阴脾主水，脾不健运则多水，内为腹胀，外为浮肿。

《素问·经脉别论》说：

太阳脏独至，厥喘虚气逆，是阴不足、阳有余也。表里当俱泻，取之下俞。

心主太阳，太阳脏独至，是心火旺，故云“阴不足、阳有余”。心火克肺金，故“厥喘虚气逆”。表指太阳，里指心胸。朱丹溪所倡“阳有余，阴不足“论即属此类，故用四物汤加龟板治疗，补心血以制心火。

阳明脏独至，是阳气重并也。当泻阳补阴，取之下俞。

肺主阳明。太阳心火和少阳相火克肺金，故云“阳气重并”，此乃三阳合病并病，故当“泻阳补阴”。可用《伤寒论》白虎汤、黄连阿胶汤。

太阴脏搏者，用心省真，五脉气少，胃气不平，三阴也。宜治其下俞，补阳泻阴。

太阴为“至阴”，即最阴寒处，故要“补阳泻阴”。太阴“脏寒”最伤心，要用心审查真脏脉，由于阴寒盛而阳虚，故“五脉气少，胃气不平”。

太阳脏何象？……象三阳而浮也。

心火旺则脉浮。

阳明脏何象？……象大浮也。

阳明旺是心火、相火两阳合明，故脉“大浮”。

太阴脏搏，言伏鼓也。

伏者沉。太阴阴寒盛，按之有力，故云“伏鼓”。

（五）白塞综合征

白塞综合征，临床以复发性口腔溃疡、外阴溃疡，皮肤（结节性红斑、血栓性静脉炎、毛囊炎样、水肿性红斑、红色水肿性丘疹和斑块，以及高起的结节等）、眼部和关节病变最为常见，并称之为“口、眼、生殖器三联征”（类似中医的狐惑病，狐惑病是以咽喉、口腔、眼及外阴溃烂为主症，并见精神恍惚不安。《金匮要略·百合狐惑阴阳毒病证治》云：“狐惑之为病，状如伤寒，默默欲眠，目不得闭，卧起不安，蚀于喉为惑，蚀于阴为狐，不欲饮食，恶闻食臭，其面目乍赤、乍黑、乍白，蚀于上部则声嗄，甘草泻心汤主之”），但容易导致全身各个系统的病变，严重的会致人完全失明、脑萎缩甚至死亡。白塞综合征根据其内脏的系统损害不同而分为血管型、胃肠型、神经型等。血管型指有大、中型动脉、静脉受累者；神经型指有中枢或周围神经受累者；胃肠型指有胃肠道溃疡、出血、穿孔等。

心血管病变可致动、静脉阻塞，发生动脉瘤和静脉曲张，大动脉受累时表现为无脉症；消化道受累可发生溃疡、穿孔。

肺部可发生支气管瘘或肺梗死等并发症。

消化道症状按其出现的频率有腹痛，并以右下腹痛为常见，伴有局部压痛和反跳痛，其次为恶心、呕吐、腹胀、纳差、腹泻、吞咽不适等。这种病变可出现在自口到肛门的全消化道的任一部位。重者合并溃疡出血、肠麻痹、肠穿孔、腹膜炎、瘘管形成、食管狭窄等合并症，甚至可以因此而死亡。

眼部病变有角膜溃疡、视网膜血管炎、球后视神经炎，可发生眼底出血、玻璃体混浊、青光眼。

神经系统损害可发生意识障碍、精神异常、癫痫、感觉障碍等。

王锡宁《颈上人·颈下人——人体解剖的另类解读》① 一书说：

舌头 = 阴茎

舌扁桃体 = 尿道球腺

舌腭弓 = 大阴唇

咽腔 = 子宫腔

咽腭弓 = 小阴唇

---

① 王锡宁：《颈上人·颈下人——人体解剖的另类解读》，北京：科学技术文献出版社，2013 年。

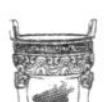

悬雍垂 = 阴蒂

口唇 = 肛门

即口部与外阴部对应。

从上述可知，白塞综合征是一种全身性免疫系统疾病，可侵害人体多个器官，包括口腔、皮肤、关节肌肉、眼睛、血管、心脏、肺、脾胃和神经系统等，主要表现为反复口腔和会阴部溃疡、皮疹、下肢结节红斑、眼部虹膜炎、食道溃疡、小肠或结肠溃疡及关节肿痛等。

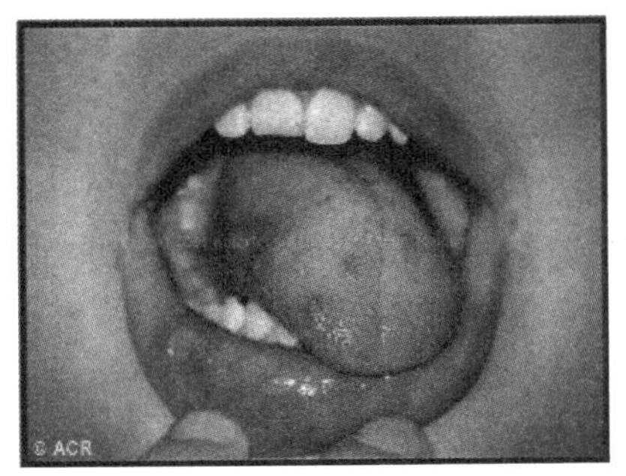

图 2－23　口腔溃疡

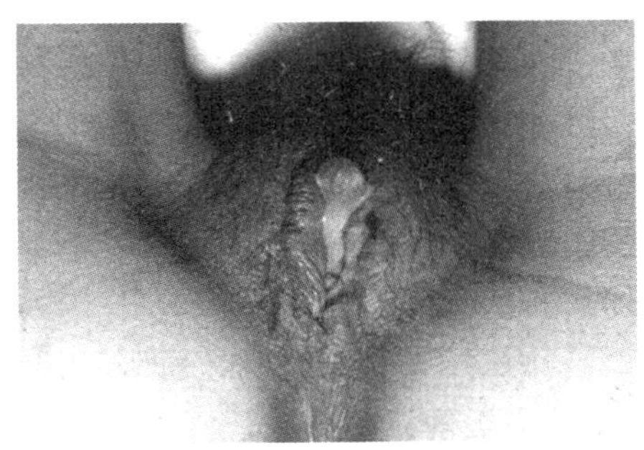

图 2－24　女外阴溃疡

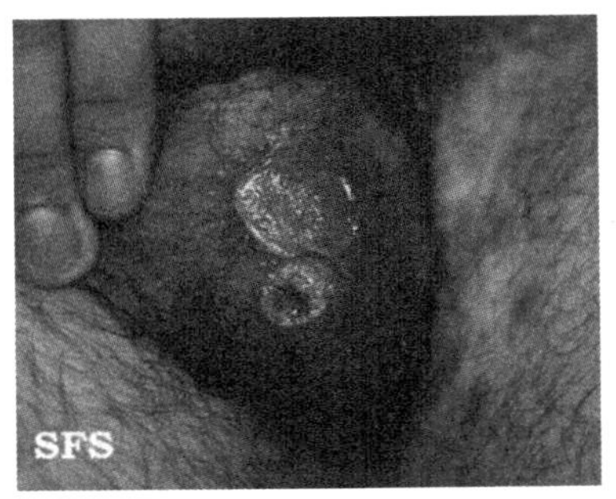

图 2－25　男外阴溃疡

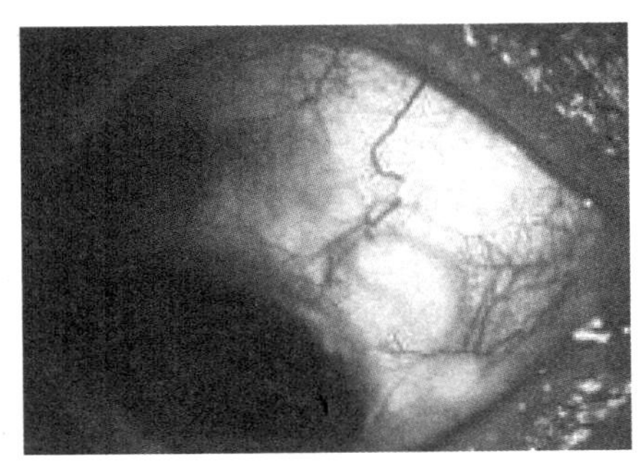

图 2－26　红眼病

> 心主舌、主血脉
> 肺主皮、主消化道、眼白（结膜）
> 脾开窍于口、主肌肉
> 口对外阴部
> 外阴生殖器属肾开窍于眼
> 补脾胃泻阴火升阳汤

心开窍于舌、主血脉，脾开窍于口、主肌肉，肺主皮、主消化道、主白睛（结膜），又“二阳（肺）之病发心脾”，故知口、外阴和眼三联**白塞综合征**关联到人体三本心肺脾，所以笔者将其概括为心、肺、脾三本病，是李东垣《脾胃论》陈述的典型脾胃阳虚三联症（脾胃阳虚、心火——阴火旺、肺不宣降，见笔者所著《五运六气解读〈脾胃论〉》一书，人民军医出版社出版）。可用《脾胃论》补脾胃泻阴火升阳汤（笔者称其为“脾胃阳虚三联汤”）治疗。

补脾胃泻阴火升阳汤

【来源】李东垣《脾胃论》卷上

【组成】柴胡一两五钱，甘草（炙）一两，黄芪一两，苍术（泔浸，去黑皮，切作片子，晒干，锉碎，炒）一两，羌活一两，升麻八钱，人参七钱，黄芩七钱，黄连（去须，酒制，炒）五钱，石膏少许（长夏微用，过时去之，从权）。

【用法用量】上㕮咀，每服三钱，水二盏，煎至一盏，去滓，大温服，早饭后午饭前，间日服。

【功效】补脾升阳泻火。

【主治】治饮食伤胃，劳倦伤脾，火邪乘之而生大热。

【用药禁忌】服药之时宜减食，宜美食。服药讫忌语话一至二时辰许，及酒、湿面大料之类，恐大热之物，复助火邪而愈损元气也。亦忌冷水及寒凉淡渗之物及诸果，恐阳气不能生旺也。宜温食及薄滋味以助阳气。

【方义】柴胡、升麻、羌活——助阳益胃以升清气。

人参、苍术、黄芪、甘草——益气除湿以补脾胃。

黄芩、黄连、石膏——凉心清胃以泻阴火。

八、心肺脾三本与《内经》结构

《内经》全部是在心肺脾三本基础上展开论述的，现在大约概述其篇名如下。

 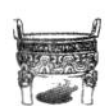

人之双生命体

- 先天形体
  - 形体：五脏生成论、五脏别论、咳论、皮部论、寿夭刚柔论、本神论、骨空论、肠胃轮、平人绝谷论、胀论、五阅五使论、逆顺肥瘦论、本脏轮、论勇、阴阳二十五人
  - 横膈膜分天地阴阳：金匮真言论、阴阳离合论、灵兰秘典论
  - 腰脐分天地阴阳：太阴阳明论、阳明脉解论
- 后天气味合黄庭
  - 天道
    - 年、月周期：四时阴阳、春夏秋冬……上古天真论、四气调神大论、天年、生气通天论、阴阳应象大论、六节藏象论、移精变气论、八正神明论、邪客论、五运六气各篇、四时气论、阴阳系日月、百病始生、通天论、九宫八风论日时周期：营卫运行、卫气平旦出目、营行脉中……卫气、卫气行、疟论、卫气失常论、五十营、营气论、营卫生会病传论、顺气一日分为四时、刺节真邪论、岁露论、大惑论
    - 阴阳之道：热论、刺热论、痿论、风论、阴阳类论、阴阳别论
  - 地道
    - 五味：宣明五气篇、五味、五味论、五音五味论
    - 方域、地势：异法方宜论
  - 人道
    - 黄庭中气、十二经脉、奇经八脉：举痛论、腹中论、刺腰痛论、气穴论、气府论、骨空论、水热穴论、九针十二原、本输论、根结论、终始论、经脉论、经别论、经筋论、五乱论、背俞论、动输论
- 融通
  - 先后天合一
    - 脏气法时论、经脉别论、血气形志论、离合真邪论、通评虚实论、邪气脏腑病形论、热病论
    - 脉诊：诊要经终论、脉要精微论、平人气象论、玉机真脏论、三部九候论

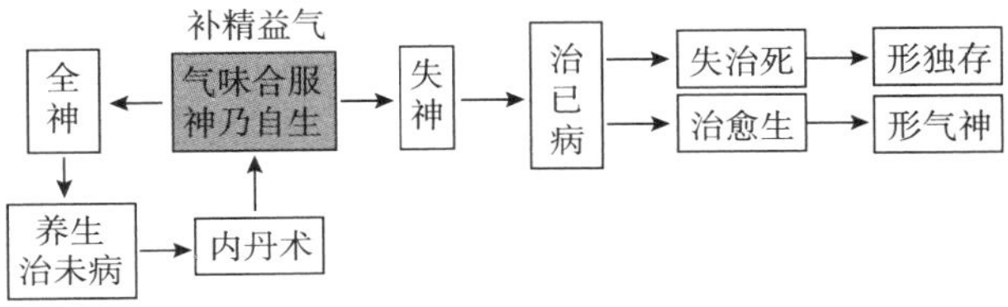

图 2－27　治未病已病示意图

第三章　寸口脉

《内经》有很多关于脉学理论及诊脉方法的论述，如《素问·玉版论要》《素问·脉要精微论》《素问·平人气象论》《素问·玉机真脏论》《素问·三部九候论》《灵枢·论疾诊尺》等篇，内容涉及脉诊方法、时间、部位及脉学的生理、病理变化等许多方面，比较全面地反映了当时的脉学水平。关于诊脉的部位和方法，记有“十二经诊法”“三部九候遍诊法”“人迎寸口诊法”“尺寸诊法”，以及“尺肤诊”“色脉诊”“色脉尺诊”与色诊相结合的诊法等。

《内经》中“人迎、寸口对比诊脉法”，见于《素问·六节藏象论》及《灵枢·终始》《灵枢·经脉》《灵枢·脉度》《灵枢·四时气》《灵枢·寒热病》《灵枢·禁服》《灵枢·五色》等篇经文中。

《素问·六节藏象论》云：“故人迎一盛病在少阳，二盛病在太阳，三盛病在阳明，四盛已上为格阳。寸口一盛病在厥阴，二盛病在少阴，三盛病在太阴，四盛已上为关阴。人迎与寸口俱盛四倍已上为关格；关格之脉羸，不能极于天地之精气，则死矣。”

《灵枢·四时气》云：“气口候阴，人迎候阳也。”

《灵枢·寒热病》云：“颈侧之动脉人迎。人迎，足阳明也，在婴筋之前。”

《灵枢·终始》云：“人迎一盛，病在足少阳；一盛而躁，病在手少阳。人迎二盛，病在足太阳；二盛而躁，病在手太阳。人迎三盛，病在足阳明；三盛而躁，病在手阳明。人迎四盛，且大且数，名曰溢阳，溢阳为外格。脉口一盛，病在足厥阴；厥阴一盛而躁，在手心主。脉口二盛，病在足少阴；二盛而躁，在手少阴。脉口三盛，病在足太阴；三盛而躁，在手太阴；脉口四盛，且大且数者，名曰溢阴，溢阴为内关，内关不通死不治。人迎与太阴脉口俱盛四倍以上，命曰关格，关格者与之短期。”

《灵枢·经脉》云：

“肺手太阴之脉……盛者寸口大三倍于人迎，虚者则寸口反小于人迎也。”

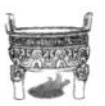

“大肠手阳明之脉……盛者人迎大三倍于寸口，虚者人迎反小于寸口也。”

“胃足阳明之脉……盛者人迎大三倍于寸口，虚者人迎反小于寸口也。”

“脾足太阴之脉……盛者寸口大三倍于人迎，虚者则寸口反小于人迎也。”

“手少阴之脉……盛者寸口大再倍于人迎，虚者寸口反小于人迎也。”

“小肠手太阳之脉……盛者人迎大再倍于寸口，虚者人迎反小于寸口也。”

“膀胱足太阳之脉……盛者人迎大再倍于寸口，虚者人迎反小于寸口也。”

“肾足少阴之脉……盛者寸口大再倍于人迎，虚者寸口反小于人迎也。”

“心主手厥阴心包络之脉……盛者寸口大一倍于人迎，虚者寸口反小于人迎也。”

“三焦手少阳之脉……盛者人迎大一倍于寸口，虚者人迎反小于寸口也。”

“胆足少阳之脉……盛者人迎大一倍于寸口，虚者人迎反小于寸口也。”

“肝足厥阴之脉……盛者寸口大一倍于人迎，虚者寸口反小于人迎也。”

《灵枢·禁服》云：“寸口主中，人迎主外。两者相应，俱往俱来，若引绳大小齐等。春夏人迎微大，秋冬寸口微大，如是者名曰平人。人迎大一倍于寸口，病在足少阳；一倍而躁，病在手少阳。人迎二倍，病在足太阳；二倍而躁，病在手太阳。人迎三倍，病在足阳明；三倍而躁，病在手阳明。……人迎四倍者，且大且数，名曰溢阳，溢阳为外格，死不治。”“寸口大于人迎一倍，病在足厥阴；一倍而躁，在手心主。寸口二倍，病在足少阴；二倍而躁，在手少阴。寸口三倍，病在足太阴；三倍而躁，在手太阴。……寸口四倍者，名曰内关。内关者，且大且数，死不治。”

《灵枢·五色》云：“切其脉口，滑小紧以沉者，病益甚，在中；人迎气大紧以浮者，其病益甚，在外。其脉口浮滑者，病日进；人迎沉而滑者，病日损。其脉口滑以沉者，病日进，在内；其人迎脉滑盛以浮者，其病日进，在外。脉之浮沉及人迎与寸口其大小等者，病难已。病之在脏，沉而大者，易已，小为逆；病之在腑，浮而大者，其病易已。人迎盛坚者，伤于寒；气口盛坚者，伤于食。”

笔者按：经云“阳者，胃脘之阳也。”所以“人迎”候阳气，阳气升于春夏，故《灵枢·四时气》云：“人迎候阳也。”阳气卫外，寒邪伤人阳气，故《灵枢·禁服》云：“人迎主外。”《灵枢·五色论》云：“人迎盛坚者，伤于寒。”

阳生于春肝，阴生于秋肺。一主阳，一主阴，阳卫外，阴守中，故《灵枢·禁服》云：“寸口主中，人迎主外……春夏人迎微大，秋冬寸口微大。”

肺主阴气，故《灵枢·四时气》云：“气口候阴。”阴守中，故《灵枢·禁服》云：“寸口主中。”《灵枢·五色论》云：“气口盛坚者，伤于食。”

《灵枢·终始》云：“持其脉口、人迎，以知阴阳有余不足，平与不平。”阳在胃脘，阴在于肺。

人迎以六腑为阳，寸口以五脏为阴，乃腰脐分天地阴阳法。重在升降出入，以“气立”“根中”为主。

至《难经》提出独取寸口脉诊法，为后世所遵循，这符合心肺脾三本法。

《素问·经脉别论》说：“食气入胃，散精于肝，淫气于筋。食气入胃，浊气归心，淫精于脉。脉气流经，经气归于肺，肺朝百脉，输精于皮毛。毛脉合精，行气于腑，腑精神明，留于四藏。气归于权衡，权衡以平，气口成寸，以决死生。饮入于胃，游溢精气，上输于脾，脾气散精，上归于肺，通调水道，下输膀胱，水精四布，五经并行。合于四时，五脏阴阳，揆度以为常也。”《素问·五脏别论》说：“胃者水谷之海，六腑之大源也。五味入口，藏于胃以养五脏气，气口亦太阴也，是以五脏六腑之气味，皆出于胃，变见于气口。”气口，即寸口。于此可知，寸口脉可以诊候心、肺、脾三本，故后世诊脉独取寸口。《素问·平人气象论》说：“人以水谷为本。”又说：“平人之常气禀于胃，胃者平人之常气也，人无胃气曰逆，逆者死。”《灵枢·营卫生会》云：“人受气于谷，谷入于胃，以传与肺，五脏六腑，皆以受气。”故云“有胃气则生，无胃气则死”。

一、左寸脉

左寸脉诊心肝肾，正是前文三本结构图中的先天生命链，以血液循环系统为主，故以先天之本心为主宰。左手心肝配春夏主阳，阳气卫外，寒邪伤阳，以伤寒为主，以外感为主。

 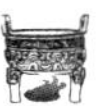

二、右寸脉

右寸脉诊肺脾命，正是前文三本结构图中的后天生命链，以呼吸消化系统为主，故以后天之本肺脾为主宰。此后天滋养先天，为生之本，所谓“生气通天”也。右手肺脾配秋冬主阴，阴气守内，火热伤阴，以温病为主，以内伤为主。肺天脾地，天五气和地五味合于黄庭生成真气，一名胃气、中气、神气（《灵枢·平人绝谷》说：“神者，水谷之精气也。”），故云有胃气则生，无胃气则死；得神则昌，失神则亡。

第四章　天地五气五味论

人有三本心、肺、脾，心为先天之本，肺、脾为后天之本。当人从母腹出生成为一个个体人之后，主要靠后天肺、脾来维持一个人的生命存活。肺通天气，脾通地气，天生五气，地生五味。《素问·六节藏象论》说："天食人以五气，地食人以五味。五气入鼻，藏于心肺，上使五色修明，音声能彰；五味入口，藏于肠胃，味有所藏，以养五气，气和而生，津液相成，神乃自生。"这个神是什么呢？是正气、胃气。如《灵枢·小针解》说："神者，正气也。"《灵枢·平人绝谷》说："神者，水谷之精气也。"是人体健康的保障。

但人体生命有两个遗传来源，一个是父母遗传的有形生命体，如《灵枢·本神》说："故生之来，谓之精；两精相搏谓之神。"这个神指父母之神。一个是天地自然遗传的无形生命体，如《素问·宝命全形论》说："天覆地载，万物悉备，莫贵于人。人以天地之气生，四时之法成……夫人生于地，悬命于天；天地合气，命之曰人。人能应四时者，天地为之父母。"这个神就来自于天地气味。形神合一，才是一个健康人。于此可知，一个个体人的健康与否，主要决定于后天肺天脾地之五气五味。

天之五气为风寒暑湿燥，人之五气为喜怒悲忧恐，如《素问·阴阳应象大论》说："天有四时五行以生长收藏，以生寒暑燥湿风。人有五脏化五气，以生喜怒悲忧恐。"《素问·天元纪大论》说："天有五行御五位，以生寒暑燥湿风。人有五脏化五气，以生喜怒思忧恐。"地之五味为辛甘酸苦咸。五味配五脏：辛为肺味，苦为心味，酸为肝味，甘为脾味，咸为肾味。《灵枢·五味》说："五味各走其所喜，谷味酸，先走肝；谷味苦，先走心；谷味甘，先走脾；谷味辛，先走肺；谷味咸，先走肾。"这五气和五味，既是人体健康的保障，也是导致疾病发生之源，还是治疗疾病所必用。这就是中医几千年不变的标准。

一、气、味是健康的保障

《素问·生气通天论》说："天地之间，六合之内，其气九州、九窍、

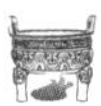

五脏十二节，皆通乎天气。其生五，其气三，数犯此者，则邪气伤人，此寿命之本也。苍天之气，清静则志意治，顺之则阳气固，虽有贼邪，弗能害也，此因时之序。”又说：“是故谨和五味，骨正筋柔，气血以流，腠理以密，如是则骨气以精。谨道如法，长有天命。”《素问·脏气法时论》说：“气、味合而服之，以补精益气。”这就是说，天之五气与地之五味合和是保障身体健康的基本条件。如《素问·四气调神大论》《素问·脏气法时论》《灵枢·五味》《灵枢·五味论》强调的就是这个问题。

这个“气、味合”“以补精益气”“神乃自生”的所在处，就是人体中的黄庭太极、丹田、中气部位。营养人体的精微物质皆来源于此处。《素问·经脉别论》说：“食气入胃，散精于肝，淫气于筋。食气入胃，浊气归心，淫精于脉。脉气流经，经气归于肺，肺朝百脉，输精于皮毛。毛脉合精，行气于腑，腑精神明，留于四藏。气归于权衡，权衡以平，气口成寸，以决死生。饮入于胃，游溢精气，上输于脾，脾气散精，上归于肺，通调水道，下输膀胱，水精四布，五经并行。合于四时，五脏阴阳，揆度以为常也。”《素问·五脏别论》说：“胃者水谷之海，六腑之大源也。五味入口，藏于胃以养五脏气，气口亦太阴也，是以五脏六腑之气味，皆出于胃，变见于气口。”《素问·平人气象论》说：“人以水谷为本。”又说：“平人之常气禀于胃，胃者平人之常气也，人无胃气曰逆，逆者死。”《灵枢·营卫生会》云：“人受气于谷，谷入于胃，以传与肺，五脏六腑，皆以受气。”故云“有胃气则生，无胃气则死”。可知，“气、味合”于胃之后，一是从门静脉入肝、心、肺之后输布于周身，二是从脾、肺、三焦膀胱输布于周身。

在这个“气、味合”“补精益气”“神乃自生”的过程中，肺五气比脾五味更重要。《素问·五脏别论》说：“夫胃、大肠、小肠、三焦、膀胱，此五者天气之所生也，其气象天，故泻而不藏。”请看，胃、大肠、小肠、三焦、膀胱五腑生于天气，肺吸五气的好坏，直接关系到五腑的好坏，五腑能不能吸收五味营养，取决于肺吸五气的好坏，故云“五脏六腑之气味，皆出于胃，变见于气口”，“变见于气口”就是主于肺，你知道吗？于此可知，胃肠不好的疾病多数是本源于肺失调。

二、气、味是疾病发生之源

《素问·生气通天论》说：“阴之五宫，伤在五味。”《素问·至真要大论》说：“夫五味入胃，各归所喜，攻酸先入肝，苦先入心，甘先入脾，辛先入肺，咸先入肾。久而增气，物化之常也，气增而久，夭之由也。”

五味虽然生养五脏六腑四肢百骸，如果使用不当，也能伤害五脏六腑四肢百骸，损伤其健康。

《素问·生气通天论》说："是故味过于酸，肝气以津，脾气乃绝。味过于咸，大骨气劳，短肌，心气抑。味过于甘，心气喘满，色黑，肾气不衡。味过于苦，脾气不濡，胃气乃厚。味过于辛，筋脉沮弛，精神乃央。"

《灵枢·五味论》说："五味入于口也，各有所走，各有所病，酸走筋，多食之，令人癃；咸走血，多食之，令人渴；辛走气，多食之，令人洞心；苦走骨，多食之，令人变呕；甘走肉，多食之，令人挽心。"

《素问·五脏生成》说："是故多食咸，则脉凝泣而变色；多食苦，则皮槁而毛拔；多食辛，则筋急而爪枯；多食酸，则肉胝䐢而唇揭；多食甘，则骨痛而发落，此五味之所伤也。"

《素问·阴阳应象大论》说："怒伤肝，悲胜怒。风伤筋，燥胜风。酸伤筋，辛生酸……喜伤心，恐胜喜。热伤气，寒胜热。苦伤气，咸胜苦……思伤脾，怒胜思，湿伤肉，风胜湿，甘伤肉，酸胜甘……忧伤肺，喜胜忧，热伤皮毛，寒胜热，辛伤皮毛，苦胜辛……恐伤肾，思胜恐，寒伤血，燥胜寒，咸伤血，甘胜咸。"

《素问·五运行大论》说："怒伤肝，悲胜怒；风伤肝，燥胜风；酸伤筋，辛胜酸……喜伤心，恐胜喜；热伤气，寒胜热；苦伤气，咸胜苦……思伤脾，怒胜思；湿伤肉，风胜湿；甘伤脾，酸胜甘……忧伤肺，喜胜忧；热伤皮毛，寒胜热；辛伤皮毛，苦胜辛……恐伤肾，思胜恐；寒伤血，燥胜寒；咸伤血，甘胜咸。"

《素问·宣明五气》说："五味所禁：辛走气，气病无多食辛；咸走血，血病无多食咸；苦走骨，骨病无多食苦；甘走肉，肉病无多食甘；酸走筋，筋病无多食酸。是谓五禁，无令多食。"

《内经》（重点篇章《灵枢》有《五味》《五味论》，《素问》有《生气通天论》《金匮真言论》《阴阳应象大论》《六节藏象论》《脏气法时论》《宣明五气论》《刺法论》《六元正纪大论》《至真要大论》等，不包括顺便提及的篇章）详细阐述了五味与脏腑、五味与阴阳、五味与五行，以及五味功能和五味在治疗中的作用。

虽然酸是肝木本味，但多食酸味则肝木太过，导致肝木太过而克脾土，脾受克则病。由于脾主肌肉，荣于唇，脾病不及就会造成肌肉皮肤厚的病，如手脚上的胼胝及嘴唇干揭等。另外，肝主筋，过食酸味食物，则可损伤于筋。

苦是心火本味，多食苦味则心火太过，将导致心火太过而克肺金，肺

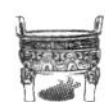

受克则病。由于肺主皮毛，肺病不及而热，就会造成皮肤枯槁，毛发脱落。肺主气，所以多食苦味则伤气。心火生脾土，心火太过乘于脾土，脾热不运化，则造成胃气胀满留滞。

甘是脾土本味，多食甘味则脾土太过，将导致脾土太过而克肾水，肾受克则病。由于肾主骨、发，肾病不及就会造成骨节疼痛及脱发。另外，脾主肌肉，过食甘味则伤肉。脾土太过，子病及母，则心火壅滞克肺而喘满。

辛是肺金本味，多食辛味则肺金太过，将导致肺金太过而克肝木，肝受克则病。由于肝主筋、爪，肝病不及就会造成筋急或筋脉沮弛及爪甲枯萎。由于辛金克肝木而阳气不生，《素问·生气通天论》说："阳气者，精则养神，柔则养筋。"今肝木不及，阳气不生，故"精神乃央"。另外，肺主皮毛，过食辛味则伤损皮毛。

咸是肾水本味，多食咸味则肾水太过，将导致肾水太过而克心火，心受克则病。由于心主脉、血、色，心病不及就会造成血脉流通不畅，心气受到抑制，面色暗淡无光。另外，肾主骨，肾水太过则大骨困劳，肾水反侮脾湿则肌肉短缩。

至于感受五气为病，《内经》论述就更多了，此仅举一二所说为例，如《素问·阴阳应象大论》说：

风胜则动，热胜则肿，燥胜则干，寒胜则浮，湿胜则濡泻……

喜怒伤气，寒暑伤形。暴怒伤阴，暴喜伤阳。厥气上行，满脉去形。喜怒不节，寒暑过度，生乃不固。

冬伤于寒，春必温病。

春伤于风，夏生飧泄。

夏伤于暑，秋必痎疟。

秋伤于湿，冬生咳嗽。

《素问·生气通天论》说：

因于露风，乃生寒热。

是以春伤于风，邪气留连，乃为洞泄。

夏伤于暑，秋为痎疟。

秋伤于湿，上逆而咳，发为痿厥。

冬伤于寒，春必温病。

四时之气，更伤五脏。

《素问·五运行大论》说：

燥胜则地干，暑胜则地热，风胜则地动，湿胜则地泥，寒胜则地裂，火胜则地固矣……

气相得则和，不相得则病……从其气则和，违其气则病……不当其位者病，迭移其位者病，失守其位者危。

五气则有和与不和及当位与不当位之分，和与当位则健康，不和与不当位则病。五气多有太过之病。

三、天气对生物的影响

天气包括五运和六气，直接决定着生物的繁衍及生老病死，当然就影响人体的脏腑功能了，这在运气七篇大论有明确记载。

1. 六气的影响

表 4－1　六气影响生物表

<table>
<tr><th colspan="2">动植物及人</th><th>助五虫</th><th>制五虫</th><th>人</th><th>五谷果</th></tr>
<tr><td rowspan="2">厥阴风木
巳亥年</td><td>司天</td><td>毛虫静（木）
羽虫育（火）</td><td>介虫不成（金）</td><td>生我者受害，肾水病</td><td rowspan="2">苍（木）丹（火）
李（木）杏（火）
麻（木）麦（火）</td></tr>
<tr><td>在泉</td><td>毛虫育（木）</td><td>羽虫不育（火）
倮虫耗（土）</td><td>肝木克脾土</td></tr>
<tr><td rowspan="2">少阴君火
子午年</td><td>司天</td><td>羽虫静（火）
介虫育（金）</td><td>毛虫不成（木）</td><td>生我者受害，肝木病</td><td rowspan="2">丹（火）白（金）
杏（火）桃（金）
麦（火）稻（金）</td></tr>
<tr><td>在泉</td><td>羽虫育（火）</td><td>介虫耗不育(金)</td><td>心火克肺金</td></tr>
<tr><td rowspan="2">太阴湿土
丑未年</td><td>司天</td><td>倮虫静（土）
鳞虫育（水）</td><td>羽虫不成（火）</td><td>生我者受害，心火病</td><td rowspan="2">黅（土）玄（水）
枣（土）栗（水）
稷（土）豆（水）</td></tr>
<tr><td>在泉</td><td>倮虫育（土）</td><td>鳞虫不成（水）</td><td>脾土克肾水</td></tr>
<tr><td rowspan="2">少阳相火
寅申年</td><td>司天</td><td>羽虫静（火）
毛虫育（木）</td><td>倮虫不成（土）</td><td>生我者受害，肝木病</td><td rowspan="2">同厥阴巳亥年</td></tr>
<tr><td>在泉</td><td>羽虫育（火）</td><td>介虫耗（金）
毛虫不育（木）</td><td>相火克肺金</td></tr>
</table>

续表

动植物及人		助五虫	制五虫	人	五谷果
阳明燥金卯酉年	司天	介虫静（金） 羽虫育（火）	介虫不成（金）	生我者受害，脾土病	同少阴子午年
	在泉	介虫育（金）	羽虫不成（火） 毛虫耗（木）	肺金克肝木	
太阳寒水辰戌年	司天	鳞虫静（水） 倮虫育（土）	鳞虫不成（水）	生我者受害，肺金病	同太阴丑未年
	在泉	鳞虫育（水）	倮虫不育（土） 羽虫耗（火）	肾水克心火	

从上表可以看出，当中运不足时，植物类的气化，是所胜之气与所不胜之气兼化：

如木运不及，谷果土金兼化；

火运不及，谷果水金兼化；

土运不及，谷果水木兼化；

金运不及，谷果木火兼化；

水运不及，谷果火土兼化。

而动物类的气化，是本气与所不胜之气兼化：

如木运不及，畜虫木金兼化；

火运不及，畜虫火水兼化；

土运不及，畜虫土木兼化；

金运不及，畜虫金火兼化；

水运不及，畜虫土木兼化。

可是当中运太过时，无论是植物类的气化，还是动物类的气化，都是本气与所不胜之气齐化：

如木运太过，木金齐化；

火运太过，火水齐化；

土运太过，土木齐化；

金运太过，金火齐化；

水运太过，水土齐化。

在中运为平气时，动植物都是同者受助。

“静”，含既不生育，也不耗损的意思。凡“育”者为助，“不成”

"不育""耗"者为制。《素问·五常政大论》说，六气在司天、在泉及左右间不同的气位对五类动物有着制约的作用，即"同者盛之，异者衰之，此天地之道也，生化之常也"，"五类衰盛，治之不全，此气之常也"。所谓"同者盛之"，指动物的五行属性与气、运的五行属性相同，得气、运之助而利于其生长发育。即《素问·六元正纪大论》所说："厥阴所至为毛化，少阴所至为羽化，太阴所至为倮化，少阳所至为羽化，阳明所至为介化，太阳所至为鳞化，德化之常也。"所谓"异者衰之"，指动物的五行属性与气、运的五行属性不同，对其生长发育不利或有损耗。

2. 五运的影响

表4-2 五运影响生物表

动植物		谷	果	虫	畜	人
丁壬木运	敷和年平气	麻	李	毛	犬	助肝系，生心系
	委和年不及	稷（土） 稻（金）	枣（土） 桃（金）	毛（木） 介（金）	犬（木） 鸡（金）	邪伤肝木
	发生年太过	麻（木） 稻（金）	李（木） 桃（金）	毛（木） 介（金）	犬（木） 鸡（金）	助肝木克脾土
戊癸火运	升明年平气	麦	杏	羽	马	助心系，生脾系
	伏明年不及	豆（水） 稻（金）	栗（水） 桃（金）	鳞（水） 羽（火）	彘（水） 马（火）	邪伤心火
	赫曦年太过	麦（火） 豆（水）	杏（火） 栗（水）	羽（火） 鳞（水）	羊（火） 彘（水）	助心火 克肺金
甲己土运	备化年平气	稷	枣	倮	牛	助脾系，生肺系
	卑监年不及	豆（水） 麻（木）	栗（水） 李（木）	倮（土） 毛（木）	牛（土） 犬（木）	邪伤脾土
	敦阜年太过	稷（土） 麻（木）	枣（土） 李（木）	倮（土） 毛（木）	牛（土） 犬（木）	助脾土克肾水

续表

动植物		谷	果	虫	畜	人
乙庚金运	审平年平气	稻	桃	介	鸡	助肺系，生肾系
	从革年不及	麻（木） 麦（火）	李（木） 杏（火）	介（金） 羽（火）	鸡（金） 羊（火）	邪伤肺金
	坚成年太过	稻（金） 黍（火）	桃（金） 杏（火）	介（金） 羽（火）	鸡（金） 羊（火）	助肺金克肝木
丙辛水运	静顺年平气	豆	栗	鳞	彘	助肾系，生肝系
	涸流年不及	黍（火） 稷（土）	杏（火） 枣（土）	鳞（水） 倮（土）	彘（水） 牛（土）	邪伤肾水
	流衍年太过	豆（水） 稷（土）	栗（水） 枣（土）	鳞（水） 倮（土）	彘（水） 牛（土）	助肾水克心火

从上表可以看出，当中运不及时，植物类的气化，是所胜之气与所不胜之气兼化（乘我弱而来，兼行其胜者之化）：

如木运不及则兼金及土化，谷果土金兼化；

火运不及则兼水及金化，谷果水金兼化；

土运不及则兼木及水化，谷果水木兼化；

金运不及则兼火及木化，谷果木火兼化；

水运不及则兼土及火化，谷果火土兼化。

而动物类的气化，是本气与所不胜之气兼化：

如木运不及，畜虫木金兼化；

火运不及，畜虫火水兼化；

土运不及，畜虫土木兼化；

金运不及，畜虫金火兼化；

水运不及，畜虫土木兼化。

可是当中运太过时，无论是植物类的气化，还是动物类的气化，都是本气与所不胜之气齐化（齐，是向我夺取，使我他同化）：

如木运太过，木金齐化；

火运太过，火水齐化；

土运太过，土木齐化；

金运太过，金火齐化；

水运太过，水土齐化。

在中运为平气时，动、植物都是同者受助。

四、气、味病的诊断

《素问·五脏别论》说："五气入鼻，藏于心肺，心肺有病，而鼻为之不利也。"从鼻候五气导致心肺之病。

五味首先导致脾胃病，《脾胃论》说："胃病其脉缓，脾病其脉迟，且其人当脐有动气，按之牢若痛。"

《素问·太阴阳明论》说："喉主天气，咽主地气。"《灵枢·忧恚无言》说："咽喉者，水谷之道路也；喉咙者，气之所以上下者也。"喉通天之五气，咽通地之五味，咽喉乃五气、五味交通要道，故可以候五气五味之变。

五、气、味是治病之本

《素问·至真要大论》说："故治病者，必明六化分治，五味五色所生，五脏所宜，乃可以言盈虚，病生之绪也。"六化，即指六气，乃五气分而为六。盈虚，盛衰也。医生必须明白五气、五味与五脏的密切关系，才能知道疾病的病因、病机、诊断与治疗。又说："五味阴阳之用何如？……辛甘发散为阳，酸苦涌泄为阴，咸味涌泄为阴，淡味渗泄为阳。六者，或收，或散，或缓，或急，或燥，或润，或软，或坚，以所利而行之，调其气使其平也。"就是说，用五味治病，必须按五味阴阳属性来用。

《灵枢·五味》说：

五谷：秔米甘，麻酸，大豆咸，麦苦，黄黍辛。

五果：枣甘，李酸，栗咸，杏苦，桃辛。

五畜：牛甘，犬酸，猪咸，羊苦，鸡辛。

五菜：葵甘，韭酸，藿咸，薤苦，葱辛……

脾病者，宜食秔米饭、牛肉、枣、葵；

心病者，宜食麦、羊肉、杏、薤；

肾病者，宜食大豆黄卷、猪肉、栗、藿；

肝病者，宜食麻、犬肉、李、韭；

肺病者，宜食黄黍、鸡肉、桃、葱。

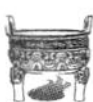

《素问·脏气法时论》说：

肝苦急，急食甘以缓之。

肝欲散，急食辛以散之，用辛补之，酸泻之。

心苦缓，急食酸以收之。

心欲软，急食咸以软之；用咸补之，甘泻之。

脾苦湿，急食苦以燥之。

脾欲缓，急食甘以缓之，用苦泻之，甘补之。

肺苦气上逆，急食苦以泄之。

肺欲收，急食酸以收之，用酸补之，辛泻之。

肾苦燥，急食辛以润之，开腠理，致津液通气也。

肾欲坚，急食苦以坚之，用苦补之，咸泻之。

肝色青，宜食甘。粳米、牛肉、枣、葵皆甘。

心色赤，宜食酸。小豆、犬肉、李、韭皆酸。

肺色白，宜食苦。麦、羊肉、杏、薤皆苦。

脾色黄，宜食咸。大豆、猪肉、栗、藿皆咸。

肾色黑，宜食辛。黄黍、鸡肉、桃、葱皆辛。

辛散、酸收、甘缓、苦坚、咸软。毒药攻邪。

五谷为食。五果为助。五畜为益。五菜为充。

气味合而服之，以补精益气。

此五者，有辛、酸、甘、苦、咸，各有所利，或散、或收、或缓、或急、或坚、或软。四时五脏，病随五味所宜也。

《素问·五运行大论》说：

燥胜则地干，暑胜则地热，风胜则地动，湿胜则地泥，寒胜则地裂，火胜则地固矣。

怒伤肝，悲胜怒，风伤肝，燥胜风，酸伤筋，辛胜酸。

喜伤心，恐胜喜；热伤气，寒胜热；苦伤气，咸胜苦。

思伤脾，怒胜思；湿伤肉，风胜湿；甘伤脾，酸胜甘。

忧伤肺，喜胜忧；热伤皮毛，寒胜热；辛伤皮毛，苦胜辛。

恐伤肾，思胜恐；寒伤血，燥胜寒；咸伤血，甘胜咸。

疾病起源于气、味，解铃还得系铃人，故还得用气、味来治疗疾病。

肝为将军之官，其志怒，其性急，见肝太过之病，治未病当先实脾，故宜食脾之甘味以缓之，甘柔以能制其急，柔克刚也。甘味食物有粳米、牛肉、枣、葵等。肝体本性温，以酸温补之，酸寒泻之。肝用本性温，以辛散之，辛温补而散之，辛寒泻而散之。

心为君主之官，先天之本，心藏神，其志喜，其性散，壮火伤气，心火涣散气缓神散，故宜食酸寒食物以收敛之。心火太过则躁越，故宜食咸寒以耎制之，并以咸寒补之，用甘寒泻之。咸味食物有大豆、猪肉、栗、藿等。

脾为后天之本，本性水湿太过反伤脾，故宜食苦味以燥之。水湿太过则寒而急，故宜食甘味以缓之。湿土太过则克肾水，故宜食咸味补肾。以苦泻湿，以甘补体。

肺为后天之本，肺主气，本性清凉收敛肃降，病则气逆气散，故用酸收之补之，辛寒泻之。气逆则食苦泻之。苦味食物有麦、羊肉、杏、薤等。

肾主冬，寒水之脏，本性寒而坚藏，故宜食苦寒以坚藏之补之，咸温泻之。坚藏不化不润而燥，故宜食辛温以开腠理，通气而布津液以润之。辛味食物有黄黍、鸡肉、桃、葱等。

五运六气用气、味治疗疾病的总则如表 4－3 所示：

表 4－3　主客相胜补泻治则表

主客相胜正味补泻	
木位之主，其泻以酸，其补以辛	厥阴之客，以辛补之，以酸泻之，以甘缓之
火位之主，其泻以甘，其补以咸	少阴之客，以咸补之，以甘泻之，以咸收之 少阳之客，以咸补之，以甘泻之，以咸耎之
土位之主，其泻以苦，其补以甘	太阴之客，以甘补之，以苦泻之，以甘缓之
金位之主，其泻以辛，其补以酸	阳明之客，以酸补之，以辛泻之，以苦泄之
水位之主，其泻以咸，其补以苦	太阳之客，以苦补之，以咸泻之，以苦坚之，以辛润之

表 4－4　司天在泉淫胜治则

	司天之气淫胜	在泉之气淫胜
风	平以辛凉，佐以苦甘，以甘缓之，以酸泻之	治以辛凉，佐以苦，以甘缓之，以辛散之
热	平以咸寒，佐以苦甘，以酸收之	治以咸寒，佐以甘苦，以酸收之，以苦发之
湿	平以苦热，佐以酸辛，以苦燥之，以淡泄之	治以苦热，佐以酸淡，以苦燥之，以淡泄之

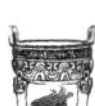

续表

	司天之气淫胜	在泉之气淫胜
火	平以酸冷，佐以苦甘，以酸收之，以苦发之，以酸复之	治以咸冷，佐以苦辛，以酸收之，以苦发之
燥	平以苦温，佐以酸辛，以苦下之	治以苦温，佐以甘辛，以苦下之
寒	平以辛热，佐以甘苦，以咸泄之	治以甘热，佐以苦辛，以咸泻之，以辛润之，以苦坚之

表4－5　邪气相胜治则

	六气之胜	六气之复
厥阴	治以甘清，佐以苦辛，以酸泻之	治以酸寒，佐以甘辛，以酸泻之，以甘缓之
少阴	治以辛寒，佐以苦成，以甘泻之	治以咸寒，佐以苦辛，以甘泻之，以酸收之，辛苦发之，以咸耎之
太阴	治以咸热，佐以辛甘，以苦泻之	治以苦热，佐以酸辛，以苦泻之、燥之、泄之
少阳	治以辛寒，佐以甘咸，以甘泻之	治以咸冷，佐以苦辛，以咸更之，以酸收之，辛苦发之
阳明	治以酸温，佐以辛甘，以苦泄之	治以辛温，佐以苦甘，以苦泄之，以苦下之，以酸补之
太阳	治以甘（苦）热，佐以辛酸，以咸泻之	治以咸热，佐以甘辛，以苦坚之

表4－6　邪气反胜治法

	邪胜在泉之气	邪胜司天之气
风	司于地，清反胜之，治以酸温，佐以苦甘，以辛平之	风化于天，清反胜之，治以酸温，佐以甘苦
热	司于地，寒反胜之，治以甘热，佐以苦辛，以咸平之	热化于天，寒反胜之，治以甘温，佐以苦酸辛

续表

	邪胜在泉之气	邪胜司天之气
湿	司于地，热反胜之，治以苦冷，佐以咸甘，以苦平之	湿化于天，热反胜之，治以苦寒，佐以苦酸
火	司于地，寒反胜之，治以甘热，佐以苦辛，以咸平之	火化于天，寒反胜之，治以甘热，佐以苦辛
燥	司于地，热反胜之，治以平寒，佐以苦甘，以酸平之	燥火于天，热反胜之，治以辛寒，佐以苦甘，以和为利
寒	司于地，热反胜之，治以咸冷，佐以甘辛，以苦平之	寒化于天，热反胜之，治以咸冷，佐以苦辛

表 4-7　气运加临治则

司天	辰戌年 太阳司天					丑未年 太阴司天					卯酉年 阳明司天					子午年 少阴司天					寅申年 少阳司天					巳亥年 厥阴司天				
在泉	太阴在泉					太阳在泉					少阴在泉					阳明在泉					厥阴在泉					少阳在泉				
中运	壬太角	戊太徵	甲太宫	庚太商	丙太羽	丁少角	癸少徵	己少宫	乙少商	辛少羽	丁少角	癸少徵	己少宫	乙少商	辛少羽	壬太角	戊太徵	甲太宫	庚太商	丙太羽	壬太角	戊太徵	甲太宫	庚太商	丙太羽	丁少角	癸少徵	己少宫	乙少商	辛少羽
治则	上苦温	上苦温	上苦热	上苦热	上苦热	上苦温	上苦温	上苦热	上苦热	上苦热	上苦小温	上苦小温	上苦小温	上苦小温	上苦小温	上咸寒	上咸寒	上咸寒	上咸寒	上咸寒	上咸寒	上咸寒	上咸寒	上咸寒	上咸寒	上辛凉	上辛凉	上辛凉	上辛凉	上辛凉
	中酸和	中甘和	中苦温	中辛温	中咸温	中辛温	中咸温	中甘和	中酸和	中苦和	中辛和	中咸温	中甘和	中苦和	中苦和	中酸凉	中甘寒	中苦热	中辛温	中咸温	中酸和	中甘和	中咸和	中辛温	中咸温	中辛和	中咸和	中甘和	中酸和	中苦和
	下甘温	下甘温	下苦温	下甘热	下甘热	下甘热	下甘热	下甘热	下甘热	下甘热	下咸寒	下咸寒	下咸寒	下咸寒	下咸寒	下酸温	下酸温	下酸热	下酸温	下酸温	下辛凉	下辛凉	下辛凉	下辛凉	下辛凉	下咸寒	下咸寒	下咸寒	下咸寒	下咸寒

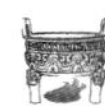

表4-8　五运不及治则

五运不及＼治则＼三阴年	厥阴	太阴	阳明
少角	辛和	辛温	辛和
少徵	咸和	咸温	咸温
少宫	甘和	甘和	甘和
少商	酸和	酸和	苦和
少羽	苦和	苦和	苦和

表4-9　五运太过治则

五运太过＼治则＼三阳年	太阳	少阳	少阴
太角	酸和	酸和	酸凉
太徵	甘和	甘和	甘寒
太宫	甘温	咸和	苦热
太商	辛温	辛温	辛温
太羽	咸温	咸温	咸温

请看，几千年来中医就是应用五气和五味这个标准来论述人体健康和病因、病机，以及论治疾病的。

六、小结

总之，后天之本肺和脾，一个主天之五气，一个主地之五味，这五气和五味就是人体生命之本，要想“长有天命”，就得常“通天气”“谨和五味”，如《素问·脏气法时论》说：“气、味合而服之，以补精益气。”气、味是原则和标准，药物随机选，所以方剂和药物是次要的，故《内经》用中药治病只列出气味，不载方剂中药，人们认为《内经》只重视针灸，不重视中药方剂的说法是不对的，他们没有看懂《内经》，不明此理，何以成大医!?

这里的气味不单单指药物的气味，气指天气风寒暑湿燥火及七情喜怒悲忧恐，味指地气辛酸甘苦咸淡，是人体气血之源，既有外感病因，又有内伤病因，它们相应于人的脏腑、经络，五气、五味都有阴阳之分，隶属于五行，还有诊断、治疗，几乎囊括了所有中医基础理论，于此可知五气、五味理论的重要性，也只有明白肺、脾为后天之本后才能明白五气、五味的重要性，万物都感受天之五气、五味，药物必定具有此天地五气、五味。以前历代医家只讲药物的气、味，概括为药物的四气五味，进一步又将药物的四气改为药性，变为药物的性味，没有气的痕迹了，更不讲天五气、地五味，重物遗天，罪过啊罪过，是以今天给予正本清源，大白于天下。

今日医家言肺主气，只知主人体之气，却遗天之五气。言脾主运化，不谈五味，更不谈地之五味。如此之教学，怎能知道“味有所藏，以养五气，气和而生，津液相成，神乃自生”之奥妙！

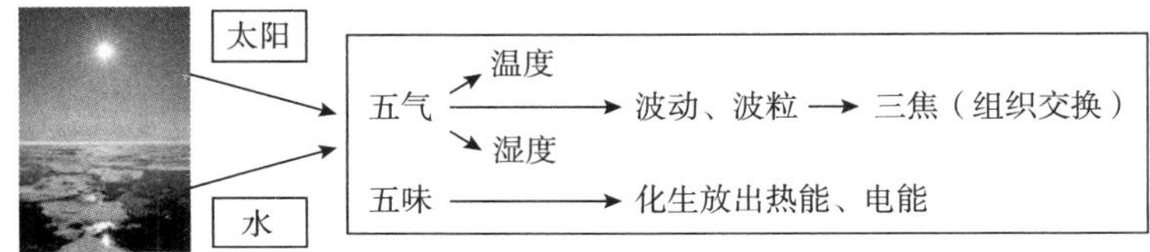

图4－1　五气五味图

太阳和水是自然界生态和谐的本源，参看图3－9自明。

第五章　《伤寒论》和《脾胃论》

张仲景《伤寒论》的“病发于阳”和“病发于阴”的治病二统法，即源于心肺脾三本。李东垣《脾胃论》脾胃阳虚三联证，也同样源于心肺脾三本。

一、《伤寒论》与心肺脾三本

张仲景在《伤寒论》中明确写出六经病欲解时。

009 条：太阳病，欲解时，从巳至未上。

193 条：阳明病，欲解时，从申至戌上。

272 条：少阳病，欲解时，从寅至辰上。

275 条：太阴病，欲解时，从亥至丑上。

291 条：少阴病，欲解时，从子至寅上。

328 条：厥阴病，欲解时，从丑至卯上。

根据这些叙述可以绘制下图。

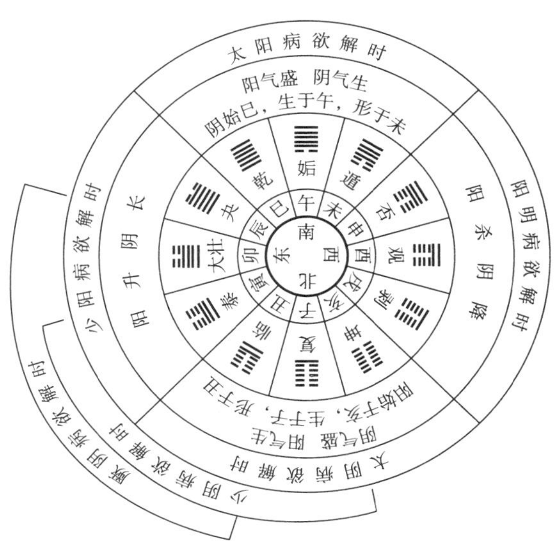

图 5－1　六经病欲解时

从图中可以看出，太阳病欲解于巳午未夏三时的心位，阳明病欲解于申酉戌秋三时的肺位，于此可知，《伤寒论》“病发于阳”的太阳阳明合病、并病就是心肺二本系统的病，同理“病发于阴”的太阴病则属于脾本之病。

《伤寒论》六经欲解时的时位，源于《素问·脏气法时论》《素问·阴阳离合论》及《素问·四时刺逆从论》。如《素问·四时刺逆从论》说：

厥阴有余，病阴痹；不足，病生热痹。

少阴有余，皮痹隐轸；不足，病肺痹。

太阴有余，病肉痹，寒中；不足，病脾痹。

阳明有余，病脉痹，身时热；不足，病心痹。

太阳有余，病骨痹，身重；不足，病肾痹。

少阳有余，病筋痹，胁满；不足，病肝痹。

请看，《伤寒论》的六经欲解时时位的排列顺序与《素问·四时刺逆从论》的排列顺序完全一致，都是按照厥阴、少阴、太阴、阳明、太阳、少阳逆时针顺序排列（见六经病欲解时图），而且与四时对应。按照《素问·阴阳离合论》的说法，三阴经都在太冲之地。

从六经病欲解时图可以看出，就一日来说，日出到日落为昼为广明在上，日落到日出为夜在广明之下，如在人身之上下，《素问·阴阳离合论》说：“中身而上名曰广明。广明之下名曰太阴。”马莳注：“广明者，心也，心位南方，火位主之，阳气盛明，故曰广明。”广明就是向太阳处，就是太阳在的位置。又说：“外者为阳，内者为阴。然则中为阴，其冲在下，名曰太阴。”太阴不就在六经病欲解时图的下面而主内吗？又说：“太阴之后，名曰少阴……少阴之前，名曰厥阴。”这说明三阴在下，其次序正是六经病欲解时图中太阴、少阴、厥阴的次序，这个次序是按三阴阴气量的多少排列的，太阴阴气最盛为三阴，少阴次之为二阴，厥阴阴气最少为一阴。又说：“少阴之上，名曰太阳……太阴之前，名曰阳明……厥阴之表，名曰少阳。”太阴与阳明连接为表里，少阳与厥阴连接为表里，而少阴与太阳上下呼应为表里。再者，少阳是春生之气，自应在左东。而阳明是秋降之气，自应在右西。也说明《伤寒论》的三阴三阳是源于《内经》的。三阴经的起始位置与三阳经的对应：

太阴起于亥	少阴起于子	厥阴起于丑
上右应阳明	上应太阳	上左应少阳

由此可知，张仲景的六经病欲解时是以《素问·脏气法时论》《素问·四时刺逆从论》和《灵枢·顺气一日分为四时》及《素问·阴阳离合

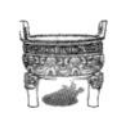

论》为理论基础的。其六经位置的安排遵照《素问·阴阳离合论》，创建了太阳、阳明、太阴、少阳“四经应四时”（《素问·阴阳别论》）的理论。而六经主时则依据《素问·脏气法时论》和《灵枢·顺气一日分为四时》一经主三个时辰，既有周日昼夜分之阴阳，应于人体四肢经脉之分布，又有周年四时分之阴阳，应于人体躯干经脉之分布。所以张仲景《伤寒论》建立的是整体性的天人合一医学体系，既有周日昼夜阴阳模式，又有一日四时分及一年四时分阴阳模式，如《伤寒论》第30条说“夜半阳气还”，《辨脉法》说“假令夜半得病，明日日中愈；日中得病，夜半愈。何以言之？日中得病，夜半愈者，以阳得阴则解也。夜半得病，明日日中愈者，以阴得阳则解也”、“五月之时，阳气在表，胃中虚冷，以阳气内微，不能胜冷，故欲著复衣；十一月之时，阳气在里，胃中烦热，以阴气内弱，不能胜热，故欲裸其身”。

按照《素问·脏气法时论》五脏“自得其位而起”的思想，则肝病“起于春”，心病“起于夏”，肺病“起于秋”，肾病“起于冬”。以此可知，《伤寒论》的“欲解时”就是那“自得其位而起”时，所以厥阴、少阳“欲解时”在春当配肝胆，阳明“欲解时”在秋当配肺与大肠，太阳“欲解时”在夏当配心与小肠，少阴“欲解时”在冬当配肾与膀胱。只有太阴特殊，因为脾主水湿，为“阴中之至阴”而“脏寒”，所谓“至阴”就是极寒之时，故配冬，这是张仲景的创举，依据《内经》三阴太阴为“至阴”寒极主内而定。二阴少阴肾中有来复之一阳，非寒极者，故让位于太阴脾。由此可知，《伤寒论》“欲解时”是法于《脏气法时论》的，属于五运六气理论。

欲解时中的六经都是自身之气不足，所以当到达本位时得到天气之助而向愈。而“太阳之上，寒气主之”，一是讲太阳太过，到了夏天阳热太过，就要用寒水制之，故夏天雨水就多了；二是太阳不及阳虚感寒，得阳助可以祛寒。同理，到了冬天阴寒太过，就得用火热制之，故云“少阴之上，热气主之”。《素问·六微旨大论》说：“亢则害，承乃制，制则生化，外列盛衰，害则败乱，生化大病。”这就是阴阳、五行的“亢害、承制”自谐理论，普遍存在于自然界中的这种生化和制约现象，从而保证了自然界事物之间的和谐关系，使自然界万物处于和谐稳定状态。而四时派生于太阳视运动，故《素问·生气通天论》说“天运当以日光明”。《素问·移精变气论》说“治不本四时，不知日月”就是“下工”低级医生，岂能治好疾病！

心肺小循环这二本通于外界天地，肺主阳明，心主太阳，所以《伤寒论》有太阳阳明合病并病之论，通论外感病，病及脾胃肠膀胱三焦土类。而得“脾约”“胃家实”。人体与外界相通者有二：

一是皮肤，有主皮毛的肺系统和阳气卫外的心系统，即太阳阳明系统，司天五气，统称为表部与外界联系，皮肤吸收阳光和大自然中的大气及各种能量，排泄废物。心肺合于膻中丹田，乃胸中大气所在也。胸中大气即宗气。《灵枢·邪客》说：“宗气积于胸中，出于喉咙，以贯心脉而行呼吸焉。”“贯心脉”就是推动循环系统的正常运行，“行呼吸”就是推动呼吸系统正常运行，这两种运动正是人体生命存活的根本。

二是消化管道（包括咽喉、食道、脾胃、小肠、大肠、膀胱、三焦等），司地五味，统称为里部，与从外界进入的水谷联系，消化道吸收水谷的营养，排泄废物。

《素问·五脏别论》说：“夫胃、大肠、小肠、三焦、膀胱，此五者天气之所生也。”此五腑都具有出纳转输、传化水谷的功能。而《素问·阴阳应象大论》说：“天气通于肺。”所以是肺的宣发与肃降在决定着腑道的“通”“降”生理功能。一旦肺的宣发、肃降功能失常，就会发生“脾约”“胃家实”（注意是“胃家”，包括上面的五腑，不独指胃）的病变。无论是伤于寒，还是伤于热，都能使肺之宣发、肃降功能失常而发病。所以人体与外界相通的二两个通道都主于肺。

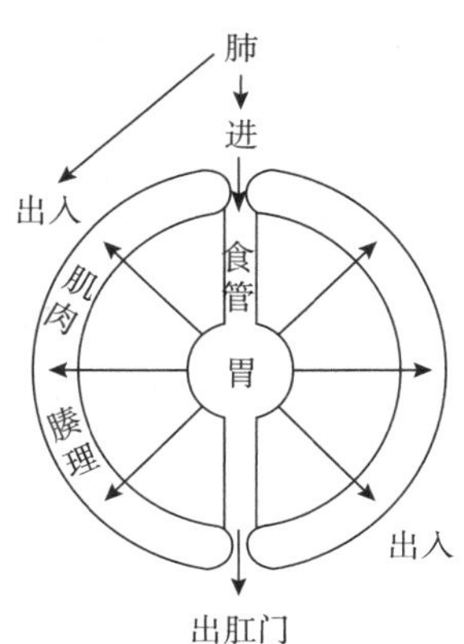

图5-2　肺主外内出入

在表部谓“病发于阳”（太阳阳明），在里部谓“病发于阴”（少阳太阴）。这样看来，外感宗张仲景和内伤宗李东垣之说，都没有出“心肺小循环通于外界天地”的范畴。

从《伤寒论》病理来说，“病发于阳”的太阳阳明病在横膈膜以上胸背部主表的心肺二本系统，属于五运六气司天在泉系统；“病发于阴”的

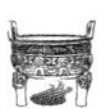

太阴少阳病在横膈膜以下腹部主里的脾本系统（包括脾、胃、小肠、大肠、三焦、膀胱），属于五运六气标本中气系统。这就是《伤寒论》的治病二统：一统是“病发于阳”，一统是“病发于阴”。至此可以知道，人体生理有三本，而《伤寒论》据病理提出治病二统。

所以一部《伤寒论》重点在“救心肺”“保脾土”，“救心肺”要“四气调神”，“保脾”就是养中气（即黄庭丹田之气、真气），《素问·刺法论》谓之“全神养真”。先天父母遗传为有形之体，后天自然天地遗传为无形之用，先后天珠联璧合，乃形成人这个生命体。

“病发于阳”属于表部，心肺所主，心主营血，肺主卫气，所以叶天士的卫气营血辨证当属于“病发于阳”系统。

“病发于阴”属于里部，脾、胃、肠、膀胱、三焦土类所主，脾、胃、肠外有膜原，所以吴又可病发膜原和薛生白病发脾胃的辨证当属于“病发于阴”系统。

心、肺、脾三本，要害在后天之本肺、脾，故《理虚元鉴》说救阳于脾、救阴于肺。救肺最重要。

《伤寒论》论外感重“病发于阳”之太阳阳明，《脾胃论》论内伤重“病发于阴”之少阳太阴，李东垣称此为“甲己化土，此仲景之妙法也”。甲指少阳春生之气，己指太阴脾。李东垣在《医学发明》“病有逆从，治有反正论”中说：“坤元一正之土，虽主生长，阴静阳躁，禀乎少阳元气乃能生育也。”李东垣说：“胆者，少阳春生之气，春气升则万化安，故胆气春升，则余脏从之。”又说：“甲胆，风也，温也，主生化周身之血气。”（《脾胃论·胃虚脏腑经络皆无所受气而俱病论》）李东垣在《东垣试效方·妇人门》的《每日水泻三两行，米谷有时不化论》中说：“中有疾，傍取之。傍者，少阳甲胆是也；中者，脾胃也。脾胃有疾，取之于足少阳。甲胆者，甲风是也，东方风也。”

从《伤寒论》六经病欲解时图可以清楚地看到，张仲景把太阳心、阳明肺、太阴脾三本和少阳三焦配应四时，而这四时阴阳却是生命之本。《素问·四气调神大论》说：

夫四时阴阳者，万物之根本也。所以圣人春夏养阳，秋冬养阴，以从其根。故与万物沉浮于生长之门，逆其根则伐其本，坏其真矣。故阴阳四时者，万物之终始也，生死之本也，逆之则灾害生，从之则苛疾不起，是谓得道。道者圣人行之，愚者佩之。从阴阳则生，逆之则死；从之则治，逆之则乱。反顺为逆，是谓内格。

少阳三焦，李东垣称作春生之气，生化万物之根本，而寄于胆，所以

《内经》说“凡十一脏，取决于胆”也。故张仲景治病必抓四时阴阳，并概括为“病发于阳”“病发于阴”两种治疗原则，而四时阴阳则是五运六气理论。“病发于阳”在外，“病发于阴”在内。《素问·至真要大论》中的治疗原则是：

从内之外者，调其内，从外之内者，治其外；从内之外而盛于外者，先调其内而后治其外，从外之内而盛于内者，先治其外而后调其内；中外不相及，则治主病。

《伤寒论》从之谓：

本发汗而复下之，此为逆也，若先发汗，治不为逆。本先下之而反汗之，为逆；若先下之，治不为逆。（90 条）

伤寒，医下之，续得下利，清谷不止，身疼痛者，急当救里。后身疼痛，清便自调者，急当救表。救里，宜四逆汤；救表，宜桂枝汤。（91 条）

下利，腹胀满，身体疼痛者，先温其里，乃攻其表。温里，宜四逆汤；攻表，宜桂枝汤。（372 条）

二、《脾胃论》与心肺脾三本

李东垣《脾胃论》全书论述的核心内容就是在五运六气理论指导下的心肺脾三本之病，其中含有“二阳之病发心脾”之病，二阳者阳明肺，心肺脾三本全有。

（一）李东垣创作《脾胃论》的大纲是《伤寒论》的“病发于阴”

研究李东垣学说的人都认为，脾胃病的主证是脾胃气虚，主方是补中益气汤，其实这是一种片面理解，不正确。李东垣自己说脾胃病的根源是“阳气不足”，是“阳气不能生长，是春夏之令不行”导致的。这个阳气就是“少阳春生之气”，即甲胆生发之气。李东垣说：“胆者，少阳春生之气，春气升则万化安，故胆气春升，则余脏从之。”又说：“甲胆，风也，温也，主生化周身之血气。”（《脾胃论·胃虚脏腑经络皆无所受气而俱病论》）《兰室秘藏·脾胃虚损论》说：“足少阳甲胆者，风也，生化万物之根蒂也。《内经》云：履端于始，序则不愆。人之饮食入胃，营气上行，即少阳甲胆之气也。其手少阳三焦经，人之元气也。手足经同法，便是少阳元气生发也。胃气、谷气、元气、甲胆上升之气一也，异名虽多，只是胃气上升者也。”张元素说：“胆属木，为少阳相火，发生万物；为决断之官，十一脏之主。”（《本草纲目》）五运六气理论认为，厥阴（肝胆）从中气少阳相火，故张元素说胆为少阳相火。张志聪亦说：“胆主甲子，为

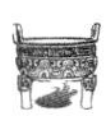

五运六气之首，胆气升则十一脏腑之气皆升，故取决于胆也。所谓求其至也，皆归始春。”李东垣称此为“甲己化土，此仲景妙法也”。甲主少阳相火，己主太阴脾土，甲己乃五运六气理论之土运。所谓“甲己化土”，乃少阳三焦相火生太阴脾土也，乃黄庭太极也。张仲景《伤寒论》称此主春的少阳三焦相火和主冬的太阴脾湿土为“病发于阴”。李东垣在《医学发明》“病有逆从，治有反正论”中说：“坤元一正之土，虽主生长，阴静阳躁，禀乎少阳元气乃能生育也。”所以脾胃病，必须突出少阳三焦相火的主宰地位。故《素问·阴阳别论》说：“所谓阳者，胃脘之阳也。”脾胃主四肢，故《素问·阴阳应象大论》说：“清阳出上窍……清阳发腠理……清阳实四肢。”所以泽田健先生在《针灸针髓》一书中治一切病都用少阳三焦原穴阳池和胃募穴中脘。

李东垣“甲己化土”的思想，上继《内经》，下继张仲景，师承张元素，并有创新。如其师张元素强调脏腑辨证，而李东垣则认为脾胃病“不当于五脏中用药法治之，当于《脏气法时论》中升降浮沉补泻法用药耳”，创建了以脾胃为中枢的升降浮沉用药理论，将其纳入五运六气理论之中，并成为李东垣医学思想的支柱。现在的李东垣医学思想研究者，却反其道而行之，将《脾胃论》归入脏腑辨证之内，并扬弃了李东垣医学思想的支柱——五运六气理论，岂不痛哉？

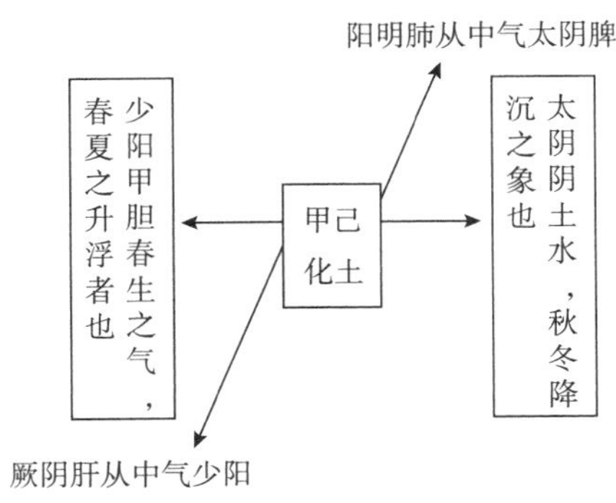

图 5-3　甲己化土生理示意图

李东垣说“仲景妙法”在“甲己化土”，此乃得张仲景奥秘之真言。甲者少阳三焦相火也，己者太阴脾湿也，故张子和说“万病能将火（相火）湿分，彻开轩岐无缝锁”。少阳、太阴者，黄庭太极也，此乃百病之源。故《伤寒论》救表用少阳阳旦桂枝汤，救里用太阴主方四逆汤。总之，如《内经》病机十九条所说：“有者求之，无者求之；盛者责之，虚者责之。”李东垣就是以此为大纲创作《脾胃论》的，请看其以下论述。

脾胃病的主证、主脉及主病位：

夫饮食不节则胃病，胃病则气短，精神少而生大热，有时而显火上行，独燎其面，《黄帝针经》云：面热者，足阳明病。胃既病，则脾无所禀受，脾为死阴，不主时也，故亦从而病焉。形体劳役则脾病，脾病则怠惰嗜卧，四肢不收，大便泄泻；脾既病，则其胃不能独行津液，故亦从而病焉。

按：这里阐述了脾胃病的主证："胃病则气短，精神少而生大热"，"脾病则怠惰嗜卧，四肢不收，大便泄泻"。

《素问·生气通天论》说："阳气者，烦劳则张。"南京中医学院医经教研组编著的《黄帝内经素问译释》将"张"解释为"亢盛的意思"，让人大跌眼镜。蒲辅周先生将"烦劳则张"解释为"阳虚"是对的。一来烦劳则腠理开张，卫阳虚衰；二来烦劳伤阳不能养神。《素问·生气通天论》说："阳气者，精则养神，柔则养筋。"阳气旺，阳生阴长，阴精上奉，故养心神。阳虚，阳不生阴不长，阴精不上奉而心火盛，故云"精绝，辟积于夏，使人煎厥"。其阳虚，正是脾胃病之源，故云"形体劳役则脾病"。《金匮要略·血痹虚劳病》将其概括为"劳之为病，其脉浮大，手足烦，春夏剧，秋冬瘥，阴寒精自出，酸削不能行"，将"辟积于夏，使人煎厥"，阐释为"春夏剧"。

《难经》云：脾病，"当脐有动气，按之牢若痛。"动气筑筑然坚牢，如有积而硬，若似痛也，甚则亦大痛，有是则脾虚病也，无则非也。更有一辨，食入则困倦，精神昏冒而欲睡者，脾亏弱也。（胃虚脏腑经络皆无所受气而俱病论）

况脾胃病则当脐有动气，按之牢若痛，有是者乃脾胃虚，无是则非也，亦可作明辨矣。

胃病其脉缓，脾病其脉迟，且其人当脐有动气，按之牢若痛。

按：凡脾胃虚弱的诊断：一是脐部有"动气"，即腹动悸；二是有硬积，按压痛；三是吃饭后就困倦欲睡；四是脉迟缓，脉迟则阳虚寒盛，脉缓则胃气不足。

李东垣阐述了脾胃病的主要证候、主要脉象及主要病位。

脾胃病病因病机：

《脾胃论·脾胃胜衰论》说："是以检讨《素问》《难经》及《黄帝针经》中说脾胃不足之源，乃阳气不足，阴气有余。"

"大抵脾胃虚弱，阳气不能生长，是春夏之令不行，五脏之气不生。脾病则下流乘肾，土克水，则骨乏无力，是为骨蚀，令人骨髓空虚，足不

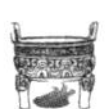

能履地，是阴气重叠，此阴盛阳虚之证。”

“夫脾胃不足，皆为血病，是阳气不足，阴气有余，故九窍不通。诸阳气根于阴血中，阴血受火邪则阴盛，阴盛则上乘阳分，而阳道不行，无生发升腾之气也。夫阳气走空窍者也，阴气附形质者也，如阴气附于土，阳气升于天，则各安其分也。”

按：这是李东垣对上文的总结性论述，非常重要。

所以配春夏的太阳、厥阴经多血少气。

1. 脾胃虚弱，都是阳气不足导致的。

2. 阳不生阴不长，导致心火亢盛。血分火旺，不但灼伤阴血，而且心火还会上炎。

3. 阴盛于下则心火旺于上，甚则上热如火、下寒如冰，见神圣复气汤。

4. 阳不生阴不长，心火炎于上，九窍失养，故九窍不通利。

5. 春夏阳虚则阳道不行，故无生发升腾之气。

《兰室秘藏·妇人门·经漏不止有三论》说：“脾胃为血气阴阳之根蒂也。”

李东垣用非常简练的语言论述了脾胃虚弱的病因是“阳气不足”，其病机是“阳气不能生长，是春夏之令不行”。阳虚则阴盛，故云“阴气有余”。李东垣说：“脾病则下流乘肾，土克水，则骨乏无力，是为骨蚀，令人骨髓空虚，足不能履地，是阴气重叠，此阴盛阳虚之证。”此指水湿下流于肾，故太阴脾胃病最多少阴肾病，而多用四逆汤。由于少阳三焦相火衰弱，不能腐熟水谷生化气血，故云“皆为血病”，即血虚之病也。血虚不能涵养心火，于是发生心火——阴火病。

少阳相火衰——阳气不足 {
- 心血虚于上——心火（阴火）
- 脾胃气虚——阳不生则阴精不上奉
- 阴气有余于下——寒湿伤肾

我们称此为李东垣阳虚三联证，代表方剂是“补脾胃泻阴火升阳汤”，这才是《脾胃论》的真髓所在，知之乎！方中黄芪、人参、炙甘草补脾胃气虚，黄连、黄芩泻心火，柴胡、升麻升阳，苍术、羌活去其寒湿。

脾胃气虚，营卫不生，心失其营，肺失其卫，“皮肤间无阳以滋养，不能任风寒”（《内外伤辨惑论》），故李东垣创作《内外伤辨惑论》以辨别外感与内伤之异。

总之，脾胃病则气血阴阳皆病。

诊断：

“夫胃病其脉缓，脾病其脉迟，且其人当脐有动气，按之牢若痛。”“脾胃病则当脐有动气，按之牢若痛，有是者乃脾胃虚，无是则非也，亦可作明辨矣。”

按：黄庭太极在肚脐，故脾胃病当脐有动气，按之硬痛。

治则：

“今所立方中，有辛甘温药者，非独用也；复有甘苦大寒之剂，亦非独用也。”“此阳气衰弱不能生发，不当于五脏中用药法治之，当从《脏气法时论》中升降浮沉补泻法用药耳”。

按：既然脾胃病的根本问题是“阳气不足”，故当以“辛甘温”药生补阳气为主，如《辅行诀五脏用药法要》大小阳旦汤及补肝汤等，《伤寒论》的阳旦桂枝汤和大小建中汤，并以黄芪为补阳主药，所以李东垣以黄芪、炙甘草、人参为补阳主药。所谓“复有甘苦大寒之剂”，清泄心肝之风热也。张元素《医学启源》药性要旨说“甘苦寒泄血热”。这一原则不仅适用于内伤，也适用于《伤寒论》外感病，所以现行《伤寒论》教材用脏腑经络体系解释是不妥当的，当从五运六气升降浮沉补泻法解释。

方药：

代表方剂——“补脾胃泻阴火升阳汤”。

按：补脾胃泻阴火升阳汤由以下药物组成：柴胡、炙甘草、黄芪、苍术、羌活、升麻、人参、黄芩、黄连、石膏。

（二）病及心肺

1. 心火乘脾土——心脾二本病

至而不至者，谓从后来者为虚邪，心与小肠来乘脾胃也。脾胃脉中见浮大而弦，其病或烦躁闷乱，或四肢发热，或口干舌干咽干。盖心主火，小肠主热，火热来乘土位，乃湿热相合，故烦躁闷乱也。四肢者，脾胃也，火乘之，故四肢发热也。饮食不节，劳役所伤，以致脾胃虚弱，乃血所生病，主口中津液不行，故口干咽干也。病患自以为渴，医者治以五苓散，谓止渴燥，而反加渴燥，乃重竭津液，以至危亡。经云：虚则补其母。当于心与小肠中以补脾胃之根蒂者。甘温之药为之主，以苦寒之药为之使，以酸味为之臣佐。以其心苦缓，急食酸以收之。心火旺则肺金受邪，金虚则以酸补之，次以甘温及甘寒之剂，于脾胃中泻心火之亢盛，是治其本也。

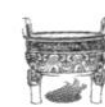

按：此乃心火乘于脾胃，而见右关脉浮大而弦。

症见：

（1）右关脉浮大弦（火木受邪而乘于脾胃）

（2）烦躁闷乱（心火内郁胸膈，心中懊侬）

（3）四肢发热（脾主四肢，心火乘于脾胃，故四肢发热）

（4）口苦、舌干、咽干（心火走血分，故李东垣说“乃血所生病”，脾开窍于口，脾热故“主口中津液不行”而“口苦、口干、咽干”。张仲景说：热在血分，则口渴不欲饮，但欲漱。李东垣指出，这类“口苦、口干、咽干”证本是津液不足，故不能用利小便的五苓散重竭津液）。李东垣在下文说：“心火上攻，使口燥咽干，是阴气大盛，其理甚易知也。”上下不交，心火炎上而口燥咽干，水湿流下而阴气大盛。

对于这类病的治疗原则是：当于心与小肠中以补脾胃之根蒂者。

方法是：甘温之药为之主，以苦寒之药为之使，以酸味为之臣佐。

以其“心苦缓，急食酸以收之”。心火旺则肺金受邪，金虚则以酸补之，次以甘温及甘寒之剂，于脾胃中泻心火之亢盛，是治其本也。

心火亢盛的主要原因，概括起来有二：一是少阳三焦相火（乾阳）不足，太阴脾湿（坤阴）有余，土、火不合其德，化源虚弱，营血供养不足，阳不生阴不长不能上奉，心失充养而心火亢盛；二是七情郁结暗耗营血，而导致营血不能涵养心火。

朱丹溪说：“湿、热、相火病多。土、火病多。气常有余，血常不足。”（《脉因证治》）全面高度概括了心火亢盛的发病情况。（笔者按：这里的“气常有余，血常不足”是一对相对概念，心血不足，则心火有余。气有余便是火）

心火亢盛其病理变化有六个方面：

（1）心为脏属阴，主血脉，主神明。君火走血分，以血为养。血属阴，离为阴卦，故心火亢盛叫做阴火。阴火内伏阴血，在血脉之中。心火亢盛，即是血病。热在脉中，故一般临床表现热势不高，身无大热，只云“热”。张元素说：“热者，少阴君火之热，乃真心小肠之气也。”（《医学启源》）阴火伏于血脉之中，日渐煎熬，血气亏少，心无所养，致使心惑乱而烦闷不安，怔忡，健忘，失眠，多梦。《灵枢·热病》叙述阴火内伏血中的热病，有烦闷，唇、口、咽喉干燥等症状。心者，其华在面，开窍于舌。血热则脉流加快，面赤，舌红，心烦，不寐；热在血分，则口渴不欲饮，但欲漱。血热扰心，轻者多喜笑无常，重者可见谵语，昏迷，不省人事。营血不能颐养于神，神无所养，津液不行，不能生血脉。脉者，神之舍。心生凝滞，七神离形，故阴火为七神之贼。阴火内伏血脉，消灼阴血，这大概是血脉病变的根源，如高血压、动脉硬化、冠心病、周围血管病等。

（2）心火亢盛，就燥刑肺，肺阴受伤。症见咳逆、喘促、短气、鼻干，不任风寒。舌尖红或红赤起刺，根部有白腻苔，或黄苔，或灰苔，或根部及两边有白苔，中心无苔。

（3）心火乘脾为热中。在后天八卦方位图中，离在坤之左，心火出自地下，所以李东垣认为阴火乘于坤土之中。阴火就燥，兑肺在坤之右，燥火夹灼坤土，坤土日焦，营血之源日竭，其寿必短期。热中病，“脾胃脉中见浮大而弦，其病或烦躁闷乱，或四肢发热，或口苦、舌干、咽干”（《脾胃论》）。

（4）心火炎上则上热，水湿聚下则下寒。心火炎上则肺气不降，水湿聚下则下焦阻塞不通，心肾不得相交，上下否隔，逆乱内生，而发百病。如湿聚成饮，饮凝为痰。上热下寒，风起其间，所以常导致中风、痰火、湿热、痿痹逆等病证。甚则上热如火，下寒如冰。

（5）子病及母，肝木夹心火之势，无所畏惧而妄行。震巽在坤之左，木郁地中，少阳风热之气陷于地下，不得生长，而木火遏于有形之中。症见多怒、目生内障，妄见、妄闻、起妄心、夜梦亡人，四肢满闭转筋，或生痿，或生痹，或生厥，或中风，或生恶疮，或作肾痿，或为上热下寒等，为邪不一。

（6）心火亢盛而刑肺，上源之水日亏，肾水日虚，日久相火日见偏盛，蒸灼津液，伤及肾阴，由血分而及阴分，其病尤深，阴竭则死。心火亢盛的热病，是心火有余，气血俱不足，是虚劳病和各种慢性病的根源。

《素问·至真要大论》病机19条，概括热病者四：谓“诸胀腹大，皆属于热；诸病有声，鼓之如鼓，皆属于热；诸转反戾，水液浑浊，皆属于热；诸呕吐酸，暴注下迫，皆属于热”。其证多与水湿有关。刘河间又广其说，谓心火致病甚多，为“喘呕，吐酸，暴注下迫，转筋，小便浑浊，腹胀大鼓之有声，痈疽，疡疹，瘤气，结核，吐下霍乱，瞀郁，肿胀，鼻塞，鼻衄血溢，血泄，淋闭，身热，恶寒，战栗，惊惑，悲笑谵妄，衄蔑血污之病”（《素问玄机原病式》）。

总之，内伤心火病的机理是：营血亏虚而心火偏盛，阳气不足而水

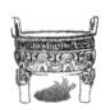

湿留滞。

脾胃不足，是火不能生土，而反抗拒，此至而不至，是为不及也。白术（君），人参（臣），甘草（佐），芍药（佐），黄连（使），黄芪（臣），桑白皮（佐）。诸风药皆是风能胜湿也，及诸甘温药亦可。

按：脾胃不足是阳虚，是少阳三焦相火不生脾胃之土，此阳虚则水湿下流，不但土不克水，肾水反来抗拒侮土。这就是脾胃自身不及的病机，表现为昏冒、少气、嗜睡、脉虚缓、舌质淡等。用白术、人参、黄芪、炙甘草甘温扶阳生土克水。心火旺能令母实，木挟火势而伤脾，故用芍药制肝安脾。心火必克肺金，故用黄连泻心火、桑白皮泄肺热。

风药指柴胡、升麻、羌活、防风、荆芥之类。

心火亢盛，乘于脾胃之位，亦至而不至，是为不及也。黄连（君），黄柏（臣），生地黄（臣），芍药（佐），石膏（佐），知母（佐），黄芩（佐），甘草（佐）。

按：心火亢盛必是营血亏损，一是心火克肺，其脉必数，《伤寒论》谓当传阳明；二是心火乘于脾胃而焦土，属于《七十五难》"母能令子虚"的脾胃不及，表现为口干、咽干、口苦、心烦、脉浮大弦、舌质红等症，故用黄连、黄柏、黄芩三黄和甘草甘苦寒泻血中心火之亢盛，用生地、芍药补心血，用石膏、知母、甘草之白虎清肺金。

《兰室秘藏·眼耳鼻门》说："诸酸主收心气，泻木火也。诸苦泻火热，则益水也。"《医学启源·药性要旨》和《东垣试效方·药性要旨》说："甘寒泻火，苦寒泻湿热，甘苦寒泻血热。"

《脾胃论·长夏湿热胃困尤甚用清暑益气汤论》说"少加黄柏以救肾水。盖甘寒泻热火，火减则心气得平而安也。如烦乱犹不能止，少加生地黄补肾水，盖将补肾水，使肾水旺而心火自降"。《内外伤辨惑论》补中益气汤下说"少加黄柏以救肾水，能泻阴中之伏火。如烦犹不止，少加生地黄补肾水，水旺而心火自降"。什么是"阴中之伏火"？《内外伤辨惑论》补中益气汤下说"阴火炽盛，是血中伏火日渐煎熬，血气日减，心包与心主血，血减则心无所养，致使心乱而烦"，心和心包主血，心火——阴火走血分，血属阴，故知"血中伏火"即"阴中伏火"。肾水来自心血，血即是水，故用黄柏苦寒泻心火即是救肾水，用生地黄滋养心血即是补肾水。

心火乘脾，乃血受火邪，而不能升发，阳气伏于地中；地者，人之脾也。必用当归和血，少用黄柏以益真阴。脾胃不足之证，须少用升麻，乃足阳明、太阴引经之药也。使行阳道，自脾胃中右迁，少阳行春令，生万化之根蒂也。更少加柴胡，使诸经右迁，生发阴阳之气，以滋春之和气也。脾虚，缘心火亢甚而乘其土也；其次肺气受邪，为热所伤，必须用黄芪最多，甘草次之，人参又次之，三者皆甘温之阳药也。脾始虚，肺气先绝，故用黄芪之甘温，以益皮毛之气，而闭腠理，不令自汗而损其元气也。上喘气短懒语，须用人参以补之。心火乘脾，须用炙甘草以泻火热，而补脾胃中元气；甘草最少，恐资满也。（清暑益气汤）

若火乘土位，其脉洪缓，更有身热、心中不便之证。此阳气衰弱，不能生发，不当于五脏中用药法治之，当从《脏气法时论》中升降浮沉补泻法用药耳。

按：上言阳虚脾病，导致水湿下流，下焦阴盛。此言阳虚不能生发导致心火盛，本脏病则“心中不便”，如栀子豉汤证、安神丸证，心火乘土有五泻心汤证等，心火布表则“身热”。李东垣提出的治疗原则是：不能从脏腑辨证用药，必须从五运六气《脏气法时论》升降浮沉补泻法用药耳。

“脾胃气虚，则下流于肾，阴火得以乘其土位。”

按：心火盛必克肺金，日久而水亏矣。水亏则所胜之土妄行，即土有余。水所生之木受病，即木不足。水亏则所不胜之心火侮之，即心火太过。于是火、土合德，湿热相助而为病，成为肾间蒸蒸之气。正如朱丹溪在《局方发挥》中所说：“火、土二家之病”，“悉是湿热内伤之病。”朱丹溪“因见河间、戴人、东垣、海藏诸书，始悟湿热、相火为病甚多。……徐而思之，湿热、相火，自王太仆注文已成湮没，至张、李诸老始有发明。人之一身，阴不足而阳有余，虽谆谆然见于《素问》，而诸老犹未表章，是宜局方之盛行也”（《格致余论·序》）。因为心火旺盛是由于少阳三焦相火衰弱造成的，这是相火病，故朱丹溪说“始悟湿热、相火为病甚多”。

以五脏论之，心火亢甚，乘其脾土曰热中，脉洪大而烦闷。《难经》云：脾病，“当脐有动气，按之牢若痛。”动气，筑筑然坚牢，如有积而硬，若似痛也，甚则亦大痛，有是则脾虚病也，无则非也。更有一辨，食入则困倦，精神昏冒而欲睡者，脾亏弱也。

且心火大盛，左迁入于肝木之分，风湿相搏，一身尽痛，其脉洪大而弦，时缓，或为眩运战摇，或为麻木不仁，此皆风也。脾病，体重即痛，为痛痹，为寒痹，为诸湿痹，为痿软失力，为大疽大痈。若以辛热助邪，则为热病，为中风，其变不可胜纪。

按：右迁是升，少阳之气上升，脾胃健旺。左迁是降，少阳之气不

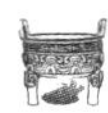

升而阳虚。阳虚导致血虚而心火旺，心火克肺金，肝木无制则肝风扰动克脾，故云“风湿相搏”。

心火乘脾，乃血受火邪（笔者按：为什么李东垣一而再、再而三地强调“心火乘脾，乃血受火邪”？因为心火——君火走血分，百病从此生焉），而不能升发，阳气伏于地中；地者，人之脾也。必用当归和血，少用黄柏以益真阴。

2. 脾病及子肺——肺脾二本病

所生受病者，言肺受土、火、木之邪，而清肃之气伤。或胸满少气短气者，肺主诸气，五脏之气皆不足，而阳道不行也。或咳嗽寒热者，湿热乘其内也。

按：脾土生肺金，所生受病就是肺金系统发病。所谓“肺受土、火、木之邪”，即风热、湿热都伤肺也。肺伤不仅伤气，而且失其宣发、肃降功能，表里皆会发病。

脾土生肺金。火克肺金，肝木旺反侮肺金，母病及子，故云“肺受土火木之邪”。肺失肃降之功，故或胸满、少气、短气，或咳嗽寒热。

且脾胃气虚不生肺金，肺虚则不任风寒，而见洒淅恶寒，惨惨不乐等。

肺金受邪，由脾胃虚弱，不能生肺，乃所生受病也。故咳嗽气短、气上，皮毛不能御寒，精神少而渴，情惨惨而不乐，皆阳气不足，阴气有余，是体有余而用不足也。人参（君），白术（佐），白芍药（佐），橘皮（臣），青皮（以破滞气），黄芪（臣），桂枝（佐），桔梗（引用），桑白皮（佐），甘草（诸酸之药皆可），木香（佐），槟榔、五味子（佐，此三味除客气）。

按：土生金，母病及子，故云所生受病。肺金之病来源有二：一是脾虚土不生金，二是心火克肺。故用人参、白术、炙甘草、黄芪甘温补脾扶阳气而益肺气。用桂枝、白芍、甘草调和营卫。用橘皮、青皮、木香、槟榔除湿行气利气而通经络。心火克肺，故用桑白皮、五味子泻肺热敛肺阴。用桔梗引诸药入肺。

3. 心肺二本病

《内外伤辨惑论》说：

谓脾胃之气不足，而反下行，极则冲脉之火逆而上，是无形质之元气受病也，系在上焦，心肺是也。心肺者，天气也。故《难经》解云：心肺乏气已绝于外，以其心主荣，肺主卫。荣者血也，脉者血之府，神之居也；卫者，元气七神之别名，卫护周身，在于皮毛之间也。肺绝则皮毛先绝，神无所依，故内伤饮食，则亦恶风寒，是荣卫失守，皮肤间无阳以滋养，不能任风寒也。皮毛之绝，则心肺之本亦绝矣，盖胃气不升，元气不生，无滋养心肺，乃不足之证也。

（1）心火旺——阴火

《脾胃论·安养心神调治脾胃论》说：

《灵兰秘典论》云：心者，君主之宫，神明出焉。凡怒、忿、悲、思、恐、惧，皆损元气。夫阴火之炽盛，由心生凝滞，七情不安故也。心脉者，神之舍，心君不宁，化而为火，火者，七神之贼也。故曰阴火太盛，经营之气，不能颐养于神，乃脉病也。神无所养，津液不行，不能生血脉也。心之神，真气之别名也，得血则生，血生则脉旺，脉者神之舍。若心生凝滞，七神离形，而脉中唯有火矣。

《内外伤辨惑论》补中益气汤下说：

脾胃气虚，不能升浮，为阴火伤其生发之气，荣血大亏，荣气不营，阴火炽盛，是血中伏火日渐煎熬，血气日减，心包与心主血，血减则心无所养，致使心乱而烦。

《兰室秘藏·杂病门》安神丸：

治心神烦乱，怔忡，兀兀欲吐，胸中气乱而热，有似懊侬之状，皆膈上血中伏火，蒸蒸然不安。

《脾胃虚则九窍不通论》说：

饮食劳役所伤，自汗小便数，阴火乘土位，清气不生，阳道不行，乃阴血伏火。况阳明胃土，右燥左热，故化燥火而津液不能停，且小便与汗，皆亡津液。津液至中宫变化为血也。脉者，血之府也，血亡则七神何根据，百脉皆从此中变来也。

按：心主血、主脉，所以心火——君火走血分，血为阴，故称阴火。李东垣称此为“血中伏火”“阴血伏火”，这是“脉中唯有火”。

心火为什么旺呢？《兰室秘藏·眼耳鼻门》熟干地黄丸下说是因为“血弱阴虚不能著心，致心火旺”，治心火旺的大法是“养血、凉血、益血”，药用熟地黄、生地黄、当归，另用天门冬（代麦门冬）、人参、五味子生脉饮加地骨皮养阴益气，用黄芩、黄连泻火（《内障眼论》说“诸苦泻火热，则益水也”），柴胡升清阳，枳壳理气。

阴血为什么虚弱呢？因为阳不生阴不长，春夏之令不行，甲胆不生化周身血气所致。

（2）心火克肺金

《兰室秘藏》自汗门：六七月之间，湿令大行，子能令母实而热旺，湿热相合，而刑庚大肠，故寒凉以救之。燥金受湿热之邪，绝寒水生化之

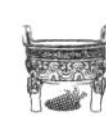

源，源绝则肾亏，痿厥之病大作，腰以下痿软瘫不能动，行走不正，两足欹侧。以清燥汤主之。

清燥汤

黄连去须　酒黄柏　柴胡以上各一分　麦门冬　当归身　生地黄　炙甘草　猪苓　曲以上各二分　人参　白茯苓　升麻以上各三分　橘皮　白术　泽泻以上各五分　苍术一钱　黄芪一钱五分　五味子九枚

上㕮咀，如麻豆大，每服半两，水二盏半，煎至一盏，去渣，稍热，空心服。

火炽之极，金伏之际，而寒水绝体，于此时也，故急救之以生脉散，除其湿热，以恶其太甚。肺欲收，心苦缓，皆酸以收之。心火盛则甘以泻之，故人参之甘，佐以五味子之酸。孙思邈云：夏月常服五味子，以补五脏气是也。麦门冬之微苦寒，能滋水之源于金之位，而清肃肺气，又能除火刑金之嗽，而敛其痰邪。复微加黄柏之苦寒，以为守位，滋水之流，以镇坠其浮气，而除两足之痿弱也。

按：六七月间正是暑天湿热旺盛的时候，多热克肺系之病，肺病则不能生天一之水，上源水亏，下源之肾水自然日损，故曰“火炽之极，金伏之际，而寒水绝体”“燥金受湿热之邪，绝寒水生化之源，源绝则肾亏”，治疗以生脉散为主。心火旺加黄连、黄柏，血亏加四物汤，气虚加四君子汤，湿盛用五苓散。

（三）阳虚三联病

笔者在《五运六气解读〈脾胃论〉》中提出了太极黄庭阳虚三联病的概念：

一是少阳三焦相火不足导致脾胃阳虚的虚寒或寒湿。

二是寒湿甚则水湿下流于下焦肾等，寒湿甚则出现水湿积聚及泛滥逆上等病变。

三是阳不生阴不长导致心火——阴火，阴火则克肺金出现燥热病变。

所以其病理变化是寒热燥湿交结，气滞血瘀互结，于是形成癥瘕积聚、形体变形等各种疾病，甚至发展成肿瘤癌变，病情复杂，最需详审。张仲景、李东垣多有论述。

在三联证中，虚实、寒热、阴阳、表里、气血虚、津液虚、癥瘕积聚之实都有，虚中有实，实中有虚，错综复杂。湿、热往往是标，脾胃阳虚才是本。

阳虚三联证的病机是“火与元气不两立”，由此可以得出：

1. 少阳三焦相火不足与心火不两立。

2. 少阳三焦相火不足与寒湿不两立。

3. 心火与阴虚不两立，朱丹溪称之为“阳常有余，阴常不足”，故用四物汤加炒黄柏、龟板治之。

4. 湿与阴虚不两立，湿久必伤阴。

5. 阳与火不两立，火久必伤阳，壮火食气也。

6. 少阳三焦相火太过则肝木心火风火交加为患，宜别论。

三、阴火与戴阳、格阳

笔者在《伤寒真原》中谈了对阴火的认识，在《五运六气解读〈伤寒论〉》中再谈阴火，似犹未尽，想再讲讲。

人有君火和相火，《内经》将君火归于少阴，相火归于少阳，并谓“相火之下，水气承之”“君火之下，阴精承之”。而且病机十九条也将相火与心热分论，说明二者不可同日而语。

先看少阳相火在人身所处的位置，《内经》标本中气理论将少阳相火与太阴脾湿合在一起，皆从于本，火与湿合化生成中气，形成生命之本。如图 6－6 所示。

再看《伤寒论》六经欲解时将少阳相火置于春天，并与主宰冬天的太阴脾连在一起，是太阴脾主冬天寒水，并称“至阴”，如图 6－3 所示。

从图 6－6 和图 6－3 可以看出，少阳相火总是与太阴脾水纠缠在一起，这个水、火在中土，不在肾。少阴肾也归属于脾水。所以李可先生将相火“火不归原”归于肾是不合适的①。李可先生并将“火不归原”分为“水浅不养龙”和“水寒不藏龙”两个证型。

所谓“水浅不养龙”，就是水少水亏，属于阴虚，水少不能涵养相火，这个相火虽然离位了，却是上亢旺盛的，属于少阳太过，不是虚火，相火不虚，只有壮水才能涵养相火，属于白虎汤证或加人参汤证。引火汤（熟地 90g，巴戟天、天冬、麦冬各 30g，茯苓 15～20g，五味子 6g。陈士铎《辨证奇闻》卷三“咽喉门”载：“咽喉肿痛，日轻夜重，亦成蛾如阳症，但不甚痛，自觉咽喉燥极，水咽少快，人腹又不安，吐涎如水，将涎投水中，即散化为水。人谓喉痛生蛾，用泄火药反重，亦有勺水不能下咽者。盖日轻夜重，阴蛾也，阳蛾则日重夜轻。此火因水亏，火无可藏，上冲咽喉。宜大补肾水，加补火，以引火归藏，上热自愈”）证只是白虎汤轻证而已，引火汤里用茯苓是不合适的。相火旺必克肺金，故用天冬、麦冬清

---

① 孙其新：《李可临证要旨 1》第 74 页，人民军医出版社，2011 年。孙其新：《李可临证要旨 2》第 60 页，人民军医出版社，2014 年。

 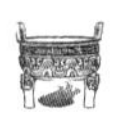

肺生津液以生天一之水下流。大量熟地黄乃补血上品，血者水也，总以天水制少阳相火，非肾水制相火，秋凉则相火自退。火必伤肺气，故用五味子敛之。巴戟天甘温以温中，如同白虎汤用炙甘草、粳米温中一样。

所谓“水寒不藏龙”，逼相火——真火浮游于上的说法就不靠谱了。众所周知，寒水必伤人阳气、相火，相火已衰怎么能浮游于上呢？真实的情况是少阳相火不足，阳不生阴不长，“阴精（水谷精微）不能上奉”涵养心火而心火旺，故李东垣称“心火者阴火”也，根本不是相火离位。不是李东垣错了，是李可先生错了。甚则为人们说的格阳、戴阳证，所以《伤寒论》要加人尿、猪胆汁咸苦寒治心火。李可先生用引火汤加油桂，总不如《伤寒论》用通脉四逆汤加人尿猪胆汁。

笔者觉得有必要澄清这个事实，以免误导人走入歧途。虽然如此，但不能否定李可先生是一位杰出的中医人才，只是晚年被人忽悠走偏了。

《内经》和《伤寒论》将少阴病分的两型是：

第一，从本热，有黄连阿胶汤证、承气汤证、猪苓汤证等，此热是君火，不是相火。

第二，从标寒，有麻黄附子细辛汤证、麻黄附子甘草汤证、附子汤证、四逆汤证等，包括下寒上热、格阳、戴阳。

肾水总是蓄于脾土中，所以说水土一家亲。况且脾湿之质即是水。土地暖则水暖，土地寒则水寒。没有土地暖而水寒者，也没有土地寒而水暖者。《素问·六节藏象论》说：“脾、胃、大肠、小肠、三焦、膀胱者，仓廪之本，营之居也，名曰器，能化糟粕，转味而入出者也，其华在唇四白，其充在肌，其味甘，其色黄，此至阴之类，通于土气。”请看，不但肾的蓄水池膀胱属于脾土，少阳三焦相火也属于脾土。《灵枢·本输》说：“少阳属肾，肾上连肺，故将两脏。三焦者，中渎之腑也，水道出焉，属膀胱，是孤之腑也。”《素问·灵兰秘典论》说：“三焦者，决渎之官，水道出焉。”少阳三焦相火主水的气化运动，相火这个红太阳蒸化土地之水，上升于天而为雨，然后雨水又降于地，成为水的循环运动，所以《素问·阴阳应象大论》说：“地气上为云，天气下为雨；雨出地气，云出天气。”在人体内的运行则如《素问·经脉别论》说：“饮入于胃，游溢精气，上输于脾，脾气散精，上归于肺，通调水道，下输膀胱，水精四布，五经并行。”脾胃为土地，土地中的水蒸化上升于肺天成为天一之水，然后下降于脾肾，故云少阳“将两脏”，其实是脾肾肺三脏。

水循环

水覆盖着地球表面积的70%以上。太阳的热量使海洋、地面、湖泊、河流、植物的水分蒸发。水蒸汽上升冷却后再凝结成水珠变成云。云又变成了雨或雪，重新流回河流湖泊，有时雨雪被地下岩层吸收。最终，这些水又回到大海，完成了循环。

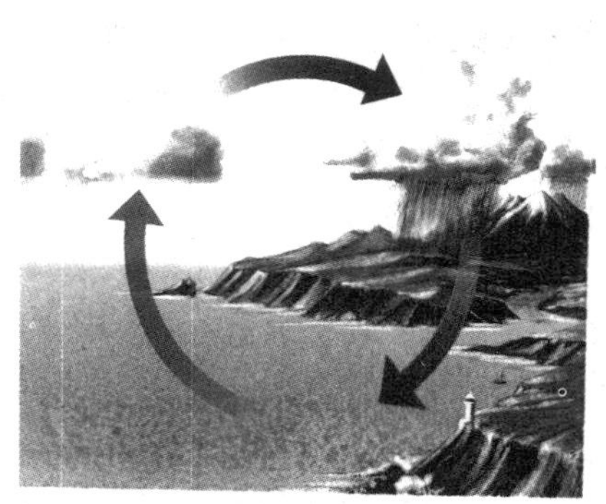

图5－4　水循环示意图

第六章　标本中气

一、标本中气

标本中气是五运六气理论两大核心内容之一，攸关脾胃“神机”，是内伤病之本。

“本”，指自然界风寒暑湿燥火六气，属天气。

“标”，指天道三阴三阳，为六气的标识，是六气的通道。《素问·天元纪大论》说：“寒暑燥湿风火，天之阴阳也，三阴三阳上奉之。”

“中气”，指处于标本中间的三阴三阳，“中气”与“标”两者互为表里。

标本中气理论概括了自然界六气对人体病机影响的规律，是运气中的重要理论。

《素问·六微旨大论》说：

少阳之上，火气治之，中见厥阴。

阳明之上，燥气治之，中见太阴。

太阳之上，寒气治之，中见少阴。

厥阴之上，风气治之，中见少阳。

少阴之上，热气治之，中见太阳。

太阴之上，湿气治之，中见阳明。

所谓本也，本之下，中之见也，见之下，气之标也，本标不同，气应异象。

六气　　中见　三阴三阳

本———中———标

标是说明本气位置的。位不同则“气应异象”。

中见之气是对本气的调谐，如湿调谐燥气。

少阳与厥阴为表里，阳明与太阴为表里，太阳与少阴为表里。

《素问·至真要大论》说：

六气标本，所从不同奈何？……气有从本者，有从标本者，有不从标本者也。……少阳太阴从本，少阴太阳从本从标，阳明厥阴不从标本，从乎中也。故从本者化生于本，从标本者有标本之化，从中者以中气为化也……

是故百病之起，有生于本者，有生于标者，有生于中气者，有取本而得者，有取标而得者，有取中气而得者，有取标本而得者，有逆取而得者，有从取而得者……知标与本，用之不殆……夫标本之道，要而博，小而大，可以言一而知百病之害。言标与本，易而无损，察本与标，气可令调……天之道毕矣……

病之中外何如……从内之外者，调其内，从外之内者，治其外；从内之外而盛于外者，先调其内而后治其外，从外之内而盛于内者，先治其外而后调其内；中外不相及，则治主病……

调气之方，必别阴阳，定其中外，各守其乡。内者内治，外者外治，微者调之，其次平之，盛者夺之，汗者下之，寒热温凉，衰之以属，随其攸利，谨道如法，万举万全，气血正平，长有天命。

又说：帝曰：善。病生于本，余知之矣。生于标者，治之奈何？岐伯曰：病反其本，得标之病，治反其本，得标之方。

表6-1　标本中气关系表

阴阳多少	六经	本气	中气	标气	所从
初阳	厥阴	风	少阳	厥阴	从其中气
初阴	阳明	燥	太阴	阳明	
元阳	少阳	火	厥阴	少阳	从其本气
元阴	太阴	湿	阳明	太阴	
盛阳	太阳	寒	少阴	太阳	从本从标
盛阴	少阴	热	太阳	少阴	

标本中气理论有以下几个内容：

（一）标的定义

什么是标？标就是三阴三阳。《素问·六微旨大论》说："帝曰：愿闻天道六六之节，盛衰何也？岐伯曰：上下有位，左右有纪。故少阳之右，阳明治之；阳明之右，太阳治之；太阳之右，厥阴治之；厥阴之右，少阴治之；少阴之右，太阴治之；太阴之右，少阳治之；此所谓气之标，盖南面而待也。故曰：因天之序，盛衰之时，移光定位，正立而待之，此之谓也。"这里明确告诉我们，三阴三阳的确立是根据太阳周年视运动"移光定位"得来的。《素问·天元纪大论》说："阴阳之气，各有多少，故曰三

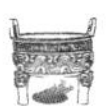

阴三阳也。”太阳运动产生的阴阳消长过程可以用太极图表示。太极图显示的是一阴一阳，故《周易大传》说“一阴一阳之谓道”，这个道就是太阳运行的道路。一阴划分为一阴、二阴、三阴，一阳划分为一阳、二阳、三阳。

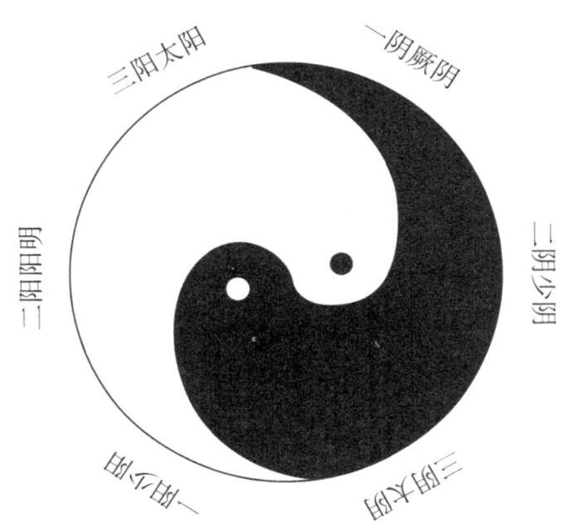

图6－1　三阴三阳太极图

这个过程《老子》称作：“道生一，一生二，二生三，三生万物。万物负阴而抱阳，冲（出土文物作‘中’）气以为和。”道就是太阳的运动轨迹，《周易·系辞传》称作“一阴一阳之谓道”。“一”就是一阴一阳之“一”；一阴一阳发展到二阴二阳就是“一生二”；二阴二阳发展到三阴三阳就是“二生三”。《素问·阴阳类论》说“三阳为父，三阴为母”，父天母地。《素问·阴阳应象大论》说：“阴阳者，天地之道也，万物之纲纪，变化之父母，生杀之本始，神明之府也……天地者，万物之上下也；阴阳者，血气之男女也；左右者，阴阳之道路也；水火者，阴阳之征兆也；阴阳者，万物之能始也。”故云“三生万物，万物负阴而抱阳”。《素问·六节藏象论》称此为“天度”。《素问·阴阳离合论》说：“圣人南面而立，前曰广明，后曰太冲。”《素问·阴阳别论》说：“所谓阳者，胃脘之阳也。”故云“万物负阴而抱阳，中气以为和”。

标之三阴三阳有三义：

1. 天之序（天道三阴三阳）

上述即是。

2. 气之数（地道主气三阴三阳）

《素问·六微旨大论》说：“帝曰：善。愿闻地理之应六节，气位，何如？岐伯曰：显明之右，君火之位也。君火之右，退行一步，相火治之，复行一步，土气治之。复行一步，金气治之。复行一步，水气治之。复行一步，木气治之。复行一步，君火治之。”即初之气为厥阴，二之气为少阴，三之气为少阳，四之气为太阴，五之气为阳明，终之气为太阳，此乃地道应天道四时气之序，即春风、夏热、长夏湿、秋燥、冬寒也。

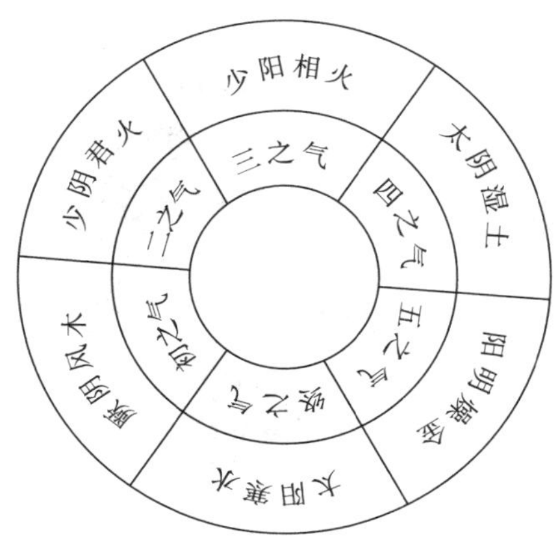

图 6-2　六气主气

《素问·六节藏象论》称此为“气数”，主万物生长化收藏的过程主位六气。《素问·四气调神大论》说：“夫四时阴阳者，万物之根本也。所以圣人春夏养阳，秋冬养阴，以从其根；故与万物沉浮于生长之门，逆其根则伐其本，坏其真矣。故阴阳四时者，万物之终始也，生死之本也。逆之则灾害生，从之则苛疾不起，是谓得道。”《素问·六微旨大论》说：“出入废则神机化灭，升降息则气立孤危。故非出入，则无以生长壮老已；非升降，则无以生长化收藏。”《素问·天元纪大论》说：“木火土金水，地之阴阳也，生长化收藏下应之。”《素问·五运行大论》称此为“风寒在下，燥热在上，湿气在中，火游行其间，寒暑六入，故令虚而生化也。故燥胜则地干，暑胜则地热，风胜则地动，湿胜则地泥，寒胜则地裂，火胜则地固矣”。

从主气图中可以看出，主气的风、热、火属性为阳，主上半年，湿、燥、寒属性为阴，主下半年。

3. 人道三阴三阳

《素问·生气通天论》说：“阳气者　一日而主外　平旦人气生　日中而阳气隆，日西而阳气已虚。”《灵枢·营卫生会》说：“日中而阳陇为重阳，夜半而阴陇为重阴。”《灵枢·顺气一日分为四时》说：“一日分为四时，朝则为春，日中为夏，日入为秋，夜半为冬。”《素问·金匮真言论》

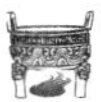

说："平旦至日中，天之阳，阳中之阳也；日中至黄昏，天之阳，阳中之阴也；合夜至鸡鸣，天之阴，阴中之阴也；鸡鸣至平旦，天之阴，阴中之阳也。故人亦应之。"这里将一天划分成四个时间段，正是张仲景配应少阳、太阳、阳明、太阴"四经"欲解时的理论依据。"日中而阳陇为重阳"，故配应阳气最盛的三阳太阳。"夜半而阴陇为重阴"，故配应阴气最盛的三阴太阴。这种情况可用《伤寒论》六经病欲解时的逆时针方向，厥阴→少阴→太阴→阳明→太阳→少阳的排列次序表示，与《素问·四时刺逆从论》六经排列次序"厥阴……少阴……太阴……阳明……太阳……少阳"完全一致。这就是《素问·五运行大论》说的"人中之阴阳"。

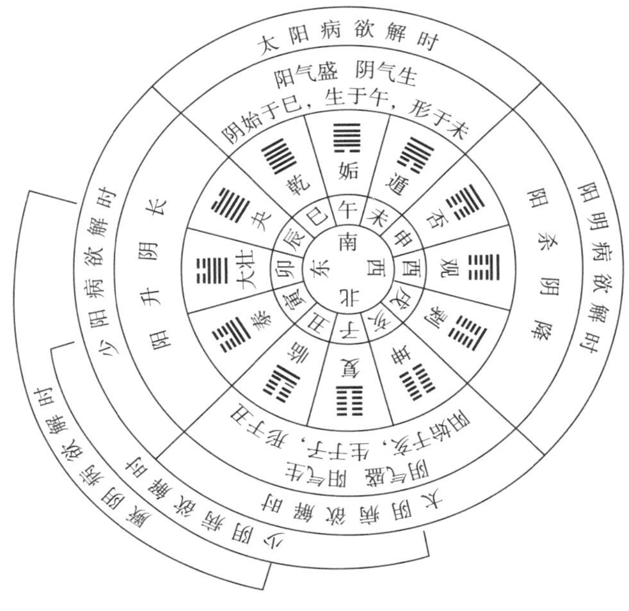

图6-3 六经欲解时

厥阴、少阳、太阳主上半年，上应风、相火、寒三气，火调节风寒的温度。阳明、太阴、少阴主下半年，上应燥、湿、热三气，湿调节燥热的湿度。

4. 三阴三阳开阖枢

三阴三阳开、阖、枢之说来源于《内经》，《素问·阴阳离合论》和《灵枢·根结》云："太阳为开，阳明为阖，少阳为枢，三经者不得相失也，搏而勿浮，命曰一阳。太阴为开，厥阴为阖，少阴为枢，三经者不得相失也，搏而勿沉，名曰一阴。阴阳𩅟𩅟，积传为一周，气里形表而为相成也。"六经欲解图展现了六经的开、阖、枢功能。

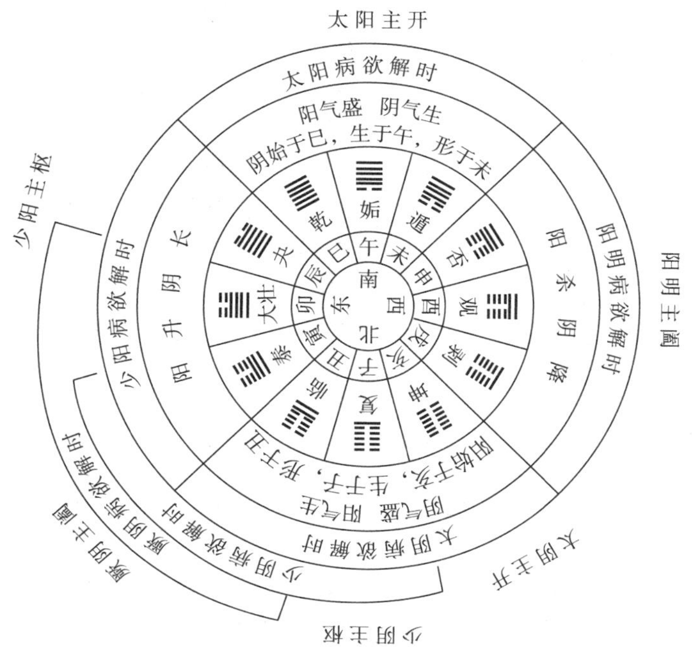

图 6-4 开阖枢示意图

少阳主春天阳气升发为枢，太阳主夏天阳气开泄，阳明主秋天阳气收敛为阖。此三经主昼阳，故云“三经者不得相失也，搏而勿浮，命曰一阳”。少阴主天道一阳来复为枢，太阴主冬天阴藏而开，并非冻冰无生气，厥阴主地道最寒冷时，使来复阳气潜藏而不泄为阖。此三经主夜阴，故云“三经者不得相失也，搏而勿沉，名曰一阴”。昼夜一阴一阳“积传为一周”，所谓“一阴一阳之谓道”也。所谓“气里形表”者，指形体为表，气藏形体之里。正说明先天“形体”是储藏“气”的器具。

《素问·金匮真言论》说：“阴中有阴，阳中有阳。平旦至日中，天之阳，阳中之阳也；日中至黄昏，天之阳，阳中之阴也；合夜至鸡鸣，天之阴，阴中之阴也；鸡鸣至平旦，天之阴，阴中之阳也……故背为阳，阳中之阳心也；背为阳，阳中之阴肺也；腹为阴，阴中之阴肾也，阴中之阳肝也；腹为阴，阴中之至阴脾也。此皆阴阳表里，内外雌雄，相输应也。故以应天之阴阳也。”经文以腹为阴，“阴中之至阴脾”是阴气最盛的三阴太阴，“阴中之阳肝”是阴气最少的一阴厥阴，则“阴中之阴肾”就是介于太阴和厥阴之间的二阴少阴了。其排序是太阴、少阴、厥阴，正是六经欲解时图中三阴经的排序了。“阳中之阴肺”属于秋气阳明，“阳中之阳心”属于夏气太阳，张仲景将春生少阳之气补于春，则六经欲解时图中的六经

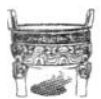

就齐备了。

5. 标通天人

《素问·至真要大论》说：

厥阴司天，风淫所胜，则太虚埃昏，云物以扰，寒生春气，流水不冰，蛰虫不去。民病胃脘当心而痛，上支两胁，鬲咽不通，饮食不下，舌本强，食则呕，冷泄腹胀，溏泄瘕水闭，病本于脾。冲阳绝，死不治。

……

太阳司天，寒淫所胜，则寒气反至，水且冰，运火炎烈，雨暴乃雹。民病血变于中，发为痈疡。厥心痛，呕血，血泄，鼽衄，善悲，时眩仆。胸腹满，手热肘挛，腋肿，心澹澹大动，胸胁胃脘不安，面赤目黄，善噫，嗌干，甚则色炲，渴而欲饮，病本于心。神门绝，死不治。

由此可知，六经外通天道，内通形体、脏腑。所以六经的实质是通道，是联系天人的通道，即联系天人的信号枢纽通道，其信号就是河图、洛书之数。

《素问·五常政大论》说：

发生之纪……其经足厥阴少阳，其脏肝脾……邪乃伤肝。

赫曦之纪……其经手少阴太阳，手厥阴少阳，其脏心肺……邪伤心也。

敦阜之纪……其经足太阴阳明，其脏脾肾……邪伤脾也。

坚成之纪……其经手太阴阳明，其脏肺肝……邪伤肺也。

流衍之纪……其经足少阴太阳，其脏肾心……邪伤肾也。

请看，在五运提纲下，内含四时阴阳脏腑、经络，以及表里虚实寒热。

（二）本的定义

本是什么？本是六气。《素问·六微旨大论》说："少阳之上，火气治之，中见厥阴。阳明之上，燥气治之，中见太阴。太阳之上，寒气治之，中见少阴。厥阴之上，风气治之，中见少阳。少阴之上，热气治之，中见太阳。太阴之上，湿气治之，中见阳明。所谓本也。"

《素问·天元纪大论》说：

厥阴之上，风气主之；

少阴之上，热气主之；

太阴之上，湿气主之；

少阳之上，相火主之；

阳明之上，燥气主之；

太阳之上，寒气主之。

所谓本也，是谓六元。

说明本就是六气，并把这六气称作“天元”，可知是天道的六气。《素问·天元纪大论》说：“寒暑燥湿风火，天之阴阳也，三阴三阳上奉之。”天道的六气有三义：

1. 天道六气与天道三阴三阳

三阴三阳上奉天道六气，其关系如上述，并形成一对一、二对二、三对三的对立统一关系，即一阴厥阴对一阳少阳、二阴少阴对二阳阳明、三阴太阴对三阳太阳的对立统一关系，它们是互为司天在泉的关系，《素问·六微旨大论》称此为“寒湿相遘，燥热相临，风火相值”。《素问·六微旨大论》说：“本之下，中之见，见之下，气之标也。”说明天道本六气在中见和标三阴三阳之上。

2. 本中之本

《素问·生气通天论》说：“夫自古通天者，生之本，本于阴阳。”指出本就是天道之阴阳。在标本中气理论中，只有少阳和太阴从本，少阳之本是相火，太阴之本是湿气，一个主万物生存的基本温度，一个主万物生存的基本湿度。故《素问·五运行大论》说：“燥以干之，暑以蒸之，风以动之，湿以润之，寒以坚之，火以温之。风寒在下，燥热在上，湿气在中，火游行其间，寒暑六入，故令虚而生化也。”少阳火和太阴湿在中，主宰着升降出入运动。

3. 本标从化关系

这一方面用于外感病，指出了本标的从化关系，六气为本，三阴三阳为标，标从本化，少阳从火，阳明从燥，太阳从寒，厥阴从风，少阴从热，太阴从湿。刘河间《素问玄机原病式》指出：“大凡治病，必先明标本……六气为本，三阴三阳为标。”

（三）中见

《素问·六微旨大论》说：“本之下，中之见，见之下，气之标也。”按此顺序排列则为：

少阳之上，中见厥阴，相火主之。

阳明之上，中见太阴，燥气主之。

太阳之上，中见少阴，寒气主之。

厥阴之上，中见少阳，风气主之。

少阴之上，中见太阳，热气主之。

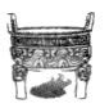

太阴之上，中见阳明，湿气主之。

标 ←— 中见 ←— 本

地　　　　人　　　　天

三阳经的中见是三阴经，三阴经的中见是三阳经。中见介于标本之间，是人道也。故《素问·五运行大论》说天在上，地在人之下。

中气，是与标气互为表里的，创建了表里三大系统：一是少阳与厥阴互为表里，风火相值；二是阳明与太阴互为表里，燥湿互用；三是太阳与少阴互为表里，寒热互相调制。这一方面多用于脏腑表里关系。

中气，又与本气相联，从而体现出六气之间互相影响、互相制约及互相接济的复杂关系。中见是以主气为基础的，见下面示意图。

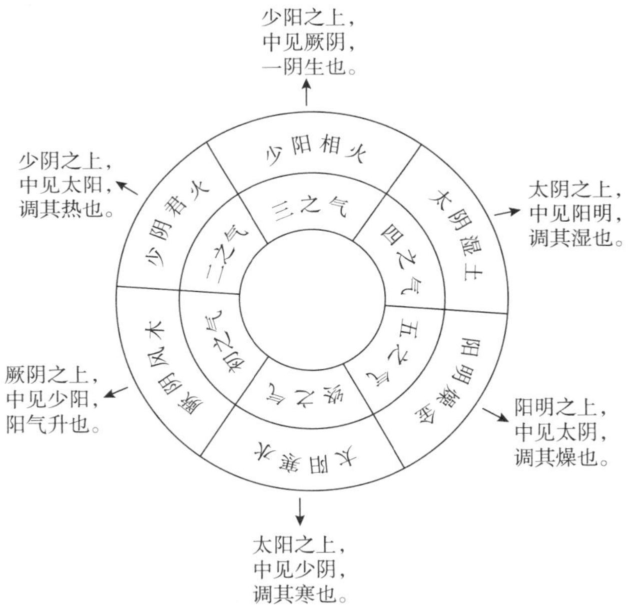

图6-5　中见图

（四）从化规律

标本中气的从化规律是：

1. 标本同气从本，指少阳和太阴，主阴阳和谐生化。
2. 标本异气从本从标，指太阳和少阴，主阴阳盛极转化。
3. 从乎中气，指厥阴和阳明，主阴阳升降。

（五）化生在“中气”

这里强调了“从本者”是“化生”万物的根本，即少阳太阴火湿是化生万物的根本，少阳火标本皆阳是化生万物的基本温度，太阴湿标本皆阴是万物化生的基本湿度。而厥阴阳明又从“中气”少阳太阴“以中气为化”，则知少阳、太阴、厥阴、阳明四经皆从“火湿”化生。张子和《儒门事亲》“标本中气歌”说：

少阳从本为相火，太阴从本湿上坐；
厥阴从中火是家，阳明从中湿是我；
太阳少阴标本从，阴阳二气相包裹；
风从火断汗之宜，燥与湿兼下之可。
万病能将火湿分，彻开轩岐无缝锁。

张子和抓住了标本中气理论的要害，认为从本的“少阳太阴火湿”才是最根本的东西，因为“火湿”造成了人体的中气升降运动。这个“火”是人体基本温度的保障，这个“湿”是人体基本湿度的保障。故云“万病能将火湿分，彻开轩岐无缝锁”。而“火湿”又独重“少阳三焦相火”，故云“所谓阳者，胃脘之阳也”。于此可知，阳气在胃脘，不在肾。这与《黄庭经》说法相合，《黄庭经》上有章第二：

上有魂灵下关元，左为少阳右太阴。后有密户前生门。出日入月呼吸存。四气所合列宿分，紫烟上下三素云。灌溉五华植灵根，七液洞流冲庐间。回紫抱黄入丹田，幽室内明照阳明。

《黄庭经》则把“从本”的“少阳太阴”所在的“中气”称作“丹田”。

如图6－6所示。

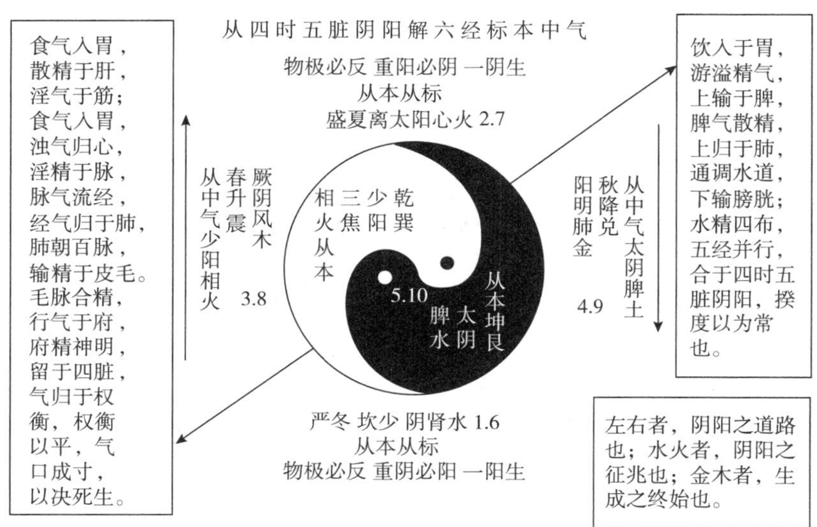

图6－6　中医太极三部六经体系图

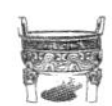

《素问·阴阳类论》对这个图有论述，谓：

二阳一阴，阳明主病，不胜一阴，软而动，九窍皆沉。

三阳一阴，太阳脉胜，一阴不为止，内乱五脏，外为惊骇。

二阴二阳病在肺，少阴脉沉，胜肺伤脾，外伤四肢。

二阴二阳皆交至，病在肾，骂詈妄行，巅疾为狂。

二阴一阳，病出于肾。阴气客游于心脘，下空窍堤，闭塞不通，四肢别离。

一阴一阳代绝，此阴气至心，上下无常，出入不知，喉咽干燥，病在土脾。

二阳三阴，至阴皆在，阴不过阳，阳气不能止阴，阴阳并绝，浮为血瘕，沉为脓胕。阴阳皆壮，下至阴阳，上合昭昭，下合冥冥。

二阳为阳明肺金，一阴为厥阴肝木，主左右阴阳升降及生成之终始，肝木反克肺金，肺失宣降而九窍不利。

三阳为太阳，春夏阳仪系统，太阳寒水盛而伤厥阴肝木阳气生升，心主不明则“内乱五脏，外为惊骇”。

二阴为少阴肾冬，二阳为阳明肺秋，秋冬阴仪系统，后天肺脾及肾病，冬病在四肢。

三阴为太阴脾土至阴，二阳为阳明肺金秋，阳明从中太阴，秋冬一派阴气而阳衰，故“阳气不能止阴”。有阴阳皆衰和皆盛之变病。

一阳为少阳三焦相火，少阳厥阴属于阳仪系统而主春天阳气生发，若阳气衰竭则阴盛伤心，心伤则内乱五脏，或上或下无定处，但脾胃“脏寒”不变，腹泻无度，咽喉干燥。

一阳少阳三焦阳气不足，阳气不来复，二阴少阴肾则阴盛而上凌心脘，阳气不能敷布，少阳腠理三焦闭塞不通，四肢为阳气之本，则四肢不听使唤。

此图从张子和说悟出，从本者在中，为生命生存的基本条件：温度和湿度。春天厥阴阳气生升而从“中气”少阳相火的基本温度，至夏天阳极则一阴生，故太阳从本从标而有标本之化。秋天阳明阴气沉降而从“中气”太阴湿土的基本湿度，至冬天阴极则一阳生，故少阴从本从标而有标本之化。

这里强调了“从本者”是“化生”万物的根本，即少阳太阴火湿是化生万物的根本，少阳火标本皆阳是化生万物的基本温度，太阴湿标本皆阴是万物化生的基本湿度。而厥阴阳明又从“中气”少阳太阴“以中气为化”，则知少阳、太阴、厥阴、阳明四经皆从“火湿”化生。于此可知，世界万物与人体借由少阳、太阴、厥阴、阳明四者组成，这与希腊的四元素说（土、气、水、火）和印度佛教四大说（地、水、火、风）有相似之处。

西方医学之父希波克拉底（约公元前460～公元370年）据四元素说提出的四体液学说，他认为人体有四种体液分别与四种元素相对应：由肝制造的血液（气）、肺制造的黏液（水）、胆囊制造的黄胆汁（火）和脾制造的黑胆汁（土）。人之所以会生病，是由于四种体液失去了平衡所致，治病就是要让体液恢复平衡，因此衍生出了放血、发汗、催吐、排泄等疗法。肝为厥阴，肺为阳明，胆为少阳，脾为太阴，正是标本中气说中的四经。胆汁和胰液（脾黑胆汁）注入十二指肠消化水谷。厥阴从中气者，即食气入胃，散精于肝，归心肺，肺朝百脉之意。阳明从中气者，即饮入于胃，散脾归肺通调水道之意。

印度佛教《俱舍论》载地、水、火、风四大，认为地大为坚性，水大为湿性，火大为暖性，风大为动性。参考希腊四元素说，地即土为太阴脾，水为阳明肺，火为少阳三焦火，风为厥阴肝。

从图中可以清楚看到，从本的二经少阳、太阴居中主生化水谷，从中的二经厥阴、阳明主左右春秋阴阳之升降，从本从标的二经太阳少阴主阴阳盛极转化。《素问·至真要大论》说："少阳太阴从本，少阴太阳从本从标，阳明厥阴不从标本，从乎中也。故从本者化生于本，从标本者有标本之化，从中者以中气为化也。"从主气图可以看到，少阳三焦相火处于三之气，运气理论中的少阳不是胆，太阴脾湿处于四之气，正是暑夏时节，湿热交织在一起，万物最茂盛的时候。象征人体中黄庭脾胃的生化水谷功能，这就是少阳太阴从本的意义所在。而其主导者是少阳相火，即人体阳气之根，故《素问·阴阳别论》说："所谓阳者，胃脘之阳也。"少阳标本皆阳，是纯阳乾卦。太阴标本皆阴，是纯阴坤卦。乾坤合一太极也。有的《内经》篇章只提少阳、太阳、少阴、太阴四经，不提阳明、厥阴二经，大概就是因为阳明、厥阴从中气之化吧。

人身阴阳二气由少到盛的规律与自然界一年四季阴阳盛衰相一致。阳气由少到多的顺序是厥阴（应春）、少阳、太阳（应夏），阴气由少到多的顺序是阳明（应秋）、太阴、少阴（应冬）。初阳、初阴其气新生而尚微，初阳依赖少阳枢转之功才能上升。初阴依赖太阴运化之功才能使阴静之物有生气，而不是死阴。厥阴之标为阴，而主初阳，中见少阳为阳，故当从中见之阳。阳明之标为阳，而主初阴，中见太阴为阴，故当从中见之阴。故厥阴、阳明皆从其中气。再者，阳明之燥，其性干，湿易就之，太阴主

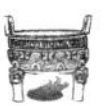

湿，故阳明从中气太阴。少阳主火，厥阴主风，火热生风，故厥阴从中气少阳。少阳枢转厥阴初生之阳气上升至太阳。太阴运化阳明初生之阴气顺流而下，聚于少阴。言其从本者，本指源也，即从源气之性。少阳之源头为阳气，本气为火与阳气同性，故从本气，太阴亦然。“物之生从于化”，故厥阴、阳明从中气而化。太阳为盛阳，少阴为盛阴，物之极由乎变（《素问·六微旨大论》），故太阳、少阴有本标阴阳之变。少阴源于夏至之一阴，故曰少阴之上，热气主之。太阳源于冬至之一阳，故曰太阳之上，寒气主之。

经曰：风寒在下（主春夏阳仪肝心），燥热在上（主秋冬阴仪肺肾），湿气在中、火游行其间（主长夏脾与三焦）。

这个图具有对称性和升降出入运动。《素问·六微旨大论》说：“故器者，生化之宇，器散则分之，生化息矣。故无不出入，无不升降。化有小大，期有近远。四者之有而贵常守，反常则灾害至矣。”器就指父母遗传的先天形体，先天形体是生命生存的基础。形体是立体结构。《素问·生气通天论》称此为“天地之间，六合之内”。这个立体结构的器是“生化”或“气化”“藏气”的器具。“远近”指时间长短。《素问·六微旨大论》又说：“夫物之生，从于化，物之极，由乎变，变化之相薄，成败之所由也。”说明万物的生长化收藏运动有从化、从变的过程，生长过程从化，物极转换过程从变。而“变化之父母”是四时阴阳。这个“化”“变”的过程就是“时立气布”的过程。《素问·六节藏象论》说：“五运相袭而皆治之，终期之日，周而复始，时立气布，如环无端，候亦同法。”由此可知，万物的生长壮老已过程都是周期性的循环运动。

对人来说，这个“火湿”化生什么呢？化生水谷也，而水谷生神，故《周易·系辞传》云“一阴一阳之谓道”，“阴阳不测谓之神”。可知这个标本中气理论正是《内经》“神机”“气立”内容，对于人体的健康影响重大，详见后文。这一方面用于内伤。

从“中气”引出内、外概念，六气为本在外，“中气”在内，从而又引出治外、治内的概念，虽有外感、内伤之分。六气为本在外，为“气立”；“中气”在内，为“神机”，进一步引出“气立”“神机”的概念。

《内经》五运六气理论的核心部分有三：一是《素问·六元正纪大论》的六经司政部分，其太阳、阳明、少阳、太阴、少阴、厥阴六经被《伤寒论》所继承并发挥；二是标本中气部分，被《脾胃论》所继承并加以发挥。总统于《伤寒论》中的“病发于阳”和“病发于阴”之中；三是交通天人的数码。

由标本中气论可知，《伤寒论》六经都有本气病、标病及中气病。中医太极三部六经体系图还可以用来知德太极图表示。阴阳二气皆出于中焦中气，不是出于下焦肾，千古冤案要平反。

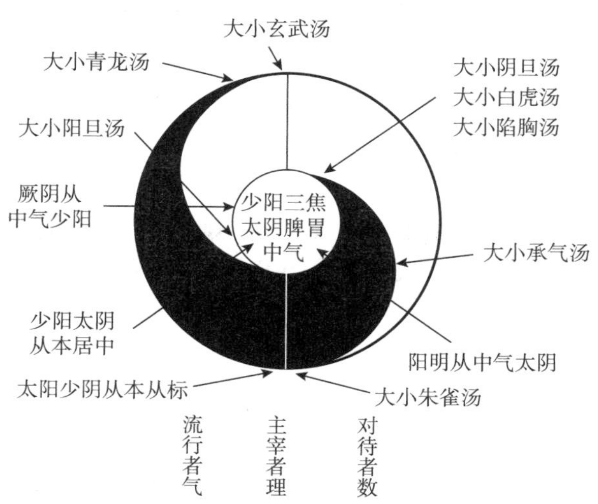

图6－7　来氏太极图中气升降示意图

来知德对于来氏太极图解释说，中间一圈白丸“乃太极之本体”，来氏作《美圆歌》说：“我有一丸，黑白相和。虽是两分，还是一个。大之莫载，小之莫破。无始无终，无左无右。”并进一步解释说：“此圣人作易之原也，理气数象，阴阳老少，往来进退，常变吉凶，皆寓于其中。”中间一圈白“主宰者理”，指太极元气，就是笔者说的“中气”。“流行者气”指从中间太极分出的阴阳二气。“对待者数”指阴阳二气流行过程产生的“气数”，与季节有密切关系，万物都有各自的“气数”。笔者引入来知德太极图以说明标本中气理论。中间一白圈就是从本的少阳相火和太阴湿土所生之中气，从中气的厥阴和阳明分主阴阳二气流行之升降运动，从标从本的太阳和少阴则主阴阳二气盛极必转化。

大小阳旦汤出于中气从左升阳，寒伤阳气，故有大小青龙汤、大小玄武汤治疗寒邪。

大小阴旦汤出于中气从右降阴，火热伤阴气，故有大小白虎汤、大小承气汤、大小朱雀汤治疗热邪。

为什么从本？为什么从标？为什么两从标本？为什么从中见？从太极三部六经体系图中看得一清二楚。因为火湿二气是最根本的气，一个保证基本的温度，一个保证基本的湿度，故要从“火湿”二本。厥阴、阳明从

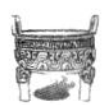

中见是解决左右阴阳升降问题。太阳、少阴从本从标是因为二者达最盛阶段，标本性质要进行质的转变，故有标本之从。

（六）六经三大系统

1. 标本中气三大系统

标本中气说形成了互为依存制约的三大系统。中气，是与标气互为表里的，创建了表里三大系统，一是少阳与厥阴互为表里，风火相值；二是阳明与太阴互为表里，燥湿互用；三是太阳与少阴互为表里，寒热互相调制。张子和《儒门事亲》“标本中气歌”说：

“太阳少阴标本从，阴阳二气相包裹；

风从火断汗之宜，燥与湿兼下之可。”

风火就是少阳厥阴系统，燥湿就是太阴阳明系统。并指出了其阴阳升降的治疗原则是汗、下法。而太阳少阴寒热是阴阳的标识。

（1）太阴、阳明系统（三阴二阳病，从中气秋系统）

太阴主脾主地，阳明主肺主天，此天地肺脾为后天之本，主天五气和地五味，有化生神气之功，是黄庭、丹田、太极，肺主此生门，是人体能量的供应站，人体从此获得滋养全身的能量。

本系统的主要生理功能是升奉胃气、布散真气，肺天食人以五气，脾地食人以五味，从而化生胃气、真气。《灵枢·刺节真邪》说：“真气者，所受于天，与谷气并而充身者也。”真气通行经脉。《素问·平人气象论》：“平人常禀气于胃，胃者，平人之常气也。人无胃气曰逆，逆者死……人以水谷为本，故人绝水谷则死，脉无胃气亦死。”胃气为生命之源。《素问·经脉别论》说：“饮入于胃，游溢精气，上输于脾，脾气散精，上归于肺，通调水道，下输膀胱，水精四布，五经并行，合于四时，五脏阴阳，揆度以为常也。”脾胃上通于肺而通调水道。

《素问·天元纪大论》说：“阳明之上，燥气主之。”或云“阳明之上，燥气治之。”可知阳明是以燥为本气，而燥气是由肺和大肠系统所主。肺系统的生理功能是主气、主皮毛、主宣发、主肃降。《素问·阴阳应象大论》说：“天气通于肺。”而《素问·五脏别论》说：“夫胃、大肠、小肠、三焦、膀胱，此五者天气之所生也，其气象天，故泻而不藏。”《素问·六节藏象论》说：“脾、胃、大肠、小肠、三焦、膀胱者，仓廪之本，营之居也，名曰器，能化糟粕，转味而入出者也，其华在唇四白，其充在肌，其味甘，其色黄，此至阴之类，通于土气。”所以是肺的宣发与肃降在决定着腑道的“通”“降”生理功能。一旦肺的宣发、肃降功能失常，就会发生“胃家实”（注意是“胃家”，包括上面的五腑，不独指胃）“脾约”的病变。无论是伤于寒，还是伤于热，都能使肺之宣发、肃降功能失常而发病。王孟英在叶天士《外感温热篇》注中说：“夫温热之邪迥异风寒，其感人也，自口鼻入先犯于肺，不从外解，则里结而顺传于胃。胃为阳土，宜降宜通，所谓腑以通为补也。”

其实，太阴阳明系统的病，涉及《伤寒论》的太阴病和阳明病。若从标本中气说，阳明不从标本而从中气太阴看，阳明虽以燥为本气，但也从太阴湿化而有阳明湿热病。如《伤寒论》：

199条：阳明病无汗，小便不利，心中懊憹者，身必发黄。

236条：阳明病，发热汗出者，此为热越，不能发黄也。

但头汗出，身无汗，剂颈而还，小便不利，渴引水浆者，此为瘀热在里，身必发黄，茵陈蒿汤主之。

262条：伤寒，瘀热在里，身必黄，麻黄连轺赤小豆汤主之。

这都是阳明从中气太阴湿而发病，热盛于湿则汗出，以茵陈蒿汤攻里热为主，湿盛于热则无汗，以麻黄连轺赤小豆汤发汗主之。这里的发汗、利小便、攻下是张仲景汗、下两大法门。

太阴阳明系统的病就是燥湿为病。《太一生水》说：

水反辅太一，是以成天。

天反辅太一，是以成地。

天地复相辅也，是以成神明。

神明复相辅也，是以成阴阳。

阴阳复相辅也，是以成四时。

四时复相辅也，是以成沧热。

沧（寒）热复相辅也，是以成湿燥。

湿燥复相辅也，成岁而止。

故岁者，湿燥之所生也。

湿燥者，沧热之所生也。

沧热者，四时之所生也。

四时者，阴阳之所生也。

阴阳者，神明之所生也。

神明者，天地之所生也。

天地者，太一之所生也。

请看，寒热可以化为燥湿，寒热病表现出来的是燥湿症状。此说《素问·五常政大论》谓：“寒热燥湿不同其化也。”概括起来就是：

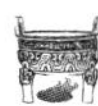

　　夏热
春湿　　秋燥
　　冬寒

《灵枢·九宫八风》论述与此同：

　　心热
肝湿　　肺燥
　　肾寒

石寿棠《医原》详细阐述了燥湿为病，独崇燥湿为万病之源，而含寒热之病性。

《理虚元鉴》抓住后天肺脾两本调阴阳，谓："阳虚之治所当悉统于脾"，"阴虚之治所当悉统于肺。"

《内经》还从另一方面论述四时四脏。

《素问·生气通天论》说：

春伤于风，邪气留连，乃为洞泄。

夏伤于暑，秋为痎疟。

秋伤于湿，上逆而咳，发为痿厥。

冬伤于寒，春必温病。

《素问·阴阳应象大论》说：

冬伤于寒，春必温病。

春伤于风，夏生飧泄。

夏伤于暑，秋必痎疟。

秋伤于湿，冬生咳嗽。

《灵枢·论疾诊尺》说：

冬伤于寒，春生病热。

春伤于风，夏生飧泄肠澼。

夏伤于暑，秋生疟。

秋伤于湿，冬生咳嗽。

是谓四时之序也。

夏暑即为火，秋湿即为地土，冬寒即为水，加上春风，即成佛家四大地、水、火、风，或希腊土、气、水、火四元素说。

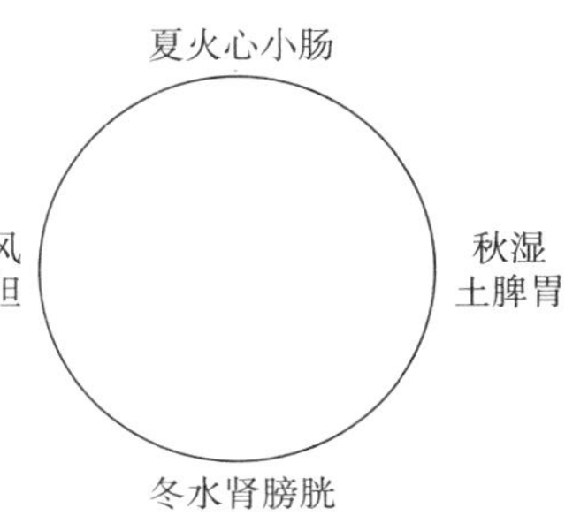

图6-8　四时

（2）少阳、厥阴系统（一阴一阳病，从中气春系统）

少阳为一阳，厥阴为一阴，厥阴主春风，少阳主相火主春阳生发，此风火乃人身阳气之根，主春生之气，人体气化的决定者，十一脏皆取决于此，寿夭取决于此。本系统的主要生理功能是升奉心肺营卫气血营养物质。如《素问·阴阳别论》说："食气入胃，散精于肝，淫气于筋。食气入胃，浊气归心，淫精于脉。脉气流经，经气归于肺，肺朝百脉，输精于皮毛。毛脉合精，行气于腑，腑精神明，留于四藏。气归于权衡，权衡以平，气口成寸，以决死生。"这属于循环系统，厥阴病多属于这方面的病，不在风，就在阳气。《素问·阴阳应象大论》说："阳之气，以天地之疾风名之。"

《素问·阴阳别论》说："一阴一阳结，谓之喉痹。"《素问·阴阳类论》说："一阴一阳代绝，此阴气至心，上下无常，出入不知，喉咽干燥，病在土脾。"《素问·太阴阳明论》说："喉主天气，咽主地气。"咽喉病就是肺脾病。一阳少阳和一阴厥阴不及病则阳气虚衰，李东垣说：阳气不足则脾胃病，故云"病在土脾"。阳气不足则阴气有余，寒湿阴气伤心火，故云"阴气至心"。太阳失光，则阴气弥漫环宇，故"上下无常，出入不知"。

其实，少阳厥阴系统的病，涉及《伤寒论》的厥阴病和少阳病。若从标本中气说，厥阴不从标本而从中气少阳看，则厥阴病一是有风火太过的白虎汤证、白头翁汤证等，二是有风火不及的小阳旦汤（桂枝汤）证、乌梅丸证、干姜黄连黄芩人参汤证、当归四逆汤证、四逆汤证等。

（3）太阳、少阴系统（三阳二阴病，从本从标病）

太阳、少阴从本从标，心主太阳主夏为阳极，肾主少阴主冬为阴极，太阳的中气是少阴，少阴的中气是太阳，太阳心有一阴生，少阴肾有一阳生，其象为坎离，心肾相交为既济，不交为未济。物极必反，阴阳转化。所以太阳有从本寒气为病（如麻黄汤证等）和从标阳热为病（如栀子豉汤证等），少阴有从本热气为病（如黄连阿胶汤证等）和从标阴为病（如麻黄附子细辛汤证等）。

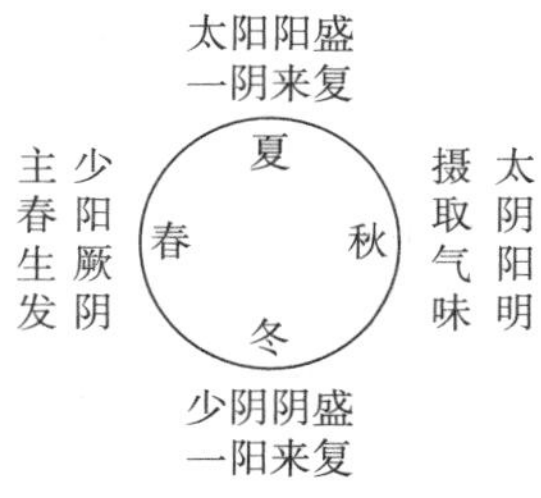

图6-9　六经中气示意图

张子和《儒门事亲》"标本中气歌"说：

"太阳少阴标本从，阴阳二气相包裹；

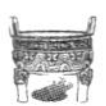

风从火断汗之宜，燥与湿兼下之可。”

后天之本阳明肺和太阴脾主摄纳天地五气、五味，肺主天气而主胃，如《素问·太阴阳明论》说：“阳者天气也，主外；阴者地气也，主内。故阳道实，阴道虚。故犯贼风虚邪者阳受之，食饮不节，起居不时者，阴受之。阳受之则入六腑，阴受之则入五脏。入六腑则身热不时卧，上为喘呼；入五脏则䐜满闭塞，下为飧泄，久为肠澼。故喉主天气，咽主地气。故阳受风气，阴受湿气。故阴气从足上行至头，而下行循臂至指端；阳气从手上行至头，而下行至足。故曰阳病者上行极而下，阴病者下行极而上。故伤于风者，上先受之，伤于湿者，下先受之……阳明者表也，五脏六腑之海也，亦为之行气于三阳。脏腑各因其经而受气于阳明，故为胃行其津液。”为什么阳明胃阳主天气呢？《素问·五脏别论》说：“夫胃、大肠、小肠、三焦、膀胱，此五者天气之所生也，其气象天，故泻而不藏。”此五腑皆天气所主。而《素问·阴阳应象大论》说：“天气通于肺。”故云胃阳主外主表受风气。所以《素问·太阴阳明论》所言脾胃，实际上是言肺脾。

肺为阳明二阳，脾为太阴三阴，乃二阳三阴也，阴仪系统为病。《素问·阴阳类论》说：“二阳三阴，至阴皆在，阴不过阳，阳气不能止阴，阴阳并绝，浮为血瘕，沉为脓胕。阴阳皆壮，下至阴阳。”二阳指肺天，三阴指脾地，至阴指脾，至阴极寒，指脾“脏寒”。“阴不过阳”指脾地阴气寒极不上交肺天。“阳气不能止阴”指阳不胜阴。“阴阳并绝”指天地阴阳不交，肺天气不降，脾地气不升。浮指肺气逆上，沉指脾寒在下。血瘕指瘀血积聚，脓胕指脓肿。“阴阳皆壮”，指肺天逆于上，脾地沉于下，天地不交。“下至阴阳”，指导致男女生殖器发病。如《素问·阴阳别论》说：“二阳之病发心脾，有不得隐曲，女子不月。”肺病而上源水亏，是天癸之源，天癸竭则男子无精、女子不月。如《素问·上古天真论》说：女子“二七而天癸至，任脉通，太冲脉盛，月事以时下，故有子。……七七任脉虚，太冲脉衰少，天癸竭，地道不通，故形坏而无子也。……二八肾气盛，天癸至，精气溢泻，阴阳和，故能有子。……七八肝气衰，筋不能动，天癸竭，精少，肾脏衰，形体皆极。”

二阳，阳明肺燥金也。其病来自于太阳心火和太阴脾土的有余与不足，是肺、脾、心三本之病。参阅《金匮要略·水气病脉证并治》说“寸口脉沉而迟，沉则为水，迟则为寒，寒水相搏，趺阳脉伏，水谷不化，脾气衰则鹜溏，胃气衰则身肿，少阳脉卑，少阴脉细，男子则小便不利，妇人则经水不通”自明。《素问·至真要大论》说：“阳明司天，燥淫所胜……丈夫㿉疝，妇人少腹痛。”看来凉燥太过可以导致男女病，寒水也可以导致男女病。《素问·评热病论》说：“诸水病者，故不得卧，卧则惊，惊则咳甚也，腹中鸣者，病本于胃也。薄脾则烦，不能食。食不下者，胃脘隔也。身重难以行者，胃脉在足也。月事不来者，胞脉闭也，胞脉者属心，而络于胞中，今气上迫肺，心气不得下通，故月事不来也。”心肺受邪，上焦不通则月事不来。逆于脾胃则腹鸣、胃脘不通，或溏泄，或身肿。由此可知，月经不但与脾胃有关，更与心肺关系密切。

《素问·阴阳类论》又说：“一阴一阳代绝，此阴气至心，上下无常，出入不知，喉咽干燥，病在土脾。”《素问·阴阳别论》说：“一阴一阳结，谓之喉痹。”一阴是厥阴，一阳是少阳，阳仪系统为病，二者主春天生阳之事。绝，就是不生阳气了，则阴盛阳衰，属于太阴“脏寒”，故云“病在土脾”。阴气弥漫，故见“此阴气至心，上下无常，出入不知，喉咽干燥”证及“喉痹”证。

二阳三阴太阴阳明阴仪系统病和一阴一阳少阳厥阴阳仪系统病，会导致阴阳升降出入发病，而致太阳、少阴标本发病。

这样就将标本中气理论与人体生命双结构和心肺脾三本完美结合起来了，见下面的示意图。

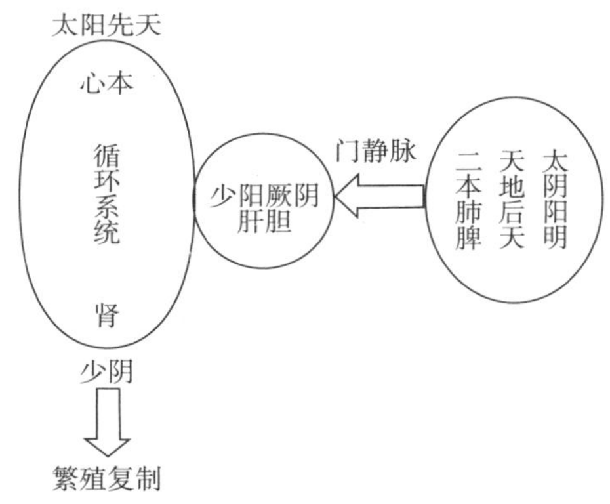

图 6－10　标本中气与生命双结构及三本结合示意图

人们只知道将脾胃称作后天之本，知道脾胃的重要性，却不知道为什么脾胃重要。后天二本肺脾五气、五味的化合需要加热，从标本中气理论知道其热源是少阳相火，转化成少阳太阴“火湿”——水火的结合。张仲景在临床中将其转化成“小建中汤”，李东垣《脾胃论》将其二次转化为“甲己化土”，以己为太阴脾土，以甲为少阳相火春生之气。

笔者以人体生命双结构、心肺脾三本和标本中气理论，破解四大经典，

 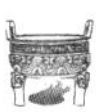

一线贯通，一通百通，肺脾天地气味为生气之源，少阳太阴火湿是生命之根，十二经之海，中气升降，当升则升，当降则降，生气运行不停，生命不息，哪里会生病！一但升降失调，逆之则百病生矣。一部《伤寒论》就是保肺以救中气——胃气，保胃气以救先天之本心君，救心君以安天下。

2. 司天在泉三大系统

另一是互为司天在泉的三大系统。

(1) 一阴一阳少阳厥阴风火系统互为司天在泉。(春系统)

《素问·六微旨大论》称此为“风火相值”。

(2) 二阴二阳少阴阳明燥热系统互为司天在泉。(秋冬阴仪系统)

《素问·六微旨大论》称此为“燥热相临”。

(3) 三阴三阳太阳太阴寒湿系统互为司天在泉。(表、里系统)

《素问·六微旨大论》称此为“寒湿相遘”。

这三大系统言司天在泉客气的互相作用对气候变化和疾病产生的影响。

笔者综合图6-6、图6-7、图6-8、图6-9可以绘出一幅能量分布图如下。

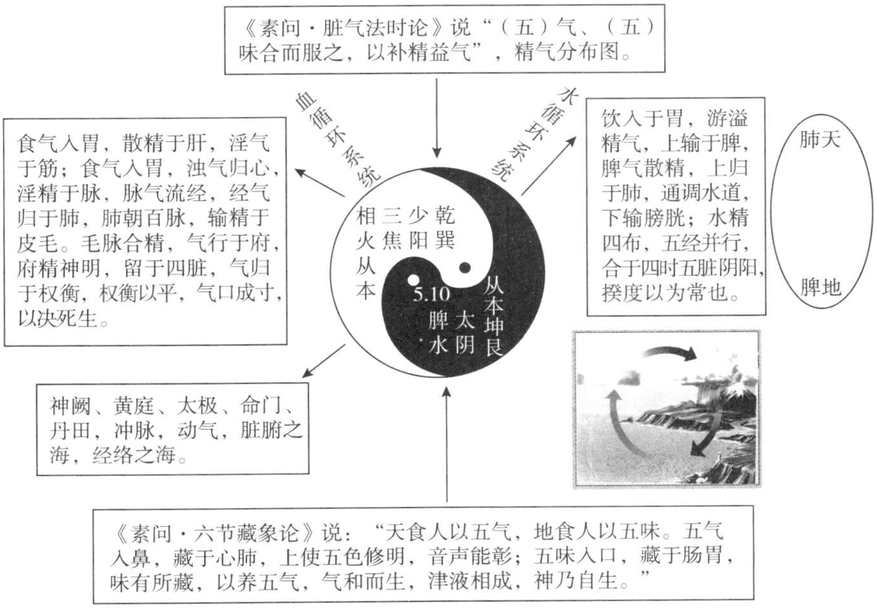

《素问·脏气法时论》说“(五)气、(五)味合而服之，以补精益气”，精气分布图。

血循环系统

水循环系统

食气入胃，散精于肝，淫气于筋；食气入胃，浊气归心，淫精于脉，脉气流经，经气归于肺，肺朝百脉，输精于皮毛。毛脉合精，气行于府，府精神明，留于四脏，气归于权衡，权衡以平，气口成寸，以决死生。

相火 三焦 少阳 乾巽 从本

5.10 脾水 太阴 从本坤艮

饮入于胃，游溢精气，上输于脾，脾气散精，上归于肺，通调水道，下输膀胱；水精四布，五经并行，合于四时五脏阴阳，揆度以为常也。

肺天

脾地

神阙、黄庭、太极、命门、丹田，冲脉，动气，脏腑之海，经络之海。

《素问·六节藏象论》说：“天食人以五气，地食人以五味。五气入鼻，藏于心肺，上使五色修明，音声能彰；五味入口，藏于肠胃，味有所藏，以养五气，气和而生，津液相成，神乃自生。”

图6-11　黄庭能量分布图

天地五气、五味合化生成精气与神，其能量分三道：

一是精微物质经门静脉进入循环系统。

二是水液气化循环系统。

三是原气、真气循行经络系统。

经络以冲脉为总汇。

这个神阙、黄庭处，就是人身的太极、命门、丹田，这个命门就是《难经·三十六难》所说的命门，谓："命门者，精神之所舍，原气之所系也。"这个原气就是肾间的动气，如《难经·八难》说："诸十二经脉者，皆系于生气之源。所谓生气之原者，谓十二经之根本也，谓肾间动气也。此五脏六腑之本，十二经脉之根，呼吸之门，三焦之原。一名守邪之神。故气者，人之根本也。"《难经·六十六难》说："脐下肾间动气者，人之生命也，十二经之根本也，故名曰原。"这里的"脐下"，是躺着的脐下，不是站着的脐下，在脐与命门之间就是所谓的"肾间动气"。《难经》所说命门为十二经之根本，正是冲脉的内容，《内经》说：

夫冲脉者，五脏六腑之海也，五脏六腑皆禀焉。其上者，出于颃颡，渗诸阳，灌诸精；其下者，注少阴之大络，出于气街，循阴股内廉，入腘中，伏行骭骨内，下至内踝之后属而别。其下者，并于少阴之经，渗三阴；伏行出跗属，下循跗，入大指间。(《灵枢·逆顺肥瘦》)

冲脉者，十二经脉之海也，与少阴之大络起于肾下，出于气街，循阴股内廉，邪入腘中，循胫骨内廉，并少阴之经，下入内踝之后，入足下；其别者，斜入踝，出属跗上，入大指之间，注诸络以温足胫。(《灵枢·动输》)

冲脉者，经脉之海也，主渗灌溪谷，与阳明合于宗筋，阴阳揔宗筋之会，会于气街，而阳明为之长，皆属于带脉，而络于督脉。(《素问·痿论》)

寒气客于冲脉，冲脉起于关元，随腹直上，寒气客则脉不通，脉不通则气因之，故喘动应手矣。(《素问·举痛论》)

冲脉者，为十二经之海，其输上在于大杼，下出于巨虚之上下廉。(《灵枢·海输》)

冲脉任脉，皆起于胞中，上循背里，为经络之海，其浮而外者，循腹右，上行会于咽喉，别而络唇口，血气盛则充肤热肉，血独盛则澹渗皮肤，生毫毛。(《灵枢·五音五味》)

《难经·二十七难》说："冲脉者，起于气冲，并足阳明之经，夹脐上行，至胸中而散也。"

《奇经八脉考》云："起于少腹之内胞中，其浮而外者，起于气冲，并

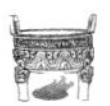

足阳明、少阴之间，循腹上行至横骨，挟脐左右各五分，上行历大赫……至胸中而散。”

冲脉的循行线路图如下：

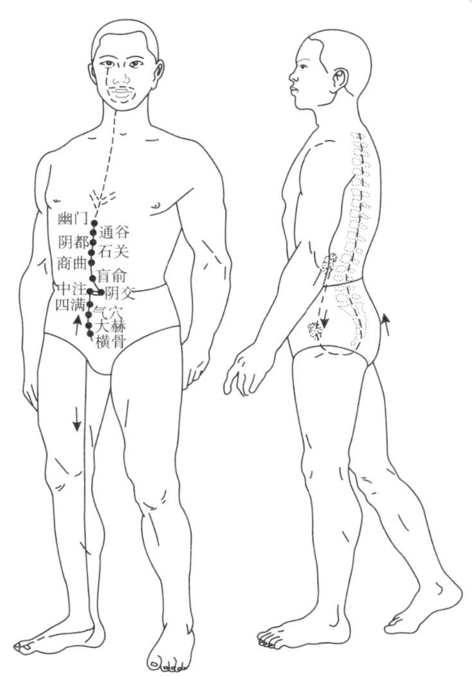

图 6－12　冲脉循行线路图

冲者，动也。冲脉，就是动脉，是“肾间动气”，是推动原气恒动之脉，故前肚脐称神阙，后腰间称命门。这个黄庭太极为三焦之源，所以三焦相火是这个动气的原动力。

《灵枢·经别》说：“夫十二经脉者，人之所以生，病之所以成，人之所以治，病之所以起，学之所以始，工之所以止也。”而十二经脉总统于肚脐太极神阙，所以这个太极是生命、疾病、治疗、学习都必须重视的地方。

冲脉与督脉、任脉一源三岐，故修炼督任小周天，就是养太极丹田元气，此元气充旺，百病不生，所以我们特别重视冲脉，大补不离公孙穴。

由此看来，与肚脐有直接关系的穴位就有：神阙、公孙（冲脉）、太白、章门、阳池、丘墟、足临泣（带脉），并且十二原穴都与此有关。《灵枢·九针十二原》说：“五脏有六腑，六腑有十二原，十二原出于四关，四关主治五脏。五脏有疾，当取之十二原。十二原者，五脏之所以禀三百六十五节气味也。五脏有疾也，应出十二原。十二原各有所出，明知其原，睹其应而知五脏之害矣。阳中之少阴，肺也，其原出于太渊，太渊二。阳中之太阳，心也，其原出于大陵，大陵二。阴中之少阳，肝也，其原出于太冲，太冲二。阴中之至阴，脾也，其原出于太白，太白二。阴中之太阴，肾也，其原出于太溪，太溪二。膏之原，出于鸠尾，鸠尾一。肓之原，出于脖胦，脖胦一。凡此十二原者，主治五脏六腑之有疾者也。”

因为神阙是黄庭太极之穴，而太极由少阳三焦相火和太阴脾水组成，所以才有培元固本、回阳救逆、健运脾胃肠道，以及布散元气的功能。因为这里是五脏六腑、十二经脉之海，所以才能通调脏腑经络。

如果将“神乃自生”的黄庭当做原点，则是一源三岐。

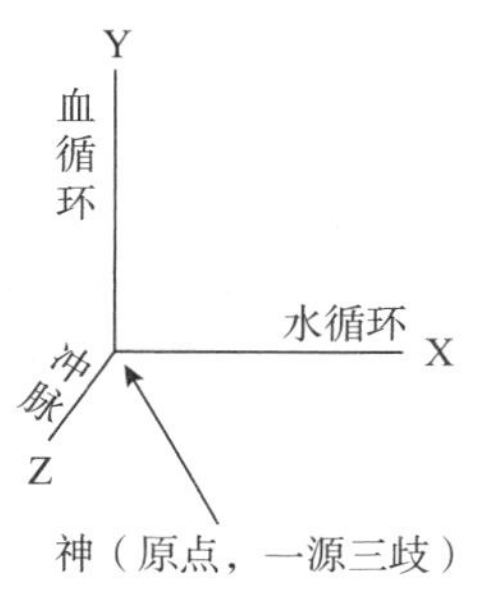

图 6-13　一源三岐图

天（五气）和地（五味、水谷）之气合化成精微物质，后天一源三岐分开。

《灵枢·五味》说：“谷始入于胃，其精微者，先出于胃之两焦，以溉五脏，别出两行，营卫之道。”及“谷气津液已行，营卫大通。”

营血走管道血脉循环系统，其运行及功能如《灵枢·营气》说：“营气之道，内谷为宝。谷入于胃，乃传之肺，流溢于中，布散于外。精专者，行于经隧，常营无已，终而复始，是谓天地之纪。故气从太阴出注手阳明，上行注足阳明，下行至跗上，注大趾间，与太阴合；上行抵髀，从脾注心中，循手少阴，出腋下臂，注小指，合手太阳；上行乘腋，出䪼内，注目内眦，上巅，下项，合足太阳，循脊，下尻，下行注小趾之端，循足心，注足少阴；上行注肾，从肾注心外，散于胸中，循心主脉，出腋，下臂，出两筋之间，入掌中，出中指之端，还注小指次指之端，合手少阳；上行注膻中，散于三焦，从三焦注胆，出胁，注足少阳；下行至跗上，复从跗注大趾间，合足厥阴，上行至肝，从肝上注肺，上循喉咙，入颃颡之窍，究于畜门。其支别者，上额，循巅，下项中，循脊入骶，是督

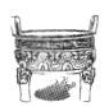

脉也；络阴器，上过毛中，入脐中，上循腹里，入缺盆，下注肺中，复出太阴。此营气之所行也，逆顺之常也。”《素问·痹论》云：“营者，水谷之精气也。和调于五脏，洒陈于六腑，乃能入于脉也。故循脉上下，贯五脏，络六腑也。”

卫气走水循环气化系统，其功能如《灵枢·本藏》所云：“卫气者，所以温分肉，充皮肤，肥腠理，司开阖者也。”《素问·痹论》说：“卫者，水谷之悍气也，其气慓疾滑利，不能入于脉也，故循皮肤之中，分肉之间，熏于肓膜，散于胸腹。”《灵枢·邪客》说：“卫气者，出其悍气之慓疾，而先行于四末分肉皮肤之间而不休者也。”卫气的功能有三：一是护卫肌表，防御外邪入侵；二是温养脏腑、肌肉、皮毛等；三是调控腠理的开合及汗液的排泄，以维持体温的相对恒定。

冲脉真气走经脉，《素问·离合真邪论》云：“真气者，经气也。”《灵枢·刺节真邪》云：“真气者，所受于天，与谷气并而充身者也。”《素问·上古天真论》云：“恬惔虚无，真气从之；精神内守，病安从来?”

《灵枢·动输》说：手太阴、足少阴、阳明，三脉独动不休，乃后天一源三岐。

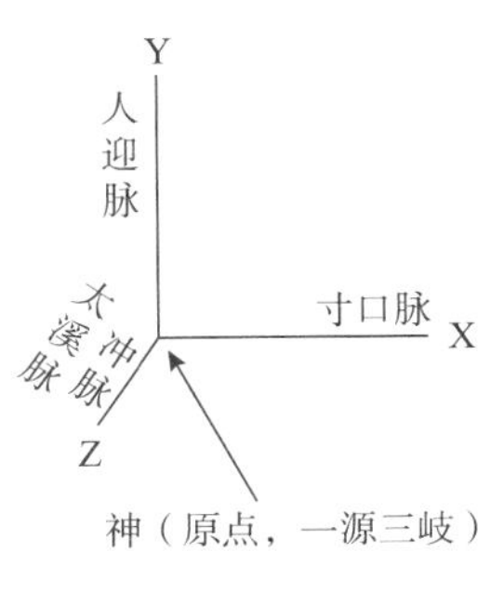

图 6-14　三部脉

“是明胃脉也。胃为五脏六腑之海，其清气上注于肺，肺气从太阴而行之，其行也，以息往来，故人一呼，脉再动，一吸脉亦再动，呼吸不已，故动而不止。”这是寸口脉。

“足之阳明，何因而动？……胃气上注于肺，其悍气上冲头者，循咽，上走空窍，循眼系，入络脑，出顑，下客主人，循牙车，合阳明，并下人迎，此胃气别走于阳明者也。”这是人迎脉。

“足少阴何因而动？……冲脉者，十二经之海也，与少阴之大络起于肾下，出于气街，循阴股内廉，邪入腘中，循胫骨内廉，并少阴之经，下入内踝之后。入足下，其别者，邪入踝，出属跗上，入大指之间，注诸络，以温足胫，此脉之常动者也。”这是太溪脉。

上部为天是人迎脉，中部为人是寸口脉，下部为地是太溪脉，这样就形成了“三部九候诊法”。

《素问·三部九候论》说：“故人有三部，部有三候，以决死生，以处百病，以调虚实，而除邪疾。……有下部、有中部、有上部，部各有三候。三候者，有天、有地、有人也。……上部天，两额之动脉；上部地，两颊之动脉；上部人，耳前之动脉。中部天，手太阴也；中部地，手阳明也；中部人，手少阴也。下部天，足厥阴也；下部地，足少阴也；下部人，足太阴也。故下部之天以候肝，地以候肾，人以候脾胃之气。中部之候……天以候肺，地以候胸中之气，人以候心。上部以何候之……天以候头角之气，地以候口齿之气，人以候耳目之气。”此乃以横膈膜分三部，横膈膜之下为肝脾肾，横膈膜之上为心肺，头为天候九窍候阳气。张仲景往往只取人迎脉和寸口脉，人迎脉为阳主外感，寸口脉为阴主内伤。

（七）标本中气治则

《素问·至真要大论》说病有生于本、标、中气之不同，故有不同治法，谓“有取本而得者，有取标而得者，有取中气而得者，有取标本而得者”，即病生于本，应治其本；病生于标，应治其标；病生于中气，应治其中气；病生于标本，应标本同治。如果“病反其本，得标之病”，则“治反其本，得标之方”，即病生于标，则治其标。观其脉证，随证治之。

总之，“调气之方，必别阴阳”，病在外本治其外，病在内标治其内。

（八）脉诊

从中医太极三部六经体系图中可以看出，春夏属于阳仪系统而诊脉于人迎，秋冬属于阴仪系统而诊脉于寸口。如《灵枢·禁服》云：

寸口主中，人迎主外，两者相应，俱往俱来，若引绳大小齐等。

春夏人迎微大，秋冬寸口微大，如是者，名曰平人。

《灵枢·四时气》云：

气口候阴，人迎候阳也。

《灵枢·五色》云：

切其脉口，滑小紧以沉者，病益甚，在中；

人迎气大紧以浮者，其病益甚，在外。

其脉口浮滑者，病日进；

人迎沉而滑者，病日损。

其脉口滑以沉者，病日进，在内；

其人迎脉滑盛以浮者，其病日进，在外。

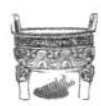

脉之浮沉及人迎与寸口气小大等者，病难已；

病之在脏，沉而大者，易已，小为逆；

病在腑，浮而大者，其病易已。

人迎盛坚者，伤于寒，气口盛坚者，伤于食。

二、张子和突出少阳太阴“从本”的火湿

（一）张子和提出“火湿”是生命之本

后世医家在《内经》基础上又有阐发，如金·刘河间《素问玄机原病式》指出：“大凡治病，必先明标本，……六气为本，三阴三阳为标。故病气为本，受病经络脏腑谓之标也。”

张子和《儒门事亲》“标本中气歌”云：

少阳从本为相火，太阴从本湿上坐；

厥阴从中火是家，阳明从中湿是我；

太阳少阴标本从，阴阳二气相包裹；

风从火断汗之宜，燥与湿兼下之可。

万病能将火湿分，彻开轩岐无缝锁。

张子和抓住了标本中气理论的要害，认为从本的“少阳太阴火湿”才是最根本的东西，因为“火湿”造成了人体的中气升降运动。这个“火”是人体基本温度的保障，这个“湿”是人体基本湿度的保障。

这与《黄庭经》说法相合，《黄庭经》上有章第二云：

上有魂灵下关元，左为少阳右太阴，后有密户前生门。出日入月呼吸存。

四气所合列宿分，紫烟上下三素云。灌溉五华植灵根，七液洞流冲庐间。

回紫抱黄入丹田，幽室内明照阳明。

《黄庭经》把“从本”的“少阳太阴”所在的“中气”称作“丹田”，与气功养生结合在一起。

张子和认为万病起于“火湿”，清代何梦瑶认为“万病非寒则热”（《医碥》卷一杂症补泻论），其实是一个道理，火不足则寒湿为患，火太过则为热。火衰则寒而气滞血瘀痰凝，火盛津血耗伤则腠理闭塞而气滞郁结。寒则温通，热则润通，二大法门也。但在临床实践中，却很少有单纯的寒证，或单纯的热证，往往是寒热混杂证。

（二）火湿病

“从本”的少阳太阴“火湿”病有两大类，即薛生白《湿热论》和李

东垣《脾胃论》阳虚三联病。

1. 薛生白《湿热论》

《湿热论》认为湿热病起初受病部位多直中膜原，谓“湿热之邪，从表伤者十之一二，由口鼻入者十之八九。……膜原者，外通肌肉，内近胃腑，即三焦之门户（少阳），实一身之半表半里也。邪由上受，直趋中道，故病多归膜原。”而其病机中心在中焦脾胃，谓“湿热乃阳明太阴同病”，“湿热病属阳明太阴经者居多”。“中气实则病在阳明，中气虚则病在太阴”，“湿热两分，其病轻而缓；湿热两合，其病重而速”。其传变规律有正局和变局之分，正局除以脾胃为中心之外，必见二经之表，谓“病在二经之表者（所云表者，乃太阴阳明之表，而非太阳之表。太阴之表，四肢也，阳明也；阳明之表，肌肉也，胸中也）”。变局“多兼少阳三焦。病在二经之里者，每兼厥阴风木”，“湿热一合，则身中少火悉化为壮火”，于是激起三焦相火“上下充斥，内外煎熬，最为酷烈”，而变证蜂起，险象丛生。若“湿多热少，则蒙上流下”，“有湿无热，止能蒙蔽清阳，或阻于上，或阻于中，或阻于下”，“湿热俱多，则下闭上壅，而三焦俱困”（见第11条自注），“阳明太阴湿热内郁，郁甚则少火皆成壮火，而表里上下，充斥肆逆”。

其实应该是外感湿热病多直中膜原，病变中心在黄庭少阳太阴，是少阳太阴同病，湿热病属少阳太阴者居多。热多湿少，“则身中少火悉化为壮火”，于是激起三焦相火“上下充斥，内外煎熬，最为酷烈”，而变证蜂起，险象丛生。若“湿多热少，则蒙上流下”，“有湿无热，止能蒙蔽清阳，或阻于上，或阻于中，或阻于下”；“湿热俱多，则下闭上壅，而三焦俱困”（见第11条自注），“阳明太阴湿热内郁，郁甚则少火皆成壮火，而表里上下，充斥肆逆”。

2. 李东垣《脾胃论》

少阳主相火，太阴主脾湿，所以太极黄庭最多湿火病。三焦腑在腠理，腠理是心包络络脉系统，即微循环系统。三焦心包实则为相火，虚则代为心火——阴火。太阴脾主肌肉主湿，所以湿火病多在络脉。朱丹溪“因见河间、戴人、东垣、海藏诸书，始悟湿热、相火为病甚多。……徐而思之，湿热、相火，自王太仆注文已成湮没，至张、李诸老始有发明。人之一身，阴不足而阳有余，虽谆谆然见于《素问》，而诸老犹未表章，是宜局方之盛行也”（《格致余论·序》）。丹溪在这里表达的意思是：刘、张、李等人的“湿热、相火”之说，笔者是赞赏的，诸人虽有所发挥，但论述得不够全面不够深刻，尤其是对“阴不足、阳有余”的问题。故丹溪

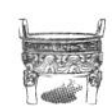

用一生的精力致力于对“湿热、相火”和“阴不足、阳有余”三个问题的研究。朱丹溪对刘守真、张子和、李东垣等人独抓君火的经验有过深刻的研究，并有独特的见解和发展。如云“心者，君火也。火旺则金烁水亏，为火独存”（《脉因证治》），“肾水常借肺金为母，以补助其不足”（《阳有余阴不足论》）。心火亢盛则刑肺金，上源水枯，下源断流，肺金燥，肾水亏，肾水亏则相火也动，由心火而及相火，是心火之为病的一个发展阶段。心火乘脾为热中，是“火土二家之病”（《局方发挥》）。“脾土之阴受伤，转输之官失职，胃虽受谷不能运化。故阳自升，阴自降，而成天地不交之否。于斯时也，清浊相混，隧道壅塞。气化浊，血瘀郁，而为热。热留而久，气化成湿，湿热相生”（《格致余论·鼓胀论》）。“阳自升”指心火炎上，“阴自降”指水湿走下。三焦相火衰弱，不能气化水湿，气寒反化浊而成水湿。心火内伏血脉，百脉沸腾，热之所过，血为之凝滞，故“血瘀郁”，“火土”病“悉是湿热内伤之病”（《局方发挥》），即“火湿”病。

此病最多阳虚三联证，寒热交结，燥湿同病，症见寒湿、阴火、痰结、血瘀、癥瘕积聚等，甚则肿瘤癌症。

太阴脾病部位：消化道、膜原、四肢、肌肉、脊柱、口腔、口唇、津液气血、脾经等。由于脾经“挟咽，连舌本，散舌下；其支者，复从胃，别上膈，注心中”，故可有咽、舌、膈、心的疾病发生。

少阳三焦病部位：消化道、腠理络脉、水道、气道等。

3. 阳气内蒸

尤在泾《金匮要略心典》在解释风湿病时说：“欲湿之去者，但使阳气内蒸而不聚泄，肌肉关节之间充满流行，而湿邪自无地可容矣。”就是说在湿盛的时候要靠阳气蒸化才能祛湿，而且“火”不能太大太猛及太小太慢，火太大则汗大泄而病不除，火小则湿不化，只有适中的火力才能让湿变成蒸气充满肌肉关节腠理间。

4. 郁积为毒

这个“火湿”多在膜原及络脉，一个“湿毒”，一个“火毒”，或为“火湿毒”，或为湿偏盛，或为火偏盛，

（三）百病纲领

《素问·宝命全形论》说：

天覆地载，万物悉备，莫贵于人；人以天地之气生，四时之法成……夫人生于地，悬命于天，天地合气，命之曰人。

那么天、地四时之气是什么呢?《素问·六节藏象论》说:

天食人以五气,地食人以五味。五气入鼻,藏于心肺,上使五色修明,音声能彰;五味入口,藏于肠胃,味有所藏,以养五气,气和而生,津液相成,神乃自生。

原来天气是五气,地气是五味。五气是什么?《素问·天元纪大论》说:“天有五行御五位,以生寒暑燥湿风。”五味来源于饮食,《素问·经脉别论》说:

食气入胃,散精于肝,淫气于筋。食气入胃,浊气归心,淫精于脉。脉气流经,经气归于肺,肺朝百脉,输精于皮毛。毛脉合精,行气于腑,腑精神明,留于四藏。气归于权衡,权衡以平,气口成寸,以决死生。

饮入于胃,游溢精气,上输于脾,脾气散精,上归于肺,通调水道,下输膀胱,水精四布,五经并行,合于四时,五脏阴阳,揆度以为常也。

天地输送到人体的五气、五味——饮食之原料在胃肠经过加工变成了津液、营卫气血、神,然后输送到心肺而滋布全身。这个加工器,古人称之为灶,从土从火,土为太阴脾湿,火为少阳三焦相火,合之为“火湿”。笔者这样认为,胃肠是口锅,五气、五味是原料,胰腺液、胆汁、胃肠液是加工器。《素问·六微旨大论》说:“器者,生化之宇,器散则分之,生化息矣。”

天者主于肺,地者主于脾。天者阳,地者阴,而《素问·生气通天论》说:“阳气者,若天与日,失其所,则折寿而不彰。故天运当以日光明。”就是说天体的运行,应该以太阳光明为主,就人体来说,肺天运行也应当以人身一轮红日少阳三焦相火为主,故《黄庭内景经》肺之章说“肺之为气三焦起”,《脾胃论·五脏之气交变论》说“三焦于肺为用”,《难经·八难》说三焦原气为“呼吸之门”,可知肺呼吸之根在少阳三焦,所谓本天者亲上“火就燥”也。肺主诸气,三焦为“呼吸之门”,肺通调水道,三焦也主水道。于此可知,所谓“天地合气,命之曰人”,就是天运少阳和地运太阴“火湿”合气,少阳火主温度之寒热,太阴湿主湿度之燥湿,寒热燥湿主宰者四时万物之化育也。故《素问·六微旨大论》说:“天气下降,气流于地,地气上升,气腾于天,故高下相召,升降相因,而变作矣。”《素问·五运行大论》说:“天地之动静,神明为之纪;阴阳之升降,寒暑彰其兆。”《素问·天元纪大论》说:“动静相召,上下相临,阴阳相错,而变由生也。”《素问·六元正纪大论》说:“知其要者,一言

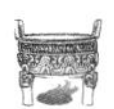

而终，不知其要，流散无穷。”其斯言欤！这也与五运六气的标本中气理论合一，张子和《儒门事亲》“标本中气歌”云：

少阳从本为相火，太阴从本湿上坐；

厥阴从中火是家，阳明从中湿是我；

太阳少阴标本从，阴阳二气相包裹；

风从火断汗之宜，燥与湿兼下之可。

万病能将火湿分，彻开轩岐无缝锁。

张子和抓住了中医五运六气标本中气理论的要害，认为从本的“少阳太阴火湿”才是最根本的东西。

少阳相火与太阴脾湿的关系：

少阳三焦相火旺则生太阴脾湿，相火蒸腾水则气化为湿，这个湿中有热，称为湿热。

在自然界属于四之气的暑热天气，古人云暑必夹湿，《内经》称为蒸溽，升于天上则为云雨，雨降于地，故称太阴为雨府。《素问·阴阳应象大论》称此谓：“清阳为天，浊阴为地；地气上为云，天气下为雨；雨出地气，云出天气。”时在夏秋之交的雨季，气候酷热潮湿，天气闷热，蒸腾上升则乌云密布，然后一场大雨下降，万物欢悦，万物丰茂生长于此时。如果湿热气化太过，云雨太多，就会形成水灾而伤害万物。

在人体，相火蒸腾水饮气化为湿热，则上升于肺天，经肺的肃降功能化为水而藏于膀胱。《素问·经脉别论》称此谓：“饮入于胃，游溢精气，上输于脾，脾气散精，上归于肺，通调水道，下输膀胱。水精四布，五经并行。合于四时五脏阴阳，揆度以为常也。”肺“通调水道”的过程，就是输布湿热到全身滋养的过程，故云“水精四布，五经并行”。最后“下输膀胱”排出体外，完成代谢过程。这个过程符合“合于四时五脏阴阳”的自然现象。

如果少阳相火衰微，水湿不化，则下流于肾，形成寒湿，多在太阴脾和少阴肾，即太阴少阴病。

由上述可知，火湿病多在上焦，故《医原》说：“湿热治肺，千古定论。”但有湿多热少、湿少热多之分。寒湿多在下焦，需要温阳利湿，如四逆汤、真武汤、附子汤、苓桂术甘汤之类。

何廉臣在《重订广温热论》说：湿火，“湿重于热，则发于太阴肺脾。”肺脾属于后天二本，《内经》六经将肺归于阳明，脾归于太阴。又说：“治法以轻开肺气为主。肺主一身之气，肺气化，则脾湿自化，即有兼邪，亦与之俱化。”

风寒热湿燥火六气，少阳火调节阳仪厥阴、太阳之风寒温度，太阴湿调节阴仪阳明、少阴之燥热湿度，故张子和说“万病能将火湿分，彻开轩岐无缝锁”，湿之质是水，所以水火为四气变化之本。就“火湿”而言，重在于火，火可以调湿燥，故张子和说：“休治风，休治燥，治得火时风、燥了。”少阳相火寄于肝胆，所以《内经》说：“凡十一脏，皆取决于胆。”万病归于“火湿”，“火湿”又归重于“火”，即少阳三焦相火。此火即所谓“胃脘之阳”。《脾胃论》说：“胃气者，谷气也，荣气也，运气也，生气也，清气也，卫气也，阳气也。又天气、人气、地气，乃三焦之气。分而言之则异，其实一也，不当作异名异论而观之。”就是少阳三焦相火阳气。

少阳相火不足，所以李东垣说“脾胃之气既伤，而元气亦不能充，而诸病之所由生也”。所谓“内伤脾胃，百病由生”也。

据以上阐述笔者提出“火与湿相携”的观念。

厥阴从中气少阳三焦相火而形成春夏之阳生阴长，故《素问·五常政大论》说：“阴精所奉其人寿，阳精所降其人夭。”李东垣解释说：“夫阴精所奉者，上奉于阳，谓春夏生长之气也；阳精所降者，下降于阴，谓秋冬收藏之气也。且如地之伏阴，其精遇春而变动，升腾于上，即曰生发之气；升极而浮，即曰蕃秀之气，此六气右迁于天，乃天之清阳也。阳主生，故寿。天之元阳，其精遇秋而退，降坠于下，乃为收敛殒杀之气；降极而沉，是为闭藏之气，此五运左迁入地，乃地之浊阴也。阴主杀，故夭”，“阴精所奉，谓脾胃既和，谷气上升，春夏令行，故其人寿。阳精所降，谓脾胃不和，谷气下流，收藏令行，故其人夭。”如果少阳三焦相火不足，则脾胃气虚，湿气下流于肾。故李东垣说：“脾胃不足之源，乃阳气不足，阴气有余。”并说：“大抵脾胃虚弱，阳气不能生长，是春夏之令不行，五脏之气不生。脾病则下流乘肾，土克水，则骨乏无力，是为骨蚀，令人骨髓空虚，足不能履地，是阴气重叠，此阴盛阳虚之证。”阳不生阴不长，阴精不上奉，而心火——阴火随起，故李东垣说“火与元气不两立”，实际上是心火——阴火与少阳三焦相火阳衰不两立，即“心火与少阳不两立”。心火在上克肺金伤阴，少阳阳虚湿流于肾则寒湿聚下，则见“阴与湿不两立”。阳明从中气太阴湿土而形成秋冬阳杀阴藏，秋金行令，阴降彻地，万物凋零，至冬水冰地坼，阳藏而水湿冰封大地。于此可知，水湿随少阳相火而化矣，故云“火与湿相携”，即“阳与湿相携”。阳生湿化，阳伏湿生。

火湿生百病，张子和（公元 1151—1231 年）阐述于前，李东垣（公

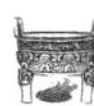

元1180—1251年）阐述于后，特别是李东垣的阐述更全面。

《周易大传·文言传》说："同声相应，同气相求，水流湿，火就燥……本乎天者亲上，本乎地者亲下，则各从其类也。"所以"火就燥"在上，不但伤气，更伤于阴。"水流湿"于下，不但阴盛，更伤于阳。在下之湿伤阳，可温阳化湿利小便；在上之火伤阴，可养阴血以泻火。阴火伤气伤阳，可扶阳泻火。阴湿伤阳伤阴，可温阳化湿而育阴。

李东垣提出的"火与元气不两立"观点，其实是少阳三焦相火衰与心火——阴火不两立，即"少阳阳气与心火——阴火不两立"，笔者称之为"阳虚三联证"：

一是少阳三焦相火虚衰，导致脾胃气虚。

二是阳不生阴不长，阴精不能上奉，导致心火——阴火上起。

三是湿气下流于肾。

《三指禅》说："湿积而蒸，则为湿火。"《温病条辨·中焦》说："湿久生热，热必伤阴，古称湿火者是也。"何廉臣《重订广温热论》论"湿火"最详，可以参阅。

从上述可知，阳虚生火，阴虚聚湿。壮火食气则伤阳，湿盛不化不奉则伤阴。阳、湿在地而亲下，火、阴在天而亲上。按"同气相求"说，故李东垣有"上火与下阳不两立""上阴与下湿不两立"之说。

心火——阴火偏于上，一是走血脉，"百脉一宗，悉至其病"，潜伏于脉络，煎熬血液则成瘀，煎熬津液则成痰，痰瘀交阻日久就会形成结聚，进而形成肿瘤；二是火克肺金则伤气，必见乏力、气短、气喘、咽喉不适、容易感冒等症状。循环系统、呼吸系统之病最多见，在《伤寒论》属于"太阳阳明病"范畴，李东垣直接称为"心肺病"。

火湿日久则成毒，成毒必伤阴。伤阴轻者，舌上无苔而生杨梅点；甚者，舌生裂纹。产生火湿毒的病机是阳不生而阴不长，所以治疗火湿毒的关键是扶阳养阴，扶阳温化其湿，养阴血以制心火；湿毒或从腑由大小便出，或由少阳相火温化；火毒则需养护津血，凉血透邪外发斑疹。

火湿伏积日久必伤阴，猪苓汤证是也。湿毒可用防己黄芪汤、防己茯苓汤，防己苦辛寒祛湿毒。火湿伤血兼感外邪用防己地黄汤。

水湿偏于下，太阴脾、少阴肾、厥阴肝三阴为病，日久聚为水饮，有痰饮、悬饮、溢饮、支饮之分，或成奔豚水气等病，水湿伏于经络，或成伏湿，或成痰，痰湿交阻气滞则成瘀，就会形成各种囊肿、肿瘤。消化道系统、泌尿系统、生殖系统之病最多见。

而且阳虚三联证是同时存在，火湿为病，或火重于湿，或湿重于火，或火湿同重，日久成为伏毒，火极成火毒，湿极成湿毒，各随证治之。

火湿潜伏日久，更遇异气则成毒气，《素问·五常政大论》曾提出“寒毒”“湿毒”“热毒”“清毒”“燥毒”五毒概念。《伤寒论》说：“阳脉洪数，阴脉实大者，更遇温热，变为温毒。温毒为病最重也。”并说：“伤寒为毒，最成杀历之气。”肿瘤往往与此五毒有关系。田胜利、何春梅《现代中医新思维——伏邪内伤临床路径》说：“湿火久稽，必生湿毒，见湿毒必阴已伤，湿与阴不相携，湿久伤阴；火与阳不两立，火久损阳，脾太阴经络阴阳气败，则积成，或伏瘀重，或伏痰重，必兼气滞，交阻成积，成积则有形。”（第27页，上海科学技术出版社，2011年）

“火湿”伏藏于内，火是心火，多在血脉。《灵枢·贼风》说：“黄帝曰：夫子言贼风邪气伤人也，令人病焉，今有其不离屏蔽，不出室穴之中，卒然病者，非不离贼风邪气，其故何也？岐伯曰：此皆尝有所伤于湿气，藏于血脉之中，分肉之间，久留而不去。若有所堕坠，恶血在内而不去，卒然喜怒不节，饮食不适，寒温不时，腠理闭而不通。其开而遇风寒，则血气凝结，与故邪相袭，则为寒痹。其有热则汗出，汗出则受风，虽不遇贼风邪气，必有因加而发焉。黄帝曰：今夫子之所言者，皆病人之所自知也。其毋所遇邪气，又毋怵惕之所志，卒然而病者，其故何也？唯有因鬼神之事乎？岐伯曰：此亦有故邪留而未发，因而志有所恶，及有所慕，血气内乱，两气相搏。其所从来者微，视之不见，听而不闻，故似鬼神。”此言伏湿在四种诱因下发病：

一是外伤瘀血；二是情志起心火；三是饮食伤胃肠；四是四时异气。

这些都能产生“火湿”，《脾胃论》多有阐述，请参阅笔者《五运六气解读〈脾胃论〉》一书。

湿火伏于太极黄庭，日久成湿毒，必伤太阴，脾开窍于口，其华在唇，其经脉“挟咽，连舌本，散舌下”，故可见口舌唇生疮，唇下湿疹；久而成瘀、成痰，则口唇暗紫；湿毒伤咽则咽奇痒不休，痰咳不出，或咽干声哑。湿毒上攻于咽喉为惑，下注于阴肛为狐，或为**白塞综合征**。又脾合肌肉、主四肢，也会表现出症状。

湿火毒发作的典型病是小儿手、足、口三联证病。首先是胃肠道病引发感染，该病一年四季都可发生，常见于夏秋季节（4～9月），其特点是发热，手心、足心、臀部、咽峡部出现疱疹。轻者一般病程一周左右可痊愈，重症可并发脑炎、心肌炎、神经源性肺水肿等，易危及病人生命。患儿多以发热起病，一般为38℃左右，发热同时在口腔、手足、臀部出现皮疹，或出现黏膜疱疹。部分病人早期有咳嗽等感冒症状。发热1～2天后开始出现皮疹，通常出现在手掌和足底，也可以出现在臀部。有的患儿不发热，只表现为手、足、臀部皮疹或疱疹性咽峡炎，病情较轻。大多数患儿在一周内体温下降，皮疹消退，病情好转。严重者出现精神不振，呕吐，嗜睡，抽风，昏迷。

其次是白塞口、生殖器、眼三联证病，日本学者报告各器官系统损害的发生率分别为：口腔溃疡100%，外生殖器溃疡97%，皮疹90%，眼部损害79%。我国**白塞综合征**各临床表现的发生率为：口腔溃疡99%，皮肤病变96.8%，外生殖器病变73.6%，眼部病变43.2%，神经系统26%，大血管8.7%，消化道8.4%，关节炎60.9%。

有人吃毛豆增湿下注则发痔疮。

此湿火可借用达原饮加减，达原饮由槟榔、厚朴、草果、知母、芍药、黄芩、甘草七味药组成。吴又可《温疫论》卷上云："槟榔能消能磨，除伏邪，为疏利之药，又除岭南瘴气；厚朴破戾气所结；草果辛烈气雄，除伏邪盘踞。三味协力，直达其巢穴，使邪气溃败，速离膜原，是以为达原也。热伤津液，加知母以滋阴；热伤营气，加白芍以和血；黄芩清燥热之余；甘草为和中之用。以后四品，乃调和之剂，如渴与饮，非拔病之药也。"

本方为温疫秽浊毒邪伏于膜原而设。《重订通俗伤寒论》说："膜者，横膈之膜；原者，空隙之处。外通肌腠，内近胃腑，即三焦之关键，为内外交界之地，实一身之半表半里也。"《温疫论》说："疫者感天地之疠气，……邪从口鼻而入，则其所客，内不在脏腑，外不在经络，舍于伏膂之内，去表不远，附近于胃，乃表里之分界，是为半表半里，即《针经》所谓'横连膜原'者也。"

湿火伏于太极黄庭，日久成火毒，多在少阳三焦而寄于胆，而发黄疸，可用茵陈蒿汤、栀子柏皮汤、麻黄连翘赤小豆汤等治疗。

何廉臣在《重订广温热论》说：湿火，"湿重于热，则发于太阴肺脾。"肺脾属于后天二本，《内经》六经将肺归于阳明，脾归于太阴。又说："治法以轻开肺气为主。肺主一身之气，肺气化，则脾湿自化，即有兼邪，亦与之俱化。"石寿棠《医原》说："湿热治肺，千古定论也。"

这个少阳"火"是人体基本温度的保障，这个太阴"湿"是人体基本湿度的保障。温度者寒热而已，湿度者燥湿而已，所以中医的核心是寒热燥湿而已。

黄庭太极之"火湿"可以保健康，也可以生百病。张子和《儒门事亲》"辨十二经水火分治法"说：

胆与三焦寻火治，肝和包络都无异；

脾肺常将湿处求，胃与大肠同湿治。

恶寒表热小膀温，恶热表寒心肾炽。

十二经，最端的，四经属火四经湿，

四经有热有寒时，攻里解表细消息。

湿同寒，火同热，寒热到头无两说。

六分分来半分寒，寒热中停真浪舌，

休治风，休治燥，治得火时风燥了。

当解表时莫攻里，当攻里时莫解表，

表里如或两可攻，后先内外分多少。

敢谢轩岐万世恩，争奈醯鸡笑天小。

从十二经说，“四经属火四经湿”，从六经来说，少阳、厥阴二经属火，太阴、阳明二经属湿，所以治病求本在于黄庭太极阴阳、火湿、虚实。

从十二经说，“四经属火四经湿”，从六经来说，少阳、厥阴二经属火，太阴、阳明二经属湿，所以治病求本在于黄庭太极阴阳、火湿、虚实。

太极——湿（水）火。

阳仪——风寒，而少阳相火调和其间。

阴仪——燥热，而太阴水湿调和其间。

病因：水火失调。

症状：寒热。

性质：燥（干）湿。

少阳相火衰弱，阳气不足，脾胃气虚，皆是血病：循环系统及血液病、神志病、心脑病、腹脑病。

佛家四大说：

水：湿度、冷。

火：温度、热。

土：生。

风：气，动。

孙思邈把佛家四大引入到中医里，他在《千金要方·诊候》中说：“地、水、火、风和合成人。凡人火气不调，举身蒸热；风气不调，全身僵直，诸毛孔闭塞；水气不调，身体浮肿，气满喘粗；土气不调，四肢不

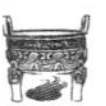

举，言无音声。火去身冷，风止则气绝，水竭则无血，土散则身裂。”中西汇通派医学家王宏翰接受四大说，撰著成《医学原始》，对四大说大加发挥，其说甚辨。

古希腊人恩培多克勒四元素说：水、火、土、气。与佛家只有风与气之差。水、土属太阴，火、气（风）属少阳。水、火、土三合一而生气，这个“气”就是生万物的一元之气，故曰“三生万物”。

毕达哥拉斯学派又将四元素与冷、热、干、湿四特质配合成身体的四种体液，即：

血与热、湿相配。

痰与冷、湿相配。

黄胆与热、干相配。

黑胆与冷、干相配。

总之，都以火湿为基础，即都以太极医学为根本。中医太极医学强调水火、寒热、燥湿，火湿就是寒热，寒、热即冷、热；燥、湿即干、湿。

太极黄庭胃气、元气虚衰之后，一是水湿下流于肾，寒湿为病，导致肝肾筋骨形体——有形受病；二是营卫虚衰不能上升卫外滋养心肺，则心肺容易感受外邪而发病，关键在于心肺，尤其是肺。

四时阴阳温度寒热变化本于日地运动相互变化而为体，随之产生湿度变化而燥湿为用。人应之，少阳相火为人身一轮红日。寒热者在天，燥湿者在地。肺主天气，脾主地气。肺受寒热六气有寒燥、热燥之变，寒搏则燥生，热烁则燥成，寒郁则湿凝，热蒸则湿动，是肺天之寒热皆能化为脾地之燥湿也。

阳虚不能卫外，则表部容易感受外邪，无论是外感风寒，还是外感风热，都会伤及肺。

横膈膜之上为天为阳，肺主天气。

在心肺脾三脏中，肺最重要，因为肺主天气。《素问·五脏生成》说“诸气者，皆属于肺”，《素问·六节藏象论》又说“肺者，气之本”，《素问·生气通天论》说“生气通天”，知道肺主一身之气。《素问·五脏别论》说：“五气入鼻，藏于心肺，心肺有病，而鼻为之不利也。”说明肺主天气，由鼻吸入人体。

石寿棠《医原》说：“夫燥、湿二气，各主一岁之半。冬至，阳气潜藏于地，地得阳气而湿暗动，故水泉动；交春，东风解冻，雷乃发声，东风与雷皆阳也，湿，阴也，阴随阳化，阳气渐出于地，而湿气渐生，故草木含液而萌动；交夏，温风至，阳气尽出于地，暑热蒸腾，而湿气最盛，故土润溽暑，大雨时行，天地之气化刚为柔；夏至，阳气尽出于地，而一阴甫生，燥气尚未行令；交秋，凉风至，白露降，天地始肃，阳统阴降，而燥气始动；秋分以后，雷声始收，水始涸，故湿气始收，斯时露寒霜肃，阳统阴渐降，而燥气乃行，故草木黄落；交冬，天气上升，地气下降，天地否塞，阳统阴全降，而燥气最盛，阳气潜藏于地下，而外无所卫，故水始冰，地始冻，虹藏不见，天地之气化柔为刚。盖水旺于冬，实长于夏，火盛于夏，实藏于冬，阴阳互根，大化所以循环不穷也。”

肺主天为燥，脾主地为湿，天气病则表里燥湿皆病。故石寿棠《医原》说：“治外感燥湿之邪无他，使邪有出路而已，使邪早有出路而已。出路者何？肺、胃、肠、膀胱是也。盖邪从外来，必从外去。毛窍是肺之合，口鼻是肺、胃之窍，大肠、膀胱为在里之表，又肺、胃之门户，故邪从汗解为外解，邪从二便解亦为外解。……总之，肺经气分邪一开通，则汗自解矣。要之，邪伤天气，治以开豁，天气开而毛窍经络之清邪自开，即胃、肠、膀胱之浊邪，无所搏束，亦与之俱开，汗得解而二便解，如上窍开而下窍自通也。若上窍未开，而强通下窍，则气为上焦之邪所阻，不能传送下行，譬如搏足之鸟，而欲飞腾，其可得乎？邪传地道，治以通利，地道通，而胃、肠、膀胱之浊邪自通，即毛窍经络之清邪，孤悬无依，亦与之俱通，二便解而汗亦解，如下窍通而上窍自开也。若下窍不通，而强开上窍，则气为胃肠之邪所阻，不得化汗外出，譬如海门淤塞，而欲众流顺轨，其又可得乎？审若是，天道与地道，一以贯之之道也。”

“一经感邪，阻遏肺气，气为邪阻，不能布津外通毛窍，故身无汗、寒热、疼痛；气为邪阻，不能布津上濡清窍，下通胃肠，故口干、舌燥、胸满、气逆、二便不调。……对病发药，使之开通，开字横看，是由肺外达皮毛，与升散之向上行者不同。通字竖看，是由肺下达胃肠、通润、通和，皆谓之通，非专指攻下言也。邪一开通，津液流行，而汗自解，何必拟定风药发汗耶？且风药不独不能发汗，反耗伤津液，绝其化汗之源，尚冀其化汗耶？”

陈平伯在《外感温病篇》说：“风温外薄，肺胃内应；风温内袭，肺胃受病。其温邪之内外有异形，而肺胃之专司无二致……风温为燥热之邪，燥令从金化，燥热归阳明，故肺胃为温邪必犯之地。”“风温本留肺胃。”王孟英在叶天士《外感温热篇》注中说：“夫温热之邪迥异风寒，其感人也，自口鼻入先犯于肺，不从外解，则里结而顺传于胃。胃为阳土，

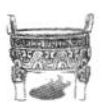

宜降宜通，所谓腑以通为补也。”至此，大家应该清楚阳明肺金与胃腑的关系了吧。

《素问·平人气象论》说：“胃之大络，名曰虚里（相当于心尖搏动部位），贯膈络肺，出于左乳下，其动应衣（手），脉宗气也。”《灵枢·五味》说：“其大气之抟而不行者，积于胸中，命曰气海。”就是说肺主宗气，也称大气。《灵枢·邪客》说宗气的功能是“宗气积于胸中，出于喉咙，以贯心脉而行呼吸焉”，《灵枢·刺节真邪论》说“宗气留于海，其下者，注于气街；其上者，走于息道”。这就是说，不独肺本脏为天，凡是脏腑形体组织间能通气的空隙处——少阳三焦腑腠理都是天。这就形成了气滞、水饮、痰、瘀、积聚等病变。

《灵枢·经脉》说：

心手少阴之脉……其直者，复从心系却上肺。
肾足少阴之脉……其直者，从肾上贯肝膈，入肺中。
肝足厥阴之脉……其支者，复从肝，别贯膈，上注肺。
（以上）都关肺

脾气散精，上归于肺。

心火走血道
脾湿走水道
湿火走气道
（以上）少阳三焦元气、宗气

心肺：
- 开鬼门——发汗
- 洁净腑：
  - 小便——小肠、膀胱——祛湿
  - 大便——大肠——糟粕

黄庭：
- 阳仪——少阳、厥阴、太阳——升浮
- 阴仪——太阴、阳明、少阴——沉降

《系辞传》说：“天垂象，见吉凶。”那么天象有些什么呢？什么是“吉凶”呢？《系辞传》说：“是故法象，莫大乎天地；变通，莫大乎四时；县象著明，莫大乎日月。”这就告诉我们，最大的天象是天地、四时阴阳变化及日月运行。天地、四时、日月的功能是什么呢？《系辞传》说：“夫乾，其静也专，其动也直，是以大生焉。夫坤，其静也翕，其动也辟，是以广生焉。广大配天地，变通配四时，阴阳之义配日月，易简之善配至德。”说得很清楚，天地的功能就是“大生”“广生”，故说“天地之大德曰生”。而“生”的关键是日月运动、四时阴阳变化。故说：“是故吉凶者，失得之象也；……变化者，进退之象也；刚柔者，昼夜之象也。”《素问·五运行大论》说：“夫变化之用，天垂象，地成形，七曜纬虚，五行丽地；地者，所以载生成之形类也。虚者，所以列应天之精气也。形精之动，犹根本之与枝叶也，仰观其象，虽远可知也。”关于“失得之象”，《内经》有明确阐述，是通过道、神、胃气来表达的，如《素问·四气调神大论》说：“夫四时阴阳者，万物之根本也。所以圣人春夏养阳，秋冬养阴，以从其根；故与万物沉浮于生长之门，逆其根则伐其本，坏其真矣。故阴阳四时者，万物之终始也；生死之本也；逆之则灾害生，从之则苛疾不起，是谓得道。”《素问·上古天真论》说“上古有真人者，提挈天地，把握阴阳，呼吸精气，独立守神，肌肉若一，故能寿敝天地，无有终时，此其道生”。得道则生，失道则死。何谓道？《系辞传》说“一阴一阳之谓道”。何谓阴阳？《系辞传》说“阴阳之义配日月”。《灵枢·天年》云：“黄帝问于岐伯曰：愿闻人之始生，何气筑为基，何立而为楯，何失而死，何得而生？岐伯曰：以母为基，以父为楯，失神者死，得神者生也。”又说：“百岁，五脏皆虚，神、气皆去，形骸独居而终矣。”《素问·移精变气论》说：“得神者昌，失神者亡。”形骸即形体，没有了“神、气”，只有“形骸”就是尸体。先天“形骸”得不到后天“神、气”的滋养，就会死亡。

《灵枢·本神》说：“故智者之养生也，必顺四时而适寒暑，和喜怒而安居处，节阴阳而调刚柔。如是，则僻邪不至，长生久视。”

天地主要就是日地的相互运动，从而产生四时阴阳的变化。寒暑源于日月运动，日月运动生昼夜，故《系辞传》说：“日月运行，一寒一暑”，“刚柔者，昼夜之象也”，“通乎昼夜之道而知。”

以上所论“吉凶”内容全在五运六气理论之中。其重要者，一个天，一个日。《素问·生气通天论》说：“阳气者，若天与日，失其所，则折寿而不彰。故天运当以日光明。”横膈膜之上为天为阳，乃“天与日”之所，即心肺也。而肺为华盖，护于心，是肺天更重要也。

三、营卫气血生于脾胃，布散于肺

标本中气理论“从本”的少阳太阴是营卫气血的生化之源，生胃气、中气，是人体能量供应的基地。

（一）脾胃为营卫气血生化之源

《灵枢·五味》说：“谷始入于胃，其精微者，先出于胃之两焦，以灌五脏，别出两行，营卫之道。”《灵枢·决气》说：“胃者，五脏六腑之海也，水谷皆入于胃，五脏六腑皆禀气于胃。”又说：“中焦受气取汁，泌糟

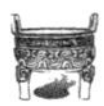

粕，蒸津液，化其精微，上注于肺脉，乃化而为血。”《灵枢·营卫生会》说：“人受气于谷，谷入于胃，以传于肺，五脏六腑皆以受气。”《灵枢·邪客》说：“营气者，泌其津液，注之于脉，化以为血。”这些都说明，营卫气血皆源于天五气、地五味，与脾胃有直接关系。

（二）肺为营卫输布之枢机

《素问·经脉别论》说：“食气入胃，浊气归心，淫精于脉。脉气流经，经气归于肺，肺朝百脉，输精于皮毛。……饮入于胃，游溢精气，上输于脾，脾气散精，上归于肺。”《灵枢·营卫生会》说：“人受气于谷，谷入于胃，以传于肺，五脏六腑皆以受气。”《灵枢·决气》说：“中焦受气取汁，泌糟粕，蒸津液，化其精微，上注于肺脉，乃化而为血。”《灵枢·针解》说：“水谷皆入于胃，其精气上注于肺。”《灵枢·口问》说：“谷入于胃，胃气上注于肺。”《灵枢·营气》说：“营气之道，内谷为宝。谷入于胃，乃传之肺，流溢于中，布散于外，精专者，行于经隧，常营无已，终而复始，是谓天地之纪。”于此可知，营卫气血是经过肺才能输布全身脏腑经络的。天的阳气起于平旦而阳生阴长，人身则肺为天，故营卫十二经脉从肺起始。

肺脾为后天二本，因此说，病多发于后天肺脾二本。

（三）从脾胃传肺的途径

《素问·经脉别论》说：

食气入胃，散精于肝，淫气于筋。食气入胃，浊气归心，淫精于脉。脉气流经，经气归于肺，肺朝百脉，输精于皮毛。毛脉合精，行气于腑，腑精神明，留于四藏。气归于权衡，权衡以平，气口成寸，以决死生。

饮入于胃，游溢精气，上输于脾，脾气散精，上归于肺，通调水道，下输膀胱，水精四布，五经并行。合于四时，五脏阴阳，揆度以为常也。

两条途径，一条是从胃入肝，经心而传肺，是营卫气血的传化；一条是从胃入脾，再传于肺，是气化的传递。

（四）肺的宣发和肃降

肺居于上焦，肺的宣发和肃降功能都属于上焦。《素问·五脏生成论》说：“诸气者，皆属于肺。”《灵枢·决气》说：“上焦开发，宣五谷味，熏肤、充身、泽毛，若雾露之溉，是谓气。”《素问·调经论》说：“上焦不通则皮肤致密，腠理闭塞，玄府不通，卫气不得泄越，故外热。”《素问·举痛论》说：“上焦不通，荣卫不散，热气在中，故气消矣。”《灵枢·本脏》说：“卫气者，所以温分肉，充皮肤，肥腠理，司开阖者也。”所谓“上焦开发”是指肺的宣发和肃降功能，如果肺的宣发、肃降功能失常，营卫气血的布散就会受到阻碍，郁积于内，久而化热，则会消灼营卫气血。《伤寒论》第230条也说：“上焦得通，津液得下，胃气因和，身濈然汗出而解。”所谓“上焦得通”，包括宣发和肃降两个方面，“津液得下，胃气因和”及《素问·经脉别论》说的“通调水道，下输膀胱”是指肃降的一面；“熏肤、充身、泽毛”和“身濈然汗出而解”是指宣发的一面。由此可知，后天第一本肺的重要作用。

（五）少阳相火是关键

《素问·至真要大论》说：“少阳太阴从本……故从本者化生于本。”所谓“化生于本”，乃指腐熟水谷化生营卫气血的功能，在这个“化生”过程中，少阳三焦相火是主导者，如锅中之水米，有火才能煮熟，所以三焦与营卫气血有密不可分的关系。少阳三焦相火是营卫气血的制造者，而三焦腑腠理又是营卫气血的灌注通道，如《金匮要略·脏腑经络先后病脉证》说：“腠者，是三焦通会元真之处，为血气所注；理者，是皮肤脏腑之纹理也。”故《中藏经》说：“三焦者，人之三元之气也……总领五脏六腑、营卫、经络、内外、左右、上下之气也。三焦通，则内外、左右、上下皆通也，其于周身灌体，和内调外，荣左养右，导上宣下，莫大于此者也……三焦之气和，则内外和。”张仲景继承了这种思想，他在《伤寒论·平脉法》说：“寸口脉微而涩，微者卫气不行，涩者荣气不逮。荣卫不能相将，三焦无所仰，身体痹不仁。”《金匮要略·中风历节病脉证并治》说：“荣气不通，卫不独行，荣卫俱微，三焦无所御，四属断绝，身体羸瘦。”营卫气血包含了津液，故三焦的另一大功能是通调水道。

四、神机与气立

《素问·六微旨大论》从标本中气理论中引出气交人气，再从气交人气引出“神机”“气立”概念。“神机”和“气立”是人体的“生化”保障，如《素问·六微旨大论》说：“出入废，则神机化灭；升降息，则气立孤危。故非出入，则无以生、长、壮、老、已；非升降，则无以生、长、化、收、藏。故器者，生化之宇，器散则分之，生化息矣。”此“神”从何而来？神生于摄入的天地之气味。如《素问·六节藏象论》说：“天食人以五气，地食人以五味。五气入鼻，藏于心肺，上使五色修明，音声

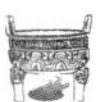

能彰；五味入口，藏于肠胃，味有所藏，以养五气，气和而生，津液相成，神乃自生。”《素问·脏气法时论》说“气、味合而服之，以补精益气”。故云“出入废，则神机化灭”。而“气立”之“气”何指？指四时风寒暑湿燥火也，如《素问·六微旨大论》说“谨候其时，气可与期”。四时阴阳，春夏升浮，秋冬沉降，故云“升降息，则气立孤危”。《素问·生气通天论》说：“夫自古通天者，生之本，本于阴阳。天地之间，六合之内，其气九州、九窍、五脏十二节，皆通乎天气。其生五，其气三，数犯此者，则邪气伤人，此寿命之本也。苍天之气，清静则志意治，顺之则阳气固，虽有贼邪，弗能害也，此因时之序。故圣人传精神，服天气而通神明……是以圣人陈阴阳，筋脉和同，骨髓坚固，气血皆从。如是则内外调和，邪不能害，耳目聪明，气立如故。”天气分阴阳而有风寒暑湿燥火。“神”在内，“气”在外，所以《素问·五常政大论》说：“根于中者，命曰神机，神去则机息；根于外者，命曰气立，气止则化绝。”这就是人体的中气，详见后文中气章。外法自然风寒暑湿燥火之“气立”出入，内法自身中气所生神之“神机”升降，“气、味合服以补精益气”（《素问·脏气法时论》），存正气，驱邪气，乃中医根本之思想。

“气立”“神机”与人体心肺脾三本的关系密切。

病发于阳→太阳阳明合病并病→《伤寒论》

肺本→气立 → 合心本→膻中丹田→宗气→宗气出喉咙，贯心脉，行呼吸

肺本→气立 → 合脾本→神阙丹田→中气(原气)→神机→五神脏系统

病发于阴→内伤《脾胃论》

三才——天地合气，命之曰人。

后天二本{肺本天、脾本地} 养先天心本人

从这里的升降出入运动可以概括出《伤寒论》升、降、通三大治疗原则，“升剂”指阳旦桂枝汤类方，升阳气也；“降剂”指阴旦小柴胡汤类方，降阴气也；“通剂”有表里之分，麻黄汤类开通表部也，承气汤类及利小便类开通里部也。

五、临床应用

（一）寸口脉

标本中气的从本“中气”是“神机”“气立”重地，而变见于寸口脉，故《难经》提出独取寸口脉诊法，为后世所遵循。

《素问·经脉别论》说：“食气入胃，散精于肝，淫气于筋。食气入胃，浊气归心，淫精于脉。脉气流经，经气归于肺，肺朝百脉，输精于皮毛。毛脉合精，行气于腑，腑精神明，留于四藏。气归于权衡，权衡以平，气口成寸，以决死生。饮入于胃，游溢精气，上输于脾，脾气散精，上归于肺，通调水道，下输膀胱，水精四布，五经并行。合于四时，五脏阴阳，揆度以为常也。”《素问·五脏别论》说：“胃者水谷之海，六腑之大源也。五味入口，藏于胃以养五脏气，气口亦太阴也，是以五脏六腑之气味，皆出于胃，变见于气口。”气口，即寸口。于此可知，寸口脉可以诊候心、肺、脾三本，故后世诊脉独取寸口。《素问·平人气象论》说：“人以水谷为本。”又说：“平人之常气禀于胃，胃者平人之常气也，人无胃气曰逆，逆者死。”《灵枢·营卫生会》云：“人受气于谷，谷入于胃，以传与肺，五脏六腑，皆以受气。”故云“有胃气则生，无胃气则死”。

（二）张仲景建中理论

张仲景的《伤寒杂病论》既可用于外感，又可用于内伤。

张仲景明白标本中气理论中“中气”的重要性，从而在《伤寒杂病论》中提出了“建中”理论，创建了小建中汤、大建中汤、黄芪建中汤、理中丸等方剂。

以从本的少阳三焦相火和太阴脾胃为黄庭太极部而主中气，此即五运六气的“甲己化土”法，张仲景《伤寒杂病论》继承之，李东垣在《脾胃论》说“甲己化土，此仲景妙法也”。李东垣在《东垣试效方·妇人门》在《每日水泻三两行，米谷有时不化论》中说：“中有疾，傍取之。傍者，少阳甲胆是也；中者，脾胃也。脾胃有疾，取之于足少阳。甲胆者，甲风是也，东方风也。”李东垣在《医学发明》“病有逆从，治有反正论”中又说：“坤元一正之土，虽主生长，阴静阳躁，禀乎少阳元气乃能生育也。”李东垣将甲解释为甲胆风，春天上升的阳气。脾哪里有升清之功?《素问·阴阳应象大论》说：“阳之气，以天地之疾风名之。”可知阳气即风，春风是阳气之象。“己”即是“中”，“傍”即是“甲”。《黄庭经·上有章》将此概括为“左为少阳右太阴”。于此可知，从《内经》到《黄庭经》，再到张仲景、李东垣一脉相承，都以“少阳太阴火湿”为中医生理之本，其代表方剂是小建中汤。以从中气的厥阴肝和阳明为左右阴阳升降部，主中气升降运动。以从本从标的太阳少阴为阴阳盛极水火部，主阴阳转化。

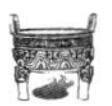

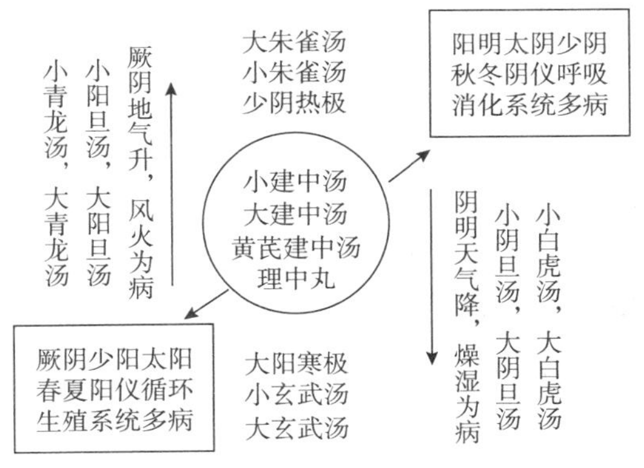

图6－15　标本中气临床应用示意图

中气的关键是少阳和太阴，是火湿病。火湿病可分三种情况：一是湿火俱盛，二是火盛于湿，三是湿盛于火。若有湿无火则成太阴“脏寒”证，多是理中丸证、四逆汤证，虚则理中丸，《辅行诀五脏用药法要》称为小补脾汤；实则四逆汤，《辅行诀五脏用药法要》称为小泻脾汤。理中丸证可见发冷、出虚汗、恶心、呕吐、头痛如裂、腹痛如绞、腹泻如注、浑身酸软无力、不饥不食、不渴不饮、不睡眠等。

（三）李东垣甲己化土说

李东垣在《脾胃论》说“甲己化土，此仲景妙法也”。

以标本中气理论为基础，以从本的少阳三焦太阴脾胃为黄庭太极部，这是万病之源，故张子和说：“万病能将火湿分，彻开轩岐无缝锁。”这正是《脾胃论》的精华所在。李东垣自己说脾胃病的根源是“阳气不足”，是“阳气不能生长，是春夏之令不行”导致的。这个阳气就是“少阳春生之气”，即甲胆生发之气。李东垣说：“胆者，少阳春生之气，春气升则万化安，故胆气春升，则余脏从之。”又说：“甲胆，风也，温也，主生化周身之血气。”（《脾胃论·胃虚脏腑经络皆无所受气而俱病论》）《兰室秘藏·脾胃虚损论》说：“足少阳甲胆者，风也，生化万物之根蒂也。《内经》云：履端于始，序则不愆。人之饮食入胃，营气上行，即少阳甲胆之气也。其手少阳三焦经，人之元气也。手足经同法，便是少阳元气生发也。胃气、谷气、元气、甲胆上升之气一也，异名虽多，只是胃气上升者也。”张元素说：“胆属木，为少阳相火，发生万物；为决断之官，十一脏之主。”（《本草纲目》）五运六气理论认为，厥阴（肝胆）从中气少阳相火，故张元素说胆为少阳相火。张志聪也说：“胆主甲子，为五运六气之首，胆气升则十一脏腑之气皆升，故取决于胆也。所谓求其至也，皆归始春。”李东垣说甲主少阳相火，已主太阴脾土，甲己乃五运六气理论之土运。所谓“甲己化土”，乃少阳三焦相火生太阴脾土也，乃黄庭太极也。李东垣在《医学发明》“病有逆从，治有反正论”中说：“坤元一正之土，虽主生长，阴静阳躁，禀乎少阳元气乃能生育也。”所以脾胃病，必须突出少阳三焦相火的主宰地位。

然后以从中气的厥阴肝和阳明肺为两仪部，主左右阴阳之升降，《素问·阴阳应象大论》称此为“左右者，阴阳升降之道路也”，“金木者，生成之终始也”。即春秋两象。

再以从本从标的太阳心和少阴肾为阴阳盛极之象部，《素问·阴阳应象大论》称此为“水火者，阴阳之征兆也”。即夏冬两象。

《脾胃论》的全部内容就是抓春夏阳气之升浮和秋冬阴气之沉降。谓“岁半以前，天气主之，在乎升浮也”，“岁半以后，地气主之，在乎降沉也”。《内外伤辨惑论》说：“四时考，是春升、夏浮、秋降、冬沉，乃天地之升浮化降沉，化者，脾土中造化也，是为四时之宜也。但宣补之以辛甘温热之剂，及味之薄者，诸风药是也，此助春夏之升浮者也，此便是泻秋收冬藏之药也，在人之身，乃肝心也；但言泻之以酸苦寒凉之剂，并淡味渗泄之药，此助秋冬之降沉者也，在人之身，是肺肾也。用药者，宜用此法度，慎毋忽焉！”

（四）明清三张

明·张景岳《类经图翼》描绘了“标本中气图”，以脏腑为本居里，十二经为标居表，表里相络者为中气居中，六经六气各有所从所主不同。

学习《伤寒论》必须明白六气与六经的关系，一个“主之”，一个“治之”，意义深刻，不明白此种关系，永远学不好《伤寒论》，只能歪曲《伤寒论》。至清代，标本中气理论在《伤寒论》注释中形成了以钱塘二张——张志聪、张令韶为代表的独特的“气化”学派。

张志聪在《伤寒论集注》中说：“天之六气为本而在上，人身之三阴三阳为标而上奉之，所谓天有此六气，人亦有此六气也。”张令韶在《伤寒论直解》中说：“三阴三阳，上奉天之六气，下应地之五行，中合人之脏腑，合而为一，今而为三，所赅者广。”又说：“仲景序云，撰用《素问》《九卷》《阴阳大论》，是以本文（指《伤寒杂病论》原文）中无非阐发五运六气、阴阳交会之理。”陈修园对于张氏的学说极为服膺，他在《伤寒论浅注·凡例》中说张志聪、张令韶“阐发五运六气、阴阳交会之理，恰与仲景自序撰用《素问》《九卷》《阴阳大论》之旨吻合，余最佩服。”因而强调“六气之本标中气不明，不可以读《伤寒论》”。唐容川在《伤寒论浅注补

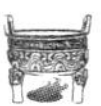

正》中说："盖伤寒以六气立论，而此序（指仲景原序）则以五行开宗。五行为体，六气为用，人禀五行，而有五脏，然后有六腑，有五脏六腑，遂有经络俞穴，而成为三阴三阳，总皆禀天之阴阳，以为人身之阴阳，其间脏腑经俞贯通会合，必先洞悉，而后可见病知源。"所以学习《伤寒论》不可不知五运六气，《素问》运气七篇大论详细阐述了五运六气的关系，其中最主要的内容是三部六经六气本标中气的相互关系。

（五）养生

标本中气理论贯穿于道儒释三家的养生理论之中。《周易参同契》说："乾坤者，易之门户，众卦之父母。坎离匡郭，运毂正轴。牝牡四卦，以为托月……包囊万物，为道纪纲。"

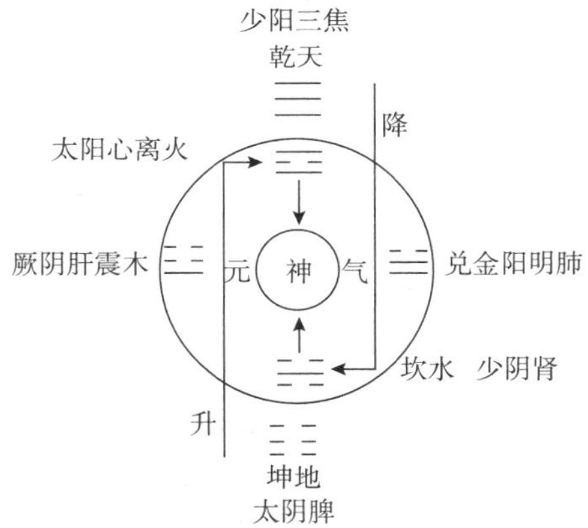

图 6－16　乾坤少阳太阴合化图

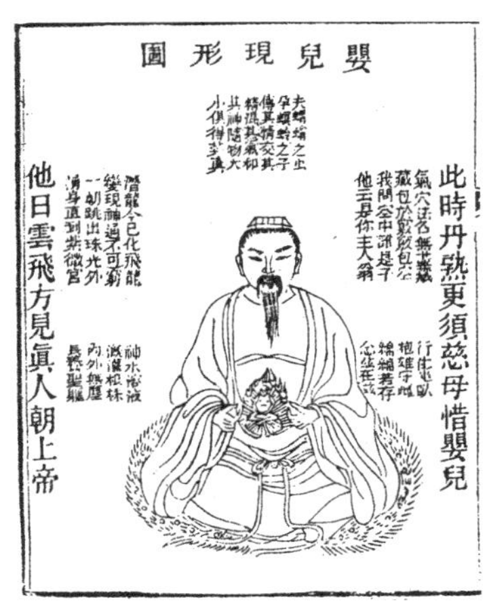

图 6－17　婴儿现形图

这里的“婴儿”即是“中气”之神，也就是《黄庭经》的丹田胎儿。《黄庭经》则把“从本”的“少阳太阴”所在的“中气”称作“丹田”，与气功养生结合在一起。

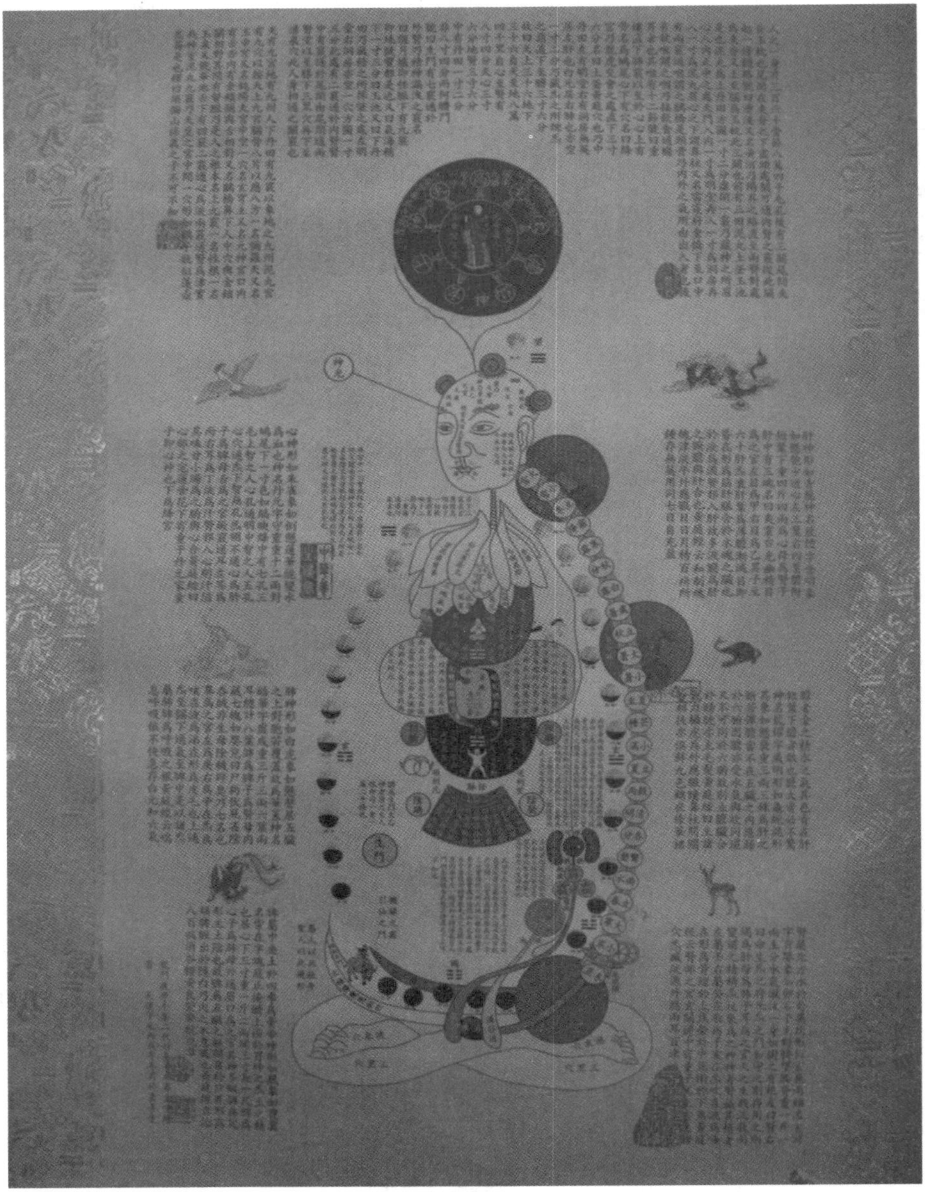

图 6－18　修真图

 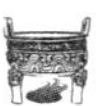

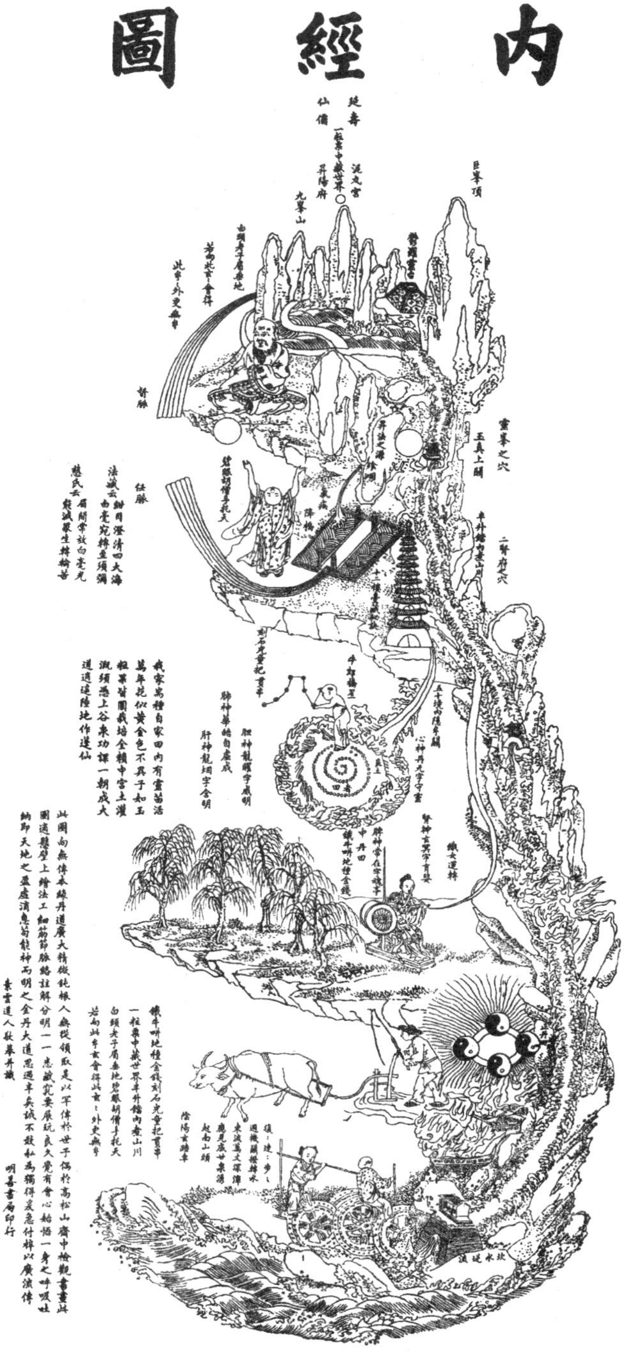

内經圖

督脈

任脈

法藏云：眼目澄清四大海，白毫宛轉五須彌

慈氏云：眉間常放白毫光，能滅衆生輪迴苦

我家耑種自家田，內有靈苗活萬年。花似黃金色不異，子如玉粒果皆圓。栽培全賴中宮土，灌溉須憑上谷泉。功課一朝成大道，逍遙陸地作蓬仙。

此圖向無傳本，緣丹道廣大精微，鈍根人無從領取，是以罕傳於世。予偶於高松山齋中檢觀書畫，此圖適懸壁上，繪法工細，節節脈絡註解分明，一一悉藏玄要。展玩良久，覺有會心，始悟一身之呼吸吐納，即天地之盈虛消息。苟能神而明之，金丹大道思過半矣。誠不敢私為獨得，爰急付梓，以廣流傳。

素雲道人敬摹并識

明善書局印行

图 6－19　内经图

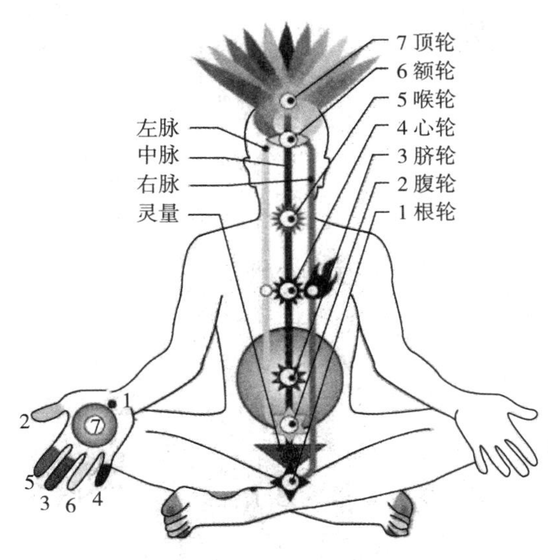

图 6－20　三脉七轮图

上面的《修真图》《内经图》和三脉七轮图都是以“中气”为主的修炼功法。

其中重要的是腹轮、脐轮、心轮和喉轮四轮，腹脐二轮者后天之本脾，心轮者先天之本心，喉轮者后天之本肺，重在三本。而根轮为能量，通手心、足心，加上膻中之心和腹心神阙，为六心。

（六）田氏“中医三部六经体系”

标本中气理论奠定了中医太极三部六经体系，对后世中医影响巨大，《伤寒杂病论》和《脾胃论》都以此为纲领。

1.《脾胃论》的三部六经体系

以标本中气理论为基础，以从本的少阳三焦太阴脾胃为黄庭太极部，这是万病之源，故张子和说：“万病能将火湿分，彻开轩岐无缝锁。”这正是《脾胃论》的精华所在。李东垣自己说脾胃病的根源是“阳气不足”，是“阳气不能生长，是春夏之令不行”导致的。这个阳气就是“少阳春生之气”，即甲胆生发之气。李东垣说：“胆者，少阳春生之气，春气升则万化安，故胆气春升，则余脏从之。”又说：“甲胆，风也，温也，主生化周身之血气。”（《脾胃论·胃虚脏腑经络皆无所受气而俱病论》）《兰室秘藏·脾胃虚损论》说：“足少阳甲胆者，风也，生化万物之根蒂也。《内

 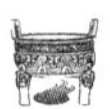

经》云：履端于始，序则不愆。人之饮食入胃，营气上行，即少阳甲胆之气也。其手少阳三焦经，人之元气也。手足经同法，便是少阳元气生发也。胃气、谷气、元气、甲胆上升之气一也，异名虽多，只是胃气上升者也。”张元素说：“胆属木，为少阳相火，发生万物；为决断之官，十一脏之主。”（《本草纲目》）五运六气理论认为，厥阴（肝胆）从中气少阳相火，故张元素说胆为少阳相火。张志聪也说：“胆主甲子，为五运六气之首，胆气升则十一脏腑之气皆升，故取决于胆也。所谓求其至也，皆归始春。”李东垣称此为“甲己化土，此仲景妙法也”。甲主少阳相火，己主太阴脾土，甲己乃五运六气理论之土运。所谓“甲己化土”，乃少阳三焦相火生太阴脾土也，乃黄庭太极也。李东垣在《医学发明》“病有逆从，治有反正论”中说：“坤元一正之土，虽主生长，阴静阳躁，禀乎少阳元气乃能生育也。”所以脾胃病，必须突出少阳三焦相火的主宰地位。

然后以从中气的厥阴肝和阳明肺为两仪部，主左右阴阳之升降，《素问·阴阳应象大论》称此为“左右者，阴阳升降之道路也”，“金木者，生成之终始也”。即春秋两象。

再以从本从标的太阳心和少阴肾为阴阳盛极之象部，《素问·阴阳应象大论》称此为“水火者，阴阳之征兆也”。即夏冬两象。

《脾胃论》的全部内容就是抓春夏阳气之升浮和秋冬阴气之沉降。谓“岁半以前，天气主之，在乎升浮也”，“岁半以后，地气主之，在乎降沉也”。《内外伤辨惑论》说：“四时考，是春升、夏浮、秋降、冬沉，乃天地之升浮化降沉，化者，脾土中造化也，是为四时之宜也。但宣补之以辛甘温热之剂，及味之薄者，诸风药是也，此助春夏之升浮者也，此便是泻秋收冬藏之药也，在人之身，乃肝心也；但言泻之以酸苦寒凉之剂，并淡味渗泄之药，此助秋冬之降沉者也，在人之身，是肺肾也。用药者，宜用此法度，慎毋忽焉！”

2.《伤寒论》的三部六经体系

《伤寒论》以治外感病为主，就以“病发于阳”主表的太阳阳明病为上焦部，以“病发于阴”的太阴少阳为中焦黄庭太极部，以阳气来复的少阴厥阴为下焦部。或以少阳太阴为长夏黄庭太极部，厥阴太阳为春夏阳仪部，阳明少阴为秋冬阴仪部。

据上述可知中医太极三部六经体系有三个小系统：

第一，上下半年阴阳仪系统，候伤寒、温病，伤寒伤人阳仪系统，温病伤人阴仪系统。

第二，上中下三焦系统，“病发于阳”主表的太阳阳明病为上焦部，“病发于阴”的太阴少阳为中焦黄庭太极部，以阳气来复的少阴厥阴为下焦部，主病势之发展。

第三，以从本的少阳三焦相火和太阴脾胃为黄庭太极部而主中气，此即五运六气的“甲己化土”法，张仲景《伤寒杂病论》继承之，李东垣在《脾胃论》说“甲己化土，此仲景妙法也”，李东垣《东垣试效方·妇人门》在《每日水泻三两行，米谷有时不化论》中说：“中有疾，傍取之。傍者，少阳甲胆是也；中者，脾胃也。脾胃有疾，取之于足少阳。甲胆者，甲风是也，东方风也。”李东垣在《医学发明》“病有逆从，治有反正论”中又说：“坤元一正之土，虽主生长，阴静阳躁，禀乎少阳元气乃能生育也。”李东垣将甲解释为甲胆风，春天上升的阳气。脾哪里有升清之功？《素问·阴阳应象大论》说：“阳之气，以天地之疾风名之。”可知阳气即风，春风是阳气之象。“己”即是“中”，“傍”即是“甲”。《黄庭经·上有章》将此概括为“左为少阳右太阴”。于此可知，从《内经》到《黄庭经》，再到张仲景、李东垣一脉相承，都以“少阳太阴火湿”为中医生理之本，其代表方剂是小建中汤。以从中气的厥阴肝和阳明肺为左右阴阳升降部，主中气升降运动。以从本从标的太阳少阴为阴阳盛极水火部，主阴阳转化。

中医太极三部六经体系——春夏秋冬

- 标本中气三部六经
  - 少阳太阴从本为中部（中部）
  - 春秋厥阴阳明从中气部（左右阴阳升降部，二阳一阴病）
  - 夏冬太阳少阴从本标为阴阳转换部（物极必反部）
- 横向三部六经
  - 中部——少阳太阴（湿热病）（中部）
  - 春夏阳仪部——厥阴太阳（伤寒病）（左阳，三阳一阴病）
  - 秋冬阴仪部——阳明少阴（温热病）（右阴，二阳二阴病）
- 纵向三部六经
  - 夏秋“病发于阳”表部——太阳阳明（上焦）
  - 冬春“病发于阴”里部——少阳太阴（中焦）
  - 阳气来复部——少阴厥阴（下焦）
- 司天在泉三部六经
  - 寒湿部——太阳太阴（三阴三阳）
  - 风火部——少阳厥阴（一阴一阳）
  - 燥热部——阳明少阴（二阴二阳）

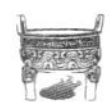

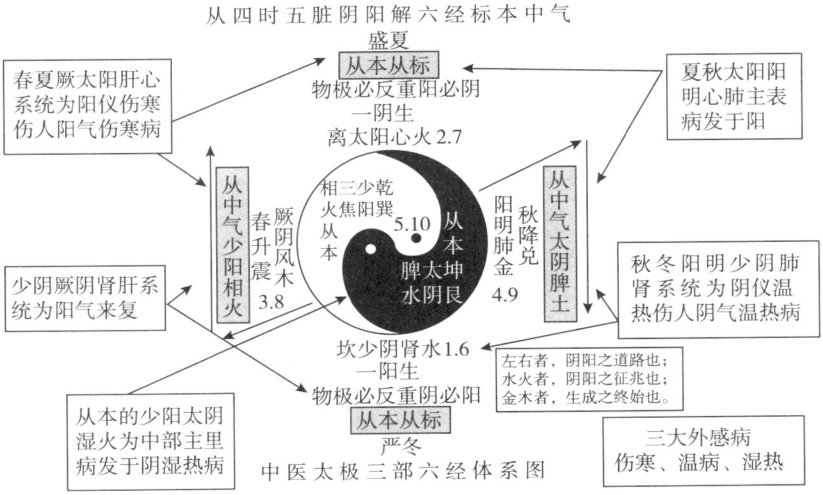

从四时五脏阴阳解六经标本中气

盛夏
从本从标
物极必反重阳必阴
一阴生
离太阳心火2.7

春夏厥太阳肝心系统为阳仪伤寒伤人阳气伤寒病

夏秋太阳阳明心肺主表病发于阳

从中气少阳相火

相三少乾火焦阳巽从本

5.10

厥阴风木春升震3.8

从本脾太坤水阴艮

阳明肺金秋降兑4.9

从中气太阴脾土

少阴厥阴肾肝系统为阳气来复

秋冬阳明少阴肺肾系统为阴仪温热伤人阴气温热病

坎少阴肾水1.6
一阳生
物极必反重阴必阳
从本从标
严冬

左右者，阴阳之道路也；
水火者，阴阳之征兆也；
金木者，生成之终始也。

从本的少阳太阴湿火为中部主里病发于阴湿热病

三大外感病
伤寒、温病、湿热

中医太极三部六经体系图

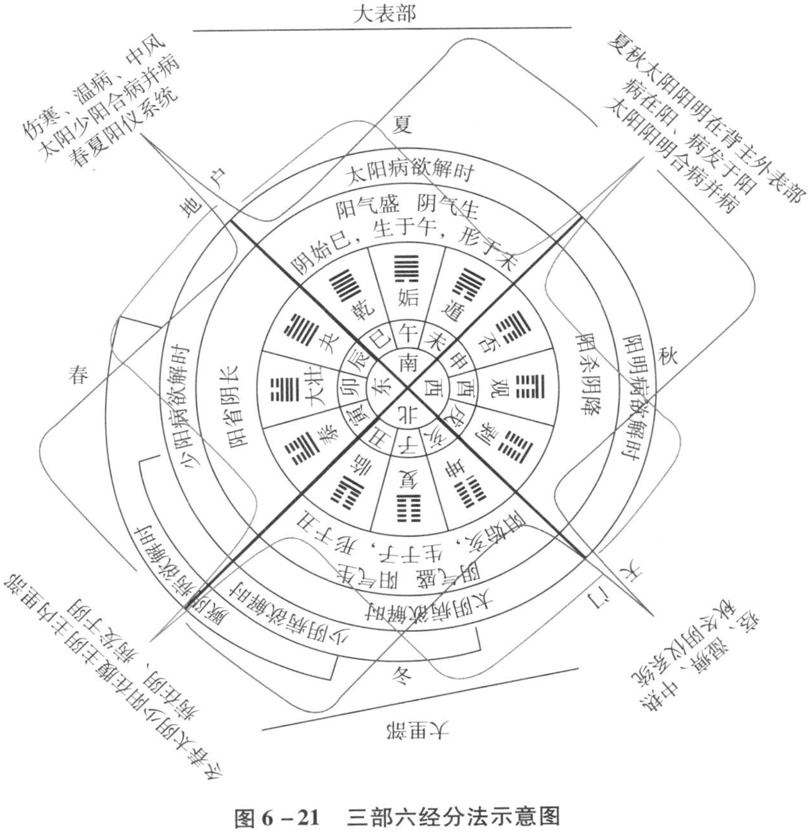

大表部

伤寒、温病、中风太阳少阳合病并病春夏阳仪系统

夏秋太阳阳明在背主外表部病在阳、病发于阳太阳阳明合病并病

地户

夏

太阳病欲解时
阳气盛　阴气生
阴始巳，生于午，形于未

乾　姤　遯　否　观　剥　坤　复　临　泰　大壮　夬

巳　午　未　申　酉　戌　亥　子　丑　寅　卯　辰

南　西　北　东

春

少阳病欲解时

阳省阴长

秋

阳杀阴降

阳明病欲解时

阳始亥，生于子，形于丑
阴气盛　阳气生
太阴病欲解时
少阴病欲解时
厥阴病欲解时

天门

冬

秋冬阴仪系统湿、温病、中热

从本太阴少阴在腹主阴主内里部病在阴、病发于阴

大里部

图6-21　三部六经分法示意图

笔者依据《伤寒论》和《脾胃论》太极三部六经体系，创建了大表部和大里部概念，以及胸背诊和腹骶诊之法。

父母遗传的形体是一个圆筒式的空间结构，见下图。

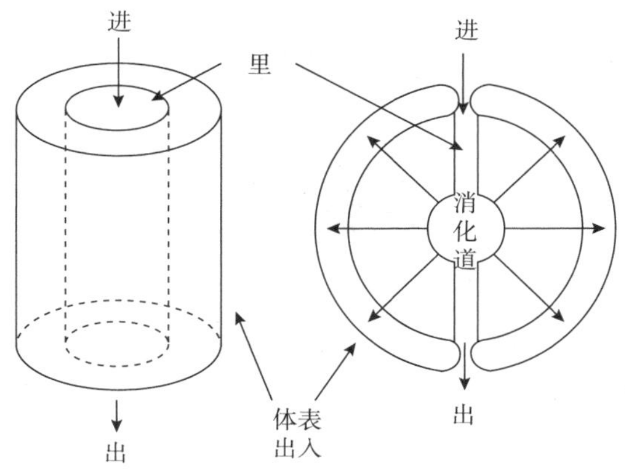

图 6－22　人体空间结构示意图

这个先天父母遗传的圆筒式结构形体是靠循环系统获得营养物质，其外表部与外界环境和空气接触，内里部与后天肺脾摄入的气、味水谷接触，其外表部和内里部就是圆筒式结构形体新陈代谢出入的地方，既是养生的道路，也是病邪出入的道路，既可以察病机，又可以审阴阳。

这个人体空间结构图可以划分为三部分：

一是先天形体部分，是生命存活的根本，通过循环系统获得营养。

二是与后天空气接触的外表部分，通过汗孔进行内外出入交换。

三是与后天水谷接触的消化道部分，通过腑道黏膜进行内外出入交换。

疾病也发生在这三部分：

一是先天形体障碍。

二是与空气接触的外表部障碍。

三是与水谷接触的消化道障碍。

外感病因有三：

《素问·阴阳应象大论》说："天之邪气感则害人五脏，水谷之寒热感则害于六腑，地之湿气感则害皮肉筋脉。"

《灵枢·百病始生》说："夫百病之始生也，皆于风雨寒暑、清湿、喜怒，喜怒不节则伤脏，风雨则伤上，清湿则伤下。"

一是感受天之邪气而伤人五脏，张仲景《金匮要略》称作"经络受

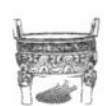

邪，入脏腑，为内所因也”。

二是感受地之湿气而伤人皮肉筋脉，张仲景《金匮要略》称作“四肢九窍，血脉相传，壅塞不通，为外皮肤所中也”。

三是感受饮食水谷邪气而伤人六腑。

四是七情内伤。

《三因极一病证方论》将其概括为内因、外因、不内外因三类。

笔者提出的三因是：

一是先天部分二因素：遗传基因和心主七情因素，归为内因。

二是后天天地之气因素：天之六气和地之五味，归为外因。

三是张仲景《金匮要略》说的“更能无犯王法、禽兽灾伤，房室勿令竭乏”的不内外因素。

从病因来说，发病原因有多种因素，有基因原因，有情绪原因，有生活方式原因，有外感原因。先天基因病是父母遗传的，情绪病属于先天之本心，生活方式和外感则属于后天。病因不同，来路就不同，治疗方法就不同。

笔者三因治法：

一是情志调心。病由心生。《脾胃论·安养心神调治脾胃论》说：“《灵兰秘典论》云：‘心者君主之官，神明出焉。’凡怒、忿、悲、思、恐惧，皆损元气。夫阴火之炽盛，由心生凝滞，七情不安故也。心脉者神之舍，心君不宁，化而为火，火者七神之贼也。”

二是表部“开鬼门”。五运六气 60 甲子周期法轮常转。

三是里部“洁净腑”。五运六气标本中气升降出入。

四是通畅循环系统：复脉和通脉。

外表部以汗法为主，内里部以吐下法为主，所以张子和说“汗、吐、下三法可赅众法”。在表部以有汗无汗测健康，在里部以五气、五味出入测健康。《素问·汤液醪醴论》说：“开鬼门，洁净府。”鬼门即毛孔，开鬼门指发汗。府，一般指膀胱，洁净府指利小便，此说不妥。《素问·六节藏象论》说：“脾、胃、大肠、小肠、三焦、膀胱者，仓廪之本，营之居也，名曰器，能化糟粕，转味而入出者也，其华在唇四白，其充在肌，其味甘，其色黄，此至阴之类，通于土气。”此土类中的胃、大肠、小肠、三焦、膀胱五者皆是府，“洁净腑”包括此五者，指消化道的吐下法。西医将胃肠道毛病称作“胃肠黏膜屏障”，也要清除此屏障。所以张仲景以汗吐下三法为治病大法。

外表部的“鬼门”，俗称“汗门”“汗孔”，全身有 200 万～500 万个，属于肺所主，故主呼吸，像呼吸一样主出入，既能吸入大气，也能排出体内的垃圾废物，所以这个“汗孔”是健康之门，要时时刻刻保持畅通无阻，不能亮“红灯”。怎么知道汗孔畅通不畅通呢？观察汗的有无、量的多少、是遍身还是局部、是否持续等方面来定。有了障碍郁滞怎么办？遵《内经》“发陈”之法，除旧布新，新陈代谢好了，身体就健康了。

内里部，既要观察上部的口鼻，也要观察下部的大小便。里部以下行为顺，如果大小便不通，气逆、反胃，就是里部出了问题，所以口鼻、二便也是健康之门，也要通行无阻。

表部障碍找心肺，因为心阳布于表，肺主皮毛。里部障碍找肺脾，因为肺主天气，胃大肠小肠三焦膀胱腑道为天气所生。可知肺统表里，肺最重要。

《素问·八正神明论》说：“上工救其萌芽，必先见三部九候之气，尽调不败而救之，故曰上工。下工救其已成，救其已败。救其已成者，言不知三部九候之相失，因病而败之也。知其所在者，知诊三部九候之病脉处而治之，故曰守其门户焉。莫知其情，而见邪形也。”所谓“守其门户”，就是指守其汗孔和六腑，知道邪气的来路和出路。

外感有《伤寒杂病论》，内伤有《脾胃论》，临床依据矣。

（七）十二经之原

这个黄庭中气之处是十二经之海，原气所在地。《灵枢·海论》说：“冲脉者，为十二经之海，其输上在于大杼，下出于巨虚上下廉。”《灵枢·逆顺肥瘦》说：“夫冲脉者，五脏六腑之海也，五脏六腑皆禀焉。其上者，出于颃颡，渗诸阳，灌诸精；其下者，注少阴之大络，出于气街，循阴股内廉，入腘中，伏行骭骨内，下至内踝之后属而别。其下者，并于少阴之经，渗三阴；伏于出跗属，下循跗，入大指间。”此处是肺脾所主，肺为天为阳主表，脾为地为阴主里，故《灵枢·邪气脏腑病形》说：“身半以上者，邪中之也。身半以下者，湿中之也。”治疗则肺治上，脾治下，故《灵枢·终始论》说：“从腰以上者，手太阴阳明皆主之；从腰以下者，足太阴阳明皆主之。”腰以上疾病与上焦不通有关，腰以下疾病与脾湿下流于肾有关系。

1. 井穴出于此

阳明和厥阴皆从“中气”，阳明为金，厥阴为木，《素问·天元纪大论》所说“金木者，生成之终始也”，即与此有关。阳经井穴为金，阴经井穴为木，也源于此。此处为十二经之原，故十二经井穴皆发源于此，能反映四时阴阳之变化。此是其一。

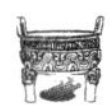

其二，脾主四肢，所以井穴及五输穴都在四肢末端。而且四肢的经络排列多依此。如《素问·太阴阳明论》说："故阴气从足上行至头，而下行循臂至指端；阳气从手上行至头，而下行至足。故曰阳病者上行极而下，阴病者下行极而上。故伤于风者上先受之，伤于湿者下先受之。"天阳从肺在手，地阴从脾在足，故阳气从手，阴气从足。

其三，五气、五味合为黄庭中气，五气、五味来源于一年五季，故有五输穴对应五季五行，每一经都有五季之腧穴。《灵枢·九针十二原》对此作了详细论述。这正是子午流注针法的来源。这就是井穴能反映四时能量的原因所在。

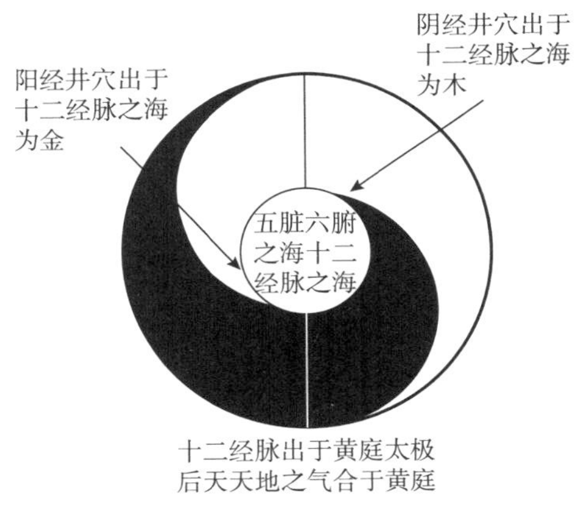

图6-23　井出于黄庭

2. 根结于此

《灵枢·根结》言太阳、阳明、少阳、太阴、少阴、厥阴六经皆根于此处井穴，谓：

太阳根于至阴，结于命门。命门者，目也。

阳明根于厉兑，结于颡大。颡大者，钳耳也。

少阳根于窍阴，结于窗笼。窗笼者，耳中也。

太阴根于隐白，结于太仓。

少阴根于涌泉，结于廉泉。

厥阴根于大敦，结于玉英，络于膻中。

足太阳根于至阴，溜于京骨，注于昆仑，入于天柱、飞扬也。

足少阳根于窍阴，溜于丘墟，注于阳辅，入于天容、光明也。

足阳明根于厉兑，溜于冲阳，注于下陵，入于人迎、丰隆也。

手太阳根于少泽，溜于阳谷，注于小海，入于天窗、支正也。

手少阳根于关冲，溜于阳池，注于支沟，入于天牖、外关也。

手阳明根于商阳，溜于合谷，注于阳溪，入于扶突、偏历也。

3. 终始于此

《素问·天元纪大论》说："金木者，生成之终始也。"故《灵枢·终始》言人迎、脉口源于此。脉口在肺，人迎在脾胃。五脏在腰脐以上，六腑在腰脐以下，所以《素问·阴阳应象大论》说："故天之邪气，感则害人五脏；水谷之寒热，感则害于六腑；地之湿气，感则害皮肉筋脉。"《灵枢·邪气脏腑病形论》说："身半以上者，邪中之也。身半以下者，湿中之也。"《灵枢·终始》说："阴者主脏，阳者主腑，阳受气于四末，阴受气于五脏。"《素问·太阴阳明论》说："阳者天气也，主外；阴者地气也，主内……故犯贼风虚邪者阳受之，食饮不节，起居不时者，阴受之。阳受之则入六腑，阴受之则入五脏……阳受风气，阴受湿气。故阴气从足上行至头，而下行循臂至指端；阳气从手上行至头，而下行至足。故曰阳病者上行极而下，阴病者下行极而上。故伤于风者上先受之，伤于湿者下先受之。"此以腰脐上下分言天地之邪，天之邪气有风寒暑湿燥火六气之分，地之邪气有谷食与水湿之分。

天之邪中上，谓"邪气在上"。水谷寒热为浊气，谓"浊气在中"。地湿为清气，谓"清气在下"。故《灵枢·小针解》说："邪气在上者，言邪气之中人也高，故邪气在上也。浊气在中者，言水谷皆入于胃，其精气上注于肺，浊溜于肠胃，言寒温不适，饮食不节，而病生于肠胃，故命曰浊气在中也。清气在下者，言清湿地气之中人也，必从足始，故曰清气在下也。"

阳受外邪发病，受邪病位分阴阳，如《灵枢·邪气脏腑病形》说："邪之中人，或中于阴，或中于阳……诸阳之会，皆在于面。中人也，方乘虚时及新用力，若饮食汗出，腠理开而中于邪。中于面，则下阳明。中于项，则下太阳。中于颊，则下少阳。其中于膺背两胁，亦中其经……中于阴者，常从臂胻始。夫臂与胻，其阴皮薄，其肉淖泽，故俱受于风，独伤其阴……身之中于风也，不必动脏。故邪入于阴经，则其脏气实，邪气入而不能客，故还之于腑。故中阳则溜于经，中阴则溜于腑。"外邪中人，"或中于阴，或中于阳"，此乃阳中之阴阳而云"经"与"腑"，经为阳，腑为阴。头面为阳，面、项、颊及膺背两胁为阳，此属邪中于阳，而"中阳则溜于经"。四肢为阳，四肢外侧为阳，四肢内侧为阴，故云"中于阴者，常从臂胻始"，此属邪中于阴，而"中阴则溜于腑"。

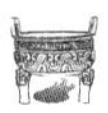

4. 诊足大趾和脉口、尺肤

黄庭中气，即黄庭原气，为人身之本。身体健康与否，要看这个原气之盛衰。《灵枢·小针解》说："所谓五脏之气，已绝于内者，脉口气内绝不至，反取其外之病处，与阳经之合，有留针以致阳气，阳气至则内重竭，重竭则死矣。其死也，无气以动，故静。所谓五脏之气，已绝于外者，脉口气外绝不至，反取其四末之输，有留针以致其阴气，阴气至则阳气反入，入则逆，逆则死矣。其死也，阴气有余，故躁。"就是从脉口察原气之盛衰。

《灵枢·终始》说："三脉动于足大趾之间……其动也，阳明在上，厥阴在中，少阴在下。"阳明主肺，厥阴结于膻中，肺和膻中皆在于胸，而主于足大趾。

《灵枢·邪气脏腑病形》说诊色脉尺肤，察色于面目，诊脉于脉口及尺肤。

5. 膝以下为本

奇恒之府皆是地气所生，地气土类包括脾胃、小肠、大肠、三焦、膀胱，并云阴精上奉其人寿。然而五腑的下合穴都在小腿外后侧，所以这里很重要。

六、中气升降运动

后天之本肺脾，肺"天食人以五气"，脾"地食人以五味"。而"五气"来源于太阳运动，《素问·天元纪大论》说："天有五行御五位，以生寒暑燥湿风。"五行五位就是太阳运动的五种状态。所以"五气"就是太阳之气，这轮红日在人体是少阳三焦相火。《脾胃论·五脏之气交变论》说："夫三焦之窍开于喉，出于鼻。鼻乃肺之窍……三焦于肺为用，又不可不知也。"可知肺吸入的五气就是主持诸气的少阳三焦气也。所以天五气与地五味相合就是少阳三焦与太阴脾相合，它们的相合便产生了中气，中气是人体升降出入的根本。这天地之气交于哪里呢？交于脐腹部位。《素问·六微旨大论》说："天枢之上，天气主之；天枢之下，地气主之；气交之分，人气从之，万物由之，此之谓也。……天气下降，气流于地，地气上升，气腾于天，故高下相召，升降相因，而变作矣。……出入废，则神机化灭；升降息，则气立孤危。故非出入，则无以生、长、壮、老、已；非升降，则无以生、长、化、收、藏。故器者，生化之宇，器散则分之，生化息矣。故无不出入，无不升降。化有小大，期有近远。四者之有而贵常守，反常则灾害至矣。"天枢就在肚脐两旁。《脾胃论》对此有精辟论述，谓：

天地阴阳生杀之理在升降浮沉之间论

《阴阳应象论》云：天以阳生阴长，地以阳杀阴藏。然岁以春为首，正，正也；寅，引也。少阳之气始于泉下，引阴升而在天地人之上，即天之分，百谷草木皆甲坼于此时也。至立夏少阴之火炽于太虚，则草木盛茂，垂枝布叶，乃阳之用，阴之体，此所谓天以阳生阴长。经言岁半以前，天气主之，在乎升浮也。至秋而太阴之运，初自天而下逐，阴降而彻地，则金振燥令，风厉霜飞，品物咸殒，其枝独存，若乎毫毛。至冬则少阴之气复伏于泉下，水冰地坼，万类周密，阴之用，阳之体也，此所谓地以阳杀阴藏。经言岁半以后，地气主之，在乎降沉也。

至于春气温和，夏气暑热，秋气清凉，冬气冷冽，此则正气之序也。故曰：履端于始，序则不愆。升已而降，降已而升，如环无端，运化万物，其实一气也。设或阴阳错综，胜复之变，自此而起。万物之中，人一也，呼吸升降，效象天地，准绳阴阳。盖胃为水谷之海，饮食入胃，而精气先输脾归肺，上行春夏之令，以滋养周身，乃清气为天者也；升已而下输膀胱，行秋冬之令，为传化糟粕，转味而出，乃浊阴为地者也。若夫顺四时之气，起居有时，以避寒暑，饮食有节，及不暴喜怒，以颐神志，常欲四时均平，而无偏胜则安。不然，损伤脾胃，真气下溜，或下泄而久不能升，是有秋冬而无春夏，乃生长之用，陷于殒杀之气，而百病皆起；或久升而不降亦病焉。于此求之，则知履端之义矣。

阴阳寿夭论

《五常政大论》云：阴精所奉其人寿，阳精所降其人夭。夫阴精所奉者，上奉于阳，谓春夏生长之气也；阳精所降者，下降于阴，谓秋冬收藏之气也。且如地之伏阴，其精遇春而变动，升腾于上，即曰生发之气；升极而浮，即曰蕃秀之气，此六气右迁于天，乃天之清阳也。阳主生，故寿。天之元阳，其精遇秋而退，降坠于下，乃为收敛殒杀之气；降极而沉，是为闭藏之气，此五运左迁入地，乃地之浊阴也。阴主杀，故夭。

根于外者，名曰气立，气止则化绝。根于内者，名曰神机，神去则机息。皆不升而降也。地气者，人之脾胃也，脾主五脏之气，肾主五脏之精，皆上奉于天。二者俱主生化，以奉升浮，是知春生夏长，皆从胃中出也。故动止饮食，各得其所，必清必净，不令损胃之元气，下乘肾

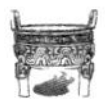

肝，及行秋冬殒杀之令，则亦合于天数耳。

五脏之气交变论

《五脏别论》云：五气入鼻，藏于心肺。《难经》云：肺主鼻，鼻和则知香臭。洁古云：视听明而清凉，香臭辨而温暖。此内受天之气，而外利于九窍也。夫三焦之窍开于喉，出于鼻。鼻乃肺之窍，此体也；其闻香臭者，用也。心主五臭，舍于鼻。盖九窍之用，皆禀长生为近。心，长生于酉，酉者肺，故知臭为心之所用，而闻香臭也。耳者，上通天气，肾之窍也，乃肾之体，而为肺之用，盖肺长生于子，子乃肾之舍而肺居其中，而能听音声也。

一说，声者天之阳，音者天之阴。在地为五律，在人为喉之窍，在口乃三焦之用。肺与心合而为言出于口也，此口心之窍开于舌为体，三焦于肺为用，又不可不知也。

肝之窍通于目，离为火，能耀光而见物，故分别五色也，肝为之舍。肾主五精，鼻藏气于心肺，故曰主百脉而行阳道。经云：脱气者目盲，脱精者耳聋，心肺有病，而鼻为之不利。此明耳、目、口、鼻为清气所奉于天，而心劳胃损则受邪也。

阴阳升降论

《易》曰：两仪生四象，乃天地气交，八卦是也。在人则清浊之气皆从脾胃出，荣气荣养周身，乃水谷之气味化之也。清阳为天（积阳成天。地气上为云，天气下为雨。水谷之精气也，气海也，七神也，元气也，父也），清中清者，清肺以助天真。清阳出上窍（耳、目、鼻、口之七窍是也），清中浊者，荣华腠理。清阳发腠理（毛窍也），清阳实四肢（真气充实四肢）。浊阴为地（积阴成地。云出天气，雨出地气。五谷五味之精，是五味之化也。血荣也，维持神明也，血之将会也，母也），浊中清者，荣养于神（降至中脘而为血，故曰心主血，心藏神）。浊阴出下窍（前阴膀胱之窍也），浊中浊者，坚强骨髓。浊阴走五脏（散于五脏之血也，养血脉，润皮肤、肌肉、筋者是也，血生肉者此也），浊阴归六腑（谓毛脉合精，经气归于腑者是也）。天气清静光明者也，藏德不止，故不下也。天明则日月不明，邪害空窍，阳气者闭塞，地气者冒明。云雾不精，则上应白露不下；交通不表，万物命故不施，不施则名木多死。恶气不发，风雨不节，白露不下，则菀不荣；贼风数至，豪雨数起，天地四时不相保，与道相失，则未央绝灭。唯圣人从之，故身无苛病，万物不失，生气不竭。此说人之不避大寒伤形，大热伤气，四时节候更改之异气，及饮食失节，妄作劳役，心生好恶，皆令元气不行，气化为火，乃失生夭折之由耳。

天地自然界的水气升降如图3－9，人体内的水气升降则与天道一致。

（一）中气是升降运动的枢纽

标本中气理论从本的少阳三焦和太阴脾“火湿”二气化生中气，黄元御说“中气者，阴阳升降之枢轴”（《四圣心源》），一语点出升降运动的根本枢纽是中气，堪称真知灼见，千古绝唱！

（二）相火是升降运动的根本

太阳运动产生的阴阳之气化生万物，人类伊始于气化，升降运动是气化的反映。而阳气则在气化中占主导地位，诚如张景岳说：“生化之权，皆由阳气”，“凡万物之生由乎阳，万物之死亦由乎阳”，“人之大宝，只此一息真阳。”（《类经附翼·大宝论》）阳气者，火之化，所以阳气变化之机权皆在于火，“阳气惟火而已”（《景岳全书》），若非明于医理，哪有此精湛良言！然火分君火、相火，而“阳气之流布化生，相火也”（《医门棒喝》）。因此，相火是升降运动的根本。明代大医学家赵献可非常重视相火在升降运动中的主导作用，认为相火“如天君无为而治，宰相代天行化，此先天无形之火与后天有形之心火不同”，并举一喻来加以说明：“比之元宵之鳌山走马灯，拜者、舞者、飞者、走者，无一不具，其中间惟是一火耳。火旺则动速，火微动缓，火熄则寂然不动，而拜者、舞者、飞者、走者，躯壳未尝不存也。”（《医贯》）比喻形象而生动地阐明了相火在升降运动中的根本作用。

相火作用于物质——水，便产生元气。所以张景岳说“相火为元气之本”，“元气惟阳为主”（《景岳全书》）。“诸十二经脉者，皆系于生气之原。所谓生气之原者，谓十二经之根本也，……此五脏六腑之本，十二经之根，呼吸之门，三焦之原”（《难经·八难》）。可见相火的生理功能关系到五脏六腑十二经脉的生理活动，是人体生命活动的生化源泉。太阳和水是自然界生态和谐的本源。

吸入的“五气”是动力，食入的“五味”是物质，即相火是升降运动的原始动力，水谷“五味”之精微是升降运动的物质基础。而升降运动的过程，既能发挥营卫气血津液的功能，同时又能生化营卫气血津液以涵养君火、相火，从而维护机体正常的生理功能，使生命生生息息而不休止，保证人体的身体健康。

（三）肝肺是升降运动的通道

“肝生于左，肺藏于右”（《素问·刺禁论》）。而“左右者，阴阳之道

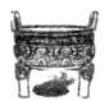

路也”（《素问·阴阳应象大论》）。张景岳说：“左主升，而右主降。(《类经附翼》）左为阳，“肝为阳中之少阳”（《素问·六节藏象论》），阳主升，故曰肝升于左。右为阴，“肺为阴中之少阴”（《灵枢·阴阳系日月》），阴主降，故曰肺降于右。准此，肝肺为左右阴阳上下升降之道路，即春秋为阳阴升降者也。

（四）心肾是升降运动的征兆

心主夏为太阳，夏天阳气盛极而一阴来复，故从本从标。肾主冬为少阴，冬天阴气盛极而一阳来复，也从本从标。夏天为火，冬天为水，所以《素问·阴阳应象大论》说：“水火者，阴阳之兆征也。”人体阴阳升降运动的机能是看不见摸不着的，但可以从心肾两脏的生理功能反映出来，从而审察升降运动的升降情况正常与否，而握病机之机权，以便据情调之。

心属火，肾属水，水火是阴阳的征兆，心肾的生理功能是升降出入运动的反映。

七、扶阳论

大家都在讲“扶阳”，并把所扶之阳定位于肾中“真阳”，其实这是一种误解，应该定位于“黄庭”，即“中宫”，现阐述于下。

（一）人体阳气本源在胃脘

要“扶阳”，首先要知道人体阳气在哪里，这是起码的条件。

《素问·阴阳别论》说：“所谓阳者，胃脘之阳也。”

《素问·阳明脉解》说：“四肢者，诸阳之本也。”

《素问·阴阳应象大论》说：“清阳出上窍，浊阴出下窍；清阳发腠理，浊阴走五脏；清阳实四肢，浊阴归六腑。”

《灵枢·邪气脏腑病形》说：“诸阳之会，皆在于面。”《难经·四十七难》说：“人头者，诸阳之会也。”

请看，《内经》说得清清楚楚，人体的阳气在“胃脘”，就是说在脾胃土。而脾胃土主四肢，故云“四肢者，诸阳之本也”及“清阳实四肢”“清阳出上窍”。

头为首为天，天为阳，故云“头为诸阳之会”。

《内经》如此肯定地说人体阳气在脾胃土，根本就没有说过阳气在肾，奈何后世之人非要说阳气之本源在肾呢？

正因为人体阳气在脾胃土，所以李东垣强调阳气出于胃。李东垣说：“春生夏长，皆从胃中出。”就是说，春夏所主之阳气皆来源于脾胃，不在肾。明代大医学家汪绮石在《理虚元鉴》中也说“阳虚之治所当悉统于脾”，汪氏认为，“阳虚之症……以中气不守为最险。故阳虚之治……以急救中气为最先……脾气又为诸火之原，安得不以脾为统哉!”所以张仲景创建中汤为补阳虚之总方，郑钦安说：“此方（建中汤）乃仲景治阳虚之总方也……治百十余种阳虚症候，无不立应”（《医理真传》第72页，巴蜀书社，1991年）。陶弘景说：“阳旦者（即桂枝汤、小建中汤、黄芪建中汤），升阳之方。”（《辅行诀五脏用药法要研究》第87页，学苑出版社，2009年）即以补益中气为主。《伤寒论》还说，太阴病当以四逆汤温之。脾胃主四肢，脾胃温暖了，四肢就温暖了。

（二）阳气的作用

阳气有什么作用，《内经》说得很清楚，如《素问·生气通天论》云：“阳气者，若天与日，失其所则折寿而不彰，故天运当以日光明，是故阳因而上卫外者也。”这里讲到了以下内容：

第一，阳气像自然界的天和太阳。天和太阳在《周易》里为乾卦，在《周易》里讲到了天和太阳的特点和功用，谓：

乾：元，亨，利，贞。

《彖传》的解释是：“大哉乾元，万物资始，乃统天。云行雨施，品物流形。大明始终，六位时成，时乘六龙以御天。乾道变化，各正性命，保合大和，乃利贞。首出庶物，万国咸宁。”

《象传》的解释是：“天行健，君子以自强不息。”

天和太阳的特性是什么？就是《象传》说的“天行健”，即运行不息的运动，周而复始。《彖传》就是讲太阳的回归年运动，所以《周易尚氏学》引《太玄经》说：“元、亨、利、贞，即春、夏、秋、冬。”（《周易尚氏学》第13页，中华书局，1980年）而春、夏、秋、冬的功用是使万物生、长、化、收、藏，建立五运六气，应之以五脏。“乾道变化”，就是天道的变化，就是太阳的运行变化，万物生长靠太阳，于是四时万物各得其“性命”。《素问·生气通天论》说：“天地之间，六合之内，其气九州九窍，五脏十二节，皆通乎天气。”天气，就是乾天阳气。李念莪在《内经知要》中说：“天之运行，惟日为本，天无此则昼夜不分，四时失序，晦冥幽暗，万物不彰矣。在于人者，亦惟此阳气为要，苟无阳气，孰分清浊？孰布三焦？孰为呼吸？孰为运行？血何由生？食何由化？与天无日等矣。”（《内经知要》，人民卫生出版社，1982年）

“大明始终，六位时成，时乘六龙以御天”，是讲把太阳的回归运动划分成六个时间段，以应六气。

第二，阳气“卫外”。《素问·生气通天论》说“阳者，卫外而为固

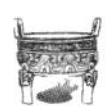

也”，“阳气者，一日而主外，平旦人气生，日中而阳气隆，日西而阳气已虚，气门乃闭”，可知阳气有保卫外部体表的功能，固密肌腠而抵御外邪，即“正气存内，邪不可干”的意思。

第三，颐养精神。《素问·生气通天论》说“阳气者，精则养神，柔则养筋”，为什么阳气能精养神、柔养筋？因为阳生则阴长，阴长则心血旺，而心主神，血者神气也，故能养神；阴长则津液四布，故能养筋。

第四，“失其所则折寿而不彰”，“所”指阳气的处所，阳气的处所在哪里呢？春夏在外，秋冬在内，阳气失其所应有的处所，就要威胁到人身的寿命和健康了。阳气为什么会“失所”受伤呢？一是不能顺时养生而伤阳，如《素问·四气调神大论》说“逆春气则少阳不生　肝气内变”，“逆之则伤肝，夏为寒变，奉长者少”。二是外感六淫，如《素问·生气通天论》说“因于寒”“因于暑”“因于湿”“因于气”而“阳气乃竭”。三是“阳气者　烦劳则张”，任何过度的劳倦都会伤损阳气。四是七情损伤阳气，如《素问·生气通天论》说“阳气者，大怒则形气绝而血菀于上，使人薄厥，有伤于筋”。五是内伤于饮食。六是房事竭精。

（三）阳气本于三焦相火

《医学发明·三焦统论》说：“三焦……统而论之，三者之用，本于中焦。中焦者，胃脘也。天五之冲气，阴阳清浊自此而分，十二经络自此而始。……三焦者，冲和之本。”于此可知“胃脘之阳”乃本于少阳三焦相火。故《伤寒论·辨脉法》说：“形冷、恶寒者，此三焦伤也。”《金匮要略·水气病脉证并治》说：“寸口脉沉而迟，沉则为水，迟则为寒，寒水相搏，趺阳脉伏，水谷不化，脾气衰则鹜溏，胃气衰则身肿，少阳脉卑。”《黄庭内景经·上有章》说：“上有魂灵下关元，左为少阳右太阴，后有密户前生门，出日入月呼吸存。”少阳即指少阳三焦相火，太阴即指脾土。张景岳在《类经附翼》中说三焦相火是人身的一轮“红日”，张景岳说：“天之大宝，只此一丸红日，人之大宝，只此一息真阳。”李东垣在《医学发明》“病有逆从，治有反正论”中说：“坤元一正之土，虽主生长，阴静阳躁，禀乎少阳元气乃能生育也。”故赵献可在《医贯》中说：“太阴脾土，随少阳相火而生，故补脾土者，补相火。”因此李东垣在《脾胃论·脾胃胜衰论》说：“脾胃不足之源，乃阳气不足，阴气有余。大抵脾胃虚弱，阳气不能生长，是春夏之令不行，五脏之气不生。脾病则下流乘肾，土克水，则骨乏无力，是为骨蚀，令人骨髓空虚，足不能履地，是阴气重叠，此阴盛阳虚之证。”李东垣称此为“甲己化土，此仲景妙法也”。

（四）阳气病见于四肢

既然阳气本于脾胃，而脾胃主四肢，所以阳气病必见于四肢。

《素问·太阴阳明论》说："帝曰：脾病而四肢不用何也？岐伯曰：四肢皆禀气于胃而不得至经，必因于脾乃得禀也。今脾病不能为胃行其津液，四肢不得禀水谷气，气日以衰，脉道不利，筋骨肌肉皆无气以生，故不用焉。"

《素问·痹论》说："脾痹者，四肢解堕……"

《素问·风论》说："脾风之状，多汗恶风，身体怠堕，四肢不欲动……"

《素问·玉机真脏论》说："帝曰：夫子言脾为孤脏，中央以灌四旁，其太过与不及，其病皆何如？岐伯曰：太过则令人四肢不举……"四旁即四肢。

《素问·气交变大论》说："岁土太过……脚下痛、饮发中满、食减、四肢不举。"又说："土不及，四维有埃云润泽之化，则春有鸣条鼓拆之政。四维发振拉飘腾之变，则秋有肃杀霖霪之复。其眚四维，其脏脾，其病内舍心腹，外在肌肉四肢。"四维即四肢。

《灵枢·本神》说："脾藏营，营舍意，脾气虚则四肢不用。"

少阳相火虚衰，脾胃水谷不化，营卫气血亏虚不能滋养灌溉四肢，故而不用。

（五）张仲景论阳气病

张仲景《伤寒杂病论》特别重视阳气在生命中的重要作用，创建多个建中汤（阳旦汤）及四逆汤类方、理中丸，以及柴胡汤（阴旦汤）类方，并记载多种四肢手足病，如手足温、手足热、手足烦热、手足躁扰、手足汗出、手足逆冷、手足痹不仁、手足浮肿、手掌烦热、足下热、足下恶风、足逆冷、四肢逆冷、四肢拘急、四肢疼痛、四肢酸痛、四肢烦、四肢沉重疼痛、四肢肿等。

四肢为诸阳之本，故阳衰必见四肢寒冷，张仲景创建四逆汤治之。因为脾主四肢，所以四逆汤是太阴脾的主方。

四肢包括手足，范围广，手足不包括四肢，范围小。但手足是四肢躯干经脉源头，四肢为诸阳之本，则手足当为诸阳本中之本，故阳气衰亡必见手足逆冷，所以《伤寒论》厥阴病第337条说："凡厥者，阴阳气不相顺接，便为厥。厥者，手足逆冷者是也。"这是脾"脏寒"的必然反映，所以救逆，就是救脾，回阳救逆就是救脾阳。救脾阳就是恢复少阳三焦相火的阳气。再者，手足为十二经脉井穴出处，阳井金者属阳明，阴井木者

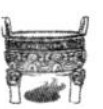

属厥阴，从五运六气理论的标本中气说，厥阴从中气少阳三焦，阳明从中气太阴脾。

手足属脾胃，张仲景有明确论述，《伤寒论》第110条说："太阳病二日，反躁，反熨其背而大汗出，大热入胃，胃中水竭，躁烦，必发谵语；十余日振栗自下利者，此为欲解也。故其汗从腰以下不得汗，欲小便不得，反呕、欲失溲，足下恶风，大便硬，小便当数，而反不数及不多；大便已，头卓然而痛，其人足心必热，谷气下流故也。"而《金匮要略·黄疸病脉证并治》所说的谷疸、酒疸、女劳疸也都是"谷气不消，胃中苦浊，浊气下流"导致"手足中热""足下热"，足见手足与脾胃的本源关系。

不仅胃热下流导致"足下热"，胃湿下流则导致"足逆冷""足肿"。《金匮要略·水气病脉证并治》说："肾水者，其腹大，脐肿腰痛，不得溺，阴下湿如牛鼻上汗，其足逆冷，面反瘦……寸口沉而紧，沉为水，紧为寒，沉紧相搏，结在关元，始时当微，年盛不觉。阳衰之后，营卫相干，阳损阴盛，结寒微动，肾气上冲，喉咽塞噎，胁下急痛，医以为留饮而大下之，气击不去，其病不除。后重吐之，胃家虚烦，咽燥欲饮水，小便不利，水谷不化，面目手足浮肿。"

太阴脾和少阳三焦合成黄庭中气而生化出营卫气血，中气寒冷则营卫气血虚衰，故《金匮要略·呕吐哕下利病脉证治》说："寸口脉微而数，微则无气，无气则荣虚，荣虚则血不足，血不足则胸中冷。……夫六腑气绝于外者，手足寒，上气，脚缩；五脏气绝于内者，利不禁，下甚者，手足不仁。"胃脘阳虚则手足寒，脾"脏寒"则下利。《金匮要略·水气病脉证并治》说："寸口脉迟而涩，迟则为寒，涩为血不足。趺阳脉微而迟，微则为气，迟则为寒。寒气不足，则手足逆冷；手足逆冷，则营卫不利……荣卫俱劳。阳气不通即身冷，阴气不通即骨疼。"所以张仲景在《伤寒论》里创建了当归四逆汤及加吴茱萸生姜汤。

为什么水湿下流造成手足寒冷呢?《金匮要略·水气病脉证并治》说："寸口脉沉而迟，沉则为水，迟则为寒，寒水相搏，趺阳脉伏，水谷不化，脾气衰则鹜溏，胃气衰则身肿，少阳脉卑。"原来都是少阳三焦相火虚衰而太阴"脏寒"造成的。

那么这个主宰生杀大权的少阳何时来复呢？张仲景也有肯定的答案。《伤寒论》第29条说："……得之便厥，咽中干，烦躁吐逆者，作甘草干姜汤与之，以复其阳。若厥愈足温者，更作芍药甘草汤与之，其脚即伸。"第30条进一步说："厥逆，咽中干，烦躁，阳明内结，谵语烦乱，更饮甘草干姜汤，夜半阳气还，两足当热，胫尚微拘急，重与芍药甘草汤，尔乃胫伸。”这里明确指出是“夜半阳气还”而“足温”。在《金匮要略·脏腑经络先后病脉证》更说：“冬至之后，甲子夜半少阳起，少阴之时，阳始生，天得温和。”这里确切说明是夜半少阴病欲解时的子时少阳阳气来复——“阳始生，天得温和”。这里明确给出的是天道阳气来复。但从天人合一来说，天道“一阳来复”于子时，地道“一阳来复”于丑时，从《伤寒论》六经病欲解时可知，少阴主子丑寅三时，厥阴主丑寅卯三时，人属于地道，天地之道相差 30 天，故“手足逆冷”的厥证当以厥阴病为主，不能以少阴病为主，其根在黄庭少阳太阴，无论如何都不能以少阴肾为主，用四逆汤救逆，是救太阴脾的“脏寒”为主，是还少阳阳气。

人们常用坎卦☵来比喻肾水，认为“真阳”在肾。为什么不来看看厥阴肝的震卦☳，震卦才是“一阳来复”的代表卦，因为其“一阳”在初爻，而坎卦的“一阳”在中爻，不在初爻。坎卦代表的是阳气潜藏勿用，不是“一阳来复”。

此外，张仲景还把阳气分为表里两部分，救表阳用桂枝汤之类，救里阳用四逆汤、理中丸之类，然以建中汤为中和方。如《伤寒论》第 91 条说：“救里，宜四逆汤；救表，宜桂枝汤。”第 372 条说：“温里，宜四逆汤；攻表，宜桂枝汤。”《金匮要略·血痹虚劳病脉证并治》说：“虚劳里急，悸，衄，腹中痛，梦失精，四肢酸疼，手足烦热，咽干口燥，小建中汤主之。虚劳里急，诸不足，黄芪建中汤主之。”《金匮要略·腹满寒疝宿食病脉证并治》说：“心胸中大寒痛，呕不能饮食，腹中寒，上冲皮起，出见有头足，上下痛而不可触近，大建中汤主之。”这里的桂枝汤类方、四逆汤类方、建中汤类方，就是张仲景扶阳的三类方剂，请诸君三思而用。

第七章　田氏心肺脾三本诊法

笔者根据《伤寒论》“病发于阳”“病发于阴”的治病二统法及阳仪、阴仪法创建了大表部和大里部概念，如下所示。

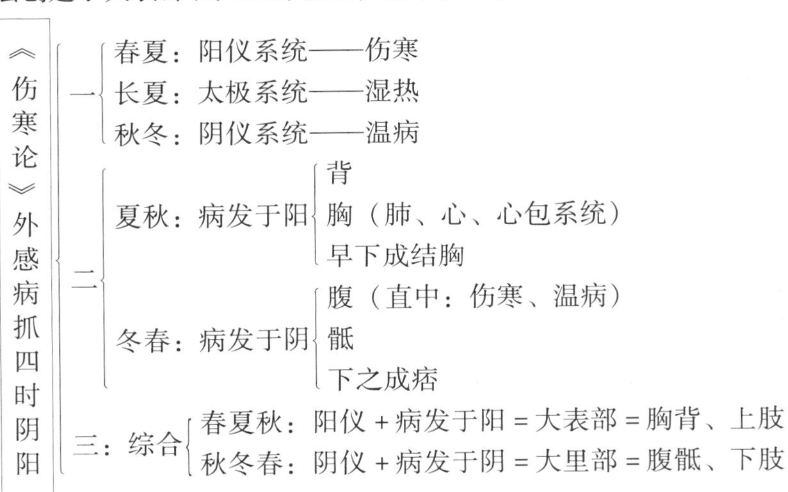

大表部可以继发里部病，大里部也可以继发表部病。

大表部建立了胸背上肢诊，大里部建立了腹骶下肢诊。《素问·金匮真言论》将人体按阴阳分背阳腹阴。《灵枢·胀论》说：“脏腑之在胸胁腹里之内也。……夫胸腹，脏腑之廓也。膻中者，心主之宫城也。胃者，太仓也。”胸腹为五脏六腑之宫城，阴阳气血之发源地，滋养一身之根本，故欲知阴阳表里寒热虚实必诊胸腹。

大表部又分为两部分：

一是表中之表，指皮毛肌表及上肢、头。横膈以上为阳，阳主表。

二是表中之里，指胸胁心肺。如《幼科要略》说：“虽因外邪，亦是表中之里。”因为“温邪上受，首先犯肺”，“肺位最高，邪必先伤”，肺所主之皮毛在表之表，而肺则为“表中之里”。

大里部也分为两部分：

一是里部之里，指腹腔内及其内的脏腑。横膈以下为阴，阴主里。

二是里部之表，指腰骶及下肢。阴盛者必表现在腰骶下肢。

一、运气诊

运气诊包括大运、司天、在泉、六步间气的主气客气所形成的本人本命体质，以及流年影响。

1. 本命年体质诊

（1）大运诊：大运诊以定五脏强弱病位，如甲年土运太过，土克水，则肾水为弱脏，脾土和心火为强脏。丁年木运不及，则肝为弱脏，肺金和脾土为强脏。

（2）六气诊：六气有风、寒、暑、湿、燥、火之不同，所以六气诊可以定病性，如太阳司天、太阴在泉年为寒湿体质。

（3）间气诊：出生月份为间气，据客气加临主气之间的关系以定病性。

（4）综合诊：最后把运诊和气诊结合起来进行综合诊断，得出最后判断。

2. 流年诊

即看流年运气对本命年运气的影响。

五运六气的诊断治疗最大好处是能将中医临床统一标准化。

二、胸背诊

《素问·刺禁论》说："膈肓之上，中有父母。"父母者，心肺也。心主太阳，肺主阳明，心包为心之宫城，其腑大小肠和三焦亦配于此。心部阳于表，肺主皮，所以都主于表。心、肺、心包居于胸中。又心包为血母，三焦为气父。《素问·脉要精微论》说："背者，胸中之府。"所以大表部的诊断在胸背。胸背为阳，胸背诊主要是察看阳气和宗气之盛衰。

1. 胸背诊

《素问·脉要精微论》说："背者，胸中之府，背曲肩随，府将坏矣。"

《素问·刺热》说："热争则喘，痛走胸膺背，不得太息，头痛不堪，汗出而寒。"

《灵枢·本脏》说："巨肩反膺陷喉者肺高，合腋张胁者肺下，好肩背厚者肺坚，肩背薄者肺脆，背膺厚者肺端正，胁偏疏者肺偏倾也。""广胸反骹者肝高，合胁兔骹者肝下，胸胁好者肝坚，胁骨弱者肝脆，膺腹好相得者肝端正，胁骨偏举者肝偏倾也。"察肝在胸胁，可知肝胆属于大表部。《灵枢·邪客》说："肺心有邪，其气留于两肘；肝有邪，其气流于两腋；

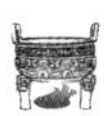

脾有邪，其气留于两髀；肾有邪，其气留于两腘。”请看，心肺肝属于大表部，故邪气留在上肢；脾肾属于大里部，故邪气留在下肢。《灵枢·邪客》专讲人体“因天之序”而得“邪气”，因外感是时令病，与四时阴阳六气密切统一，故云“邪气”入侵人体“因天之序”，所以《伤寒论》一再强调六经的“欲解时”。“邪气”犯体从表而入，故《灵枢·邪客》只讲肺心及心包络三脏，且心不受邪而在心主包络，所以“病发于阳”的太阳阳明病，主要病变是在肺和心包络系统，肺主皮，心包络主脉，故诊病要察“皮肤之寒热，脉之盛衰滑涩……视其血脉，察其色，以知其寒热痛痹”。

上焦肺病诊胸中。《素问·脉要精微论》说：“右外以候肺，内以候胸中。”

上焦肺病诊咽喉。《灵枢·师传》说：“五脏六腑者，肺为之盖，巨肩陷，咽喉见其外。”这是从咽喉审察肺的虚实。《灵枢·忧恚无言》说：“喉咙者，气之所以上下者也。”喉咙是肺呼吸的通道。又说：“咽喉者，水谷之道也。”《灵枢·胀论》说：“咽喉小肠者，传送也。”而肺主天气主胃肠的传导。

2. 膻中诊

《素问·灵兰秘典论》说：“膻中者，臣使之官，喜乐出焉。”《灵枢·胀论》说：“膻中者，心主之宫城也。”膻中可以诊察心、心包病。

《灵枢·五味》说：“其大气抟而不行者，积于胸中，命曰气海。”膻中可以诊察上焦胸中肺病。

《灵枢·海论》说：“膻中者，为气之海，其输上在柱骨之上下，前在于人迎……气海有余者，气满胸中，悗息面赤；气海不足，则气少不足言。”

《难经·三十一难》说：“上焦者，其治在膻中。”

3. 虚里诊（宗气诊）

《素问·平人气象论》说：“胃之大络，名曰虚里，贯鬲络肺，出于左乳下，其动应衣，脉宗气也。盛喘数绝者，则病在中，结而横，有积矣；绝不至曰死。乳之下其动应衣，宗气泄也。”

《灵枢·邪客》说：“宗气积于胸中，出于喉咙，以贯心脉而行呼吸焉。”

《灵枢·刺节真邪》说：“宗气留于海，其下者，注于气街；其上者，走于息道。”

4. 髑骭诊（心下诊）

心下即剑突下部位，有心募穴巨阙和膏之原穴鸠尾。

《灵枢·本脏》说：“无髑骭者心高，髑骭小短举者心下，髑骭长者心下坚，髑骭弱小以薄者心脆，髑骭直下不举者心端正，髑骭倚一方者心偏倾也。”

心下属于上焦，可以诊察上焦心病。

5. 鼻诊

《素问·五脏别论》说：“心肺有病，鼻为之不利。”

6. 腧穴诊

肩井、肺俞、厥阴俞、天宗、中府、膻中、巨阙、手三里、尺泽、少海。

7. 皮诊

皮属于大表部，外感内伤虚实寒热在皮部都有反映。

《素问·皮部论》说：

百病之始生也，必先于皮毛。……邪之始入于皮也，泝然起毫毛，开腠理，其入于络也，则络脉盛，色变；其入客于经也，则感虚，乃陷下；其留于筋骨之间，寒多则筋挛骨痛，热多则筋弛骨消，肉烁䐃破，毛直而败。

《素问·调经论》说：

血气未并，五脏安定，皮肤微病，命曰白气微泄。……阳受气于上焦，以温皮肤分肉之间，令寒气在外，则上焦不通。上焦不通，则寒气独留于外，故寒栗。……上焦不通利，则皮肤致密，腠理闭塞，玄府不通，卫气不得泄越，故外热。

《灵枢·论勇》说：

黄色薄皮弱肉者，不胜春之虚风；

白色薄皮弱肉者，不胜夏之虚风；

青色薄皮弱肉，不胜秋之虚风；

赤色薄皮弱肉，不胜冬之虚风也。……

黑色而皮厚肉坚，固不伤于四时之风；其皮薄而肉不坚，色不一者，长夏至而有虚风者，病矣。其皮厚而肌肉坚者，长夏至而有虚风，不病矣。其皮厚而肌肉坚者，必重感于寒，外内皆然，乃病。……夫忍痛与不忍痛者，皮肤之薄厚，肌肉之坚脆，缓急之分也，非勇怯之谓也。

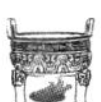

《灵枢·邪气脏腑病形》说：

脉急者，尺之皮肤亦急；脉缓者，尺之肤亦缓；脉小者，尺之皮肤亦减而少气；脉大者，尺之皮肤亦贲而起；脉滑者，尺之皮肤亦滑；脉涩者，尺之皮肤亦涩。凡此变者，有微有甚。

《灵枢·论疾诊尺》说：

审其尺之缓、急、小、大、滑、涩，肉之坚脆，而病形定矣。……按其手足上，窅而不起者，风水肤胀也。尺肤滑，其淖泽者，风也。尺肉弱者，解㑊，安卧脱肉者，寒热，不治。尺肤涩者，风痹也。尺肤粗如枯鱼之鳞者，水泆饮也。尺肤热甚，脉盛躁者，病温也，其脉甚而滑者，病且出也。尺肤寒，其脉小者，泄、少气。尺肤炬然，先热后寒者，寒热也；尺肤先寒，久大之而热者，亦寒热也。

《难经·十三难》说：

脉数，尺之皮肤亦数；脉急，尺之皮肤亦急；脉缓，尺之皮肤亦缓；脉涩，尺之皮肤亦涩；脉滑，尺之皮肤亦滑。

《难经·二十四难》说：

手太阴气绝，即皮毛焦。太阴者，肺也，行气温于皮毛者也。气弗营，则皮毛焦；皮毛焦，则津液去；津液去，则皮节伤；皮节伤，则皮枯毛折；毛折者，则毛先死。

8. 心肺诊（略）

三、腹骶诊

腹部是脾肾肝及六腑所在地，是天之五气和地之五味合和化神之所，真气所聚，宗气、营卫气血所生，十二经脉之本，可知其重要性。如《灵枢·营卫生会》说：“人受气于谷，谷入于胃，以传于肺，五脏六腑，皆以受气，其清者为营，浊者为卫，营在脉中，卫在脉外。”《灵枢·五味》说：“谷始入于胃，其精微者，先出于胃之两焦，以溉五脏，别出两行，营卫之道。其大气之抟而不行者，积于胸中，命曰气海，出于肺，循喉咽，故呼则出，吸则入。”《灵枢·邪客》说：“五谷入于胃也，其糟粕、津液、宗气，分为三隧。故宗气积于胸中，出于喉咙，以贯心脉而行呼吸焉。营气者，泌其津液，注之于脉，化以为血，以营四末，内注五脏六腑，以应刻数焉。卫气者，出其悍气之慓疾，而先行于四末分肉皮肤之间而不休者也。”更重要的是腹为水阴所在地，生命之源。而骶骨部位是水俞穴所在位，《素问·水热论》说：“水俞五十七处者……积阴之所聚也，水所从出入也，尻上五行行五者，此肾俞。故水病下为胕肿大腹，上为喘呼，不得卧者，标本俱病，故肺为喘呼，肾为水肿，肺为逆不得卧，分为相输，俱受者水气之所留也。”于此可知，腹骶诊主要是察看水阴之变。

1. 脐诊

脐腹部位是黄庭、丹田、太极，既是先天母亲供血的通道，也是后天五气、五味合和化神之处，其重要性可想而知。《修真图》说脐部“肺为生门”。

《素问·腹中论》说：

帝曰：病有少腹盛，上下左右皆有根，此为何病？可治不？

岐伯曰：病名曰伏梁。

……帝曰：何以然？

岐伯曰：……居脐上为逆，居脐下为从，勿动亟夺……

帝曰：人有身体髀股胻皆肿，环脐而痛，是为何病？岐伯曰：病名伏梁，此风根也。其气溢于大肠而着于肓，肓之原在脐下，故环脐而痛也。

《灵枢·师传》说：

胃中热，则消谷，令人悬心善饥，脐以上皮热。肠中热，则出黄如糜，脐以下皮寒。

《素问·六微旨大论》说：

天枢之上，天气主之；天枢之下，地气主之；气交之分，人气从之，万物由之，此之谓也。……天气下降，气流于地，地气上升，气腾于天，故高下相召，升降相因，而变作矣。……气有胜复，胜复之作，有德有化，有用有变，变则邪气居之。

《难经·六十六难》说：

十二经皆以俞为原者，何也？然：五脏俞者，三焦之所行，气之所留止也。

三焦所行之俞为原者，何也？然：脐下肾间动气者，人之生命也，十二经之根本也，故名曰原。

《难经·十六难》说：

脐左有动气，按之牢若痛。……脐上有动气，按之牢若痛。……当脐有动气，按之牢若痛。……脐右有动气，按之牢若痛。……脐下有动气，按之牢若痛。

《难经·三十一难》说：“中焦者，在胃中脘，不上不下，主腐熟水谷，其治在脐旁。”

《厘正按摩要术》说：“脐通五脏，真神往来之门户也，故曰神阙”，

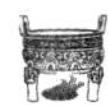

“是神气之穴，保生之根。”

《脾胃论》云：“夫胃病其脉缓，脾病其脉迟，且其人当脐有动气，按之牢若痛。”“脾胃病则当脐有动气，按之牢若痛，有是者乃脾胃虚，无是则非也，亦可作明辨矣。”

《金匮要略·五脏风寒积聚病脉证并治》说：“关上，积在脐旁。”

《伤寒论》第239条说“病人不大便五六日，绕脐痛”，《金匮要略·腹满寒疝宿食病脉证并治》说“瘦人绕脐痛”“寒疝绕脐痛”，都与中焦脾胃有关。

和田春氏说：“脐者，元气之所系，十二经脉根本……脐下丹田，真气之所聚。”（《难经派腹诊》，学苑出版社，2013年）

竹田阳山说：“人之寿夭，相脐可知也。疾之深浅，按脐可察也。故诊腹之要，以脐为先。盖人身之有脐，犹天之有北辰也。故名曰天枢，又名曰神阙。”（《难经派腹诊》，学苑出版社，2013年）

2. 黄庭丹田诊（肾间动气诊）

《难经·六十六难》说：

诸十二经脉者，皆系于生气之原。所谓生气之原者，谓十二经之根本也，谓肾间动气也。此五脏六腑之本，十二经脉之根，呼吸之门，三焦之原，一名守邪之神。故气者，人之根本也，根绝则茎叶枯矣。寸口脉平而死者，生气独绝于内也。

《难经·六十六难》说：

十二经皆以俞为原者，何也？然：五脏俞者，三焦之所行，气之所留止也。

脐下肾间动气者，人之生命也，十二经之根本也，故名曰原。

这肾间动气，就是黄庭丹田之真气，可能就是输送给门静脉之营养物质。

3. 关元诊

腹诊候阴，阴多寒水之结。张仲景多有论述。《金匮要略·水气病脉证并治》云：

问曰：病者苦水，面目身体四肢皆肿，小便不利，脉之不言水，反言胸中痛，气上冲咽，状如炙肉，当微咳喘。审如师言，其脉何类？

师曰：寸口沉而紧，沉为水，紧为寒，沉紧相搏，结在关元，始时当微，年盛不觉。阳衰之后，营卫相干，阳损阴盛，结寒微动，肾气上冲，喉咽塞噎，胁下急痛，医以为留饮而大下之，气击不去，其病不除。后重吐之，胃家虚烦，咽燥欲饮水，小便不利，水谷不化，面目手足浮肿。又以葶苈丸下水，当时如小差，食饮过度，肿复如前，胸胁苦痛，象若奔豚，其水扬溢，则浮咳喘逆。当先攻击冲气令止，乃治咳，咳止，其喘自差。先治新病，病当在后。

《金匮要略·妇人杂病脉证并治》云：

妇人之病，因虚、积冷、结气，为诸经水断绝。至有历年，血寒积结，胞门寒伤，经络凝坚。

在上呕吐涎唾，久成肺痈，形体损分。

在中盘结，绕脐寒疝；或两胁疼痛，与脏相连；或结热中，痛在关元，脉数无疮，肌若鱼鳞，时着男子，非止女身。

在下未多，经候不匀，冷阴掣痛，少腹恶寒，或引腰脊，下根气街，气冲急痛，膝胫疼烦，奄忽眩冒，状如厥癫，或有郁惨，悲伤多嗔，此皆带下，非有鬼神。

久则羸瘦，脉虚多寒，三十六病，千变万端，审脉阴阳，虚实紧弦，行其针药，治危得安，其虽同病，脉各异源，子当辨记，勿谓不然。

《伤寒论·厥阴病》第340条：

病者手足厥冷，言我不结胸，小腹满，按之痛者，此冷结在膀胱关元也。

腹部寒水盛多结于膀胱关元，病人则少腹寒冷，下病及腰脊下肢，上则胸胁苦痛及咽喉噎塞。李东垣也有论述，谓：

草豆蔻丸

治脾胃虚而心火乘之，不能滋荣上焦元气，遇冬肾与膀胱之寒水旺时，子能令母实，致肺金大肠相辅而来克心乘脾胃，此大复其仇也。经云：大胜必大复。故皮毛、血脉、分肉之间，元气已绝于外，又大寒大燥二气并乘之，则苦恶风寒，耳鸣，及腰背相引胸中而痛，鼻息不通，不闻香臭，额寒脑痛，目时眩，目不欲开，腹中为寒水反乘，痰唾沃沫，食入反出，腹中常痛，及心胃痛，胁下急缩，有时而痛，腹不能努，大便多泻而少秘，下气不绝，或肠鸣，此脾胃虚之极也。胸中气乱，心烦不安，而为霍乱之渐。膈咽不通，噎塞，极则有声，喘喝闭塞。或日阳中，或暖房内稍缓，口吸风寒则复作。四肢厥逆，身体沉重，不能转侧，头不可以回顾，小便溲而时躁。此药主秋冬寒凉，大复气之药也。

神圣复气汤

治复气，乘冬足太阳寒气、足少阴肾水之旺，子能令母实，手太阴

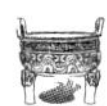

肺实反来侮土，火、木受邪，腰背胸膈闭塞，疼痛善噫，口中涎，目中泣，鼻中流浊涕不止，或如息肉，不闻香臭，咳嗽痰沫，上热如火，下寒如冰，头作阵痛，目中流火，视物䀮䀮，耳鸣耳聋，头并口鼻或恶风寒，喜日阳，夜卧不安，常觉痰塞，膈咽不通，口失味，两胁缩急而痛，牙齿动摇不能嚼物，阴汗，前阴冷，行步欹侧，起居艰难，掌中寒，风痹麻木，小便数而昼多，夜频而欠，气短喘喝，少气不足以息，卒遗失无度。妇人白带，阴户中大痛，牵心而痛，黧黑失色，男子控睾牵心腹阴阴而痛，面如赭色，食少，大小便不调，烦心霍乱，逆气里急而腹皮色白，后出余气，腹不能努，或肠鸣，膝下筋急，肩胛大痛，此皆寒水来复火土之仇也。

4. 二便诊

《素问·五脏别论》说："凡治病，必察其下。"

5. 腧穴诊

神阙、天枢、中脘、气海、石门、关元、委阳、血海、风市、阴陵泉、阳陵泉、承山等。

6. 脾肾、大小肠、膀胱诊（略）

四、胸腹诊方法

《内经》《难经》《伤寒杂病论》不但有胸背诊、腹骶诊，还有"以外揣内，以内揣外"的"循、扪、按、推、寻、视"等一系列诊断方法，就不一一介绍了。

五、李东垣胸背、腹骶诊法

李东垣非常重视胸背、腹骶之阴阳，并以六腑和五脏分阴阳与之对应。《内外伤辨惑论·重明木郁则达之之理》对此作了详细论述，谓：

故六阳之气生于地，则曰阳本根于阴。以人身言之，是六腑之气，生发长散于胃土之中也。既阳气鼓舞万象有形质之物于天，为浮散者也；物极必反，阳极变阴，既六阳升浮之力在天，其力尽，是阳道终矣，所以鼓舞六阴有形之阴水在天，在外也。上六无位，必归于下，此老阳变阴之象也，是五脏之源在于天者也。天者，人之肺以应之，故曰阴本源于阳，水出高源者是也。人之五脏，其源在肺，肺者背也，背在天也。故足太阳膀胱寒生长，其源在申，故阴寒自此而降，以成秋收气寒之渐也。降至于地下，以成冬藏，伏诸六阳在九泉之下者也。故五脏之气生于天，以人身，是五脏之气，收降藏沉之源出于肺气之上，其流下行，既阴气下行沉坠，万化有形质之物皆收藏于地，为降沉者也；物极必反，阴极变阳，既六阴降沉之力在地，其力既尽，是阴道终矣，是老阴变阳，乃初九无位，是一岁四时之气，终而复始，为上下者也，莫知其纪，如环无端。

五脏之源在肺天，位于天背部；六腑之源在胃土，位于土地九泉之下腹部。并将一年分为六气，以卦六爻喻之，“上六无位”指坤卦最上爻，“初九无位”指乾卦最下爻。上下都是物极必反之位。

《脾胃论·脾胃虚则九窍不通论》说：

五脏禀受气于六腑，六腑受气于胃。六腑者，在天为风、寒、暑、湿、燥、火，此无形之气也。胃气和平，荣气上升，始生温热。温热者，春夏也，行阳二十五度。六阳升散之极，下而生阴，阴降则下行为秋冬，行阴道，为寒凉也。胃既受病，不能滋养，故六腑之气已绝，致阳道不行，阴火上行。五脏之气，各受一腑之化，乃能滋养皮肤、血脉、筋骨，故言五脏之气已绝于外，是六腑生气先绝，五脏无所禀受，而气后绝矣。

肺本收下，又主五气，气绝则下流，与脾土叠于下焦，故曰重强。胃气既病则下溜。经云：湿从下受之，脾为至阴，本乎地也，有形之土，下填九窍之源，使不能上通于天，故曰五脏不和，则九窍不通。胃者，行清气而上，即地之阳气也，积阳成天，曰清阳出上窍，曰清阳实四肢，曰清阳发腠理者也。脾胃既为阴火所乘，谷气闭塞而下流，即清气不升，九窍为之不利。胃之一腑病，则十二经元气皆不足也。气少则津液不行，津液不行则血亏，故筋、骨、皮、肉、血、脉皆弱，是气血俱羸弱矣。

《素问·阴阳应象大论》说：“天之邪气，感则害人五脏；水谷之寒热，感则害于六腑；地之湿气感，则害皮肉筋脉。”那么为什么会感受“天之邪气”呢？因为六腑阳气不足而不护卫于外也，故云“五脏之气已绝于外，是六腑生气先绝”。《金匮要略·呕吐哕下利病脉证治》说：“夫六腑气绝于外者，手足寒，上气，脚缩；五脏气绝于内者，利不禁，下甚者，手足不仁。”

李东垣只抓后天之本肺胃。六腑为阳而上升，从胃土而行春夏升浮之阳气于上焦胸背心肺之间。五脏之阴源于肺。《内外伤辨惑论》说：

谓脾胃之气不足，而反下行，极则冲脉之火逆而上，是无形质之元气受病也，系在上焦，心肺是也。心肺者，天气也。故《难经》解云：

心肺乏气已绝于外，以其心主荣，肺主卫。荣者血也，脉者血之府，神之居也；卫者，元气七神之别名，卫护周身，在于皮毛之间也。肺绝则皮毛先绝，神无所依，故内伤饮食，则亦恶风寒，是荣卫失守，皮肤间无阳以滋养，不能任风寒也。皮毛之绝，则心肺之本亦绝矣，盖胃气不升，元气不生，无滋养心肺，乃不足之证也。

《兰室秘藏·妇人门·半产误用寒凉之药论》说："上焦之病，悉属于表。"

李东垣重视脾胃之阳和肺之阴，故明代医家汪绮石在《理虚元鉴》说：阳虚悉统于脾，阴虚悉统于肺。

《脾胃论·胃虚脏腑经络皆无所受气而俱病论》说：

腑者，腑库之腑，包含五脏及形质之物而藏焉。且六腑之气，外无所主，内有所受。感天之风气而生甲胆，感暑气而生丙小肠，感湿化而生戊胃，感燥气而生庚大肠，感寒气而生壬膀胱，感天一之气而生三焦，此实父气，无形也。风、寒、暑、湿、燥、火，乃温、热、寒、凉之别称也，行阳二十五度，右迁而升浮降沉之化也，其虚也，皆由脾胃之弱。

以五脏论之，心火亢甚，乘其脾土曰热中，脉洪大而烦闷。《难经》云：脾病，当脐有动气，按之牢若痛。动气筑筑然坚牢，如有积而硬，若似痛也，甚则亦大痛，有是则脾虚病也，无则非也。更有一辨，食入则困倦，精神昏冒而欲睡者，脾亏弱也。

且心火大盛，左迁入于肝木之分，风湿相搏，一身尽痛，其脉洪大而弦，时缓，或为眩运战摇，或为麻木不仁，此皆风也。

脾病，体重即痛，为痛痹，为寒痹，为诸湿痹，为痿软失力，为大疽大痈。若以辛热助邪，则为热病，为中风，其变不可胜纪。

木旺运行，北越左迁入地，助其肾水，水得子助，入脾为痰涎，自入为唾，入肝为泪，入肺为涕，乘肝木而反克脾土明矣。当先于阴分补其阳气升腾，行其阳道而走空窍，次加寒水之药降其阴火，黄柏、黄连之类是也。先补其阳，后泻其阴，脾胃俱旺而复于中焦之本位，则阴阳气平矣。

《脾胃论·阴病治阳阳病治阴》说：

另有上热下寒。经曰：阴病在阳，当从阳引阴，必须先去络脉经隧之血。若阴中火旺，上腾于天，致六阳反不衰而上充者，先去五脏之血络，引而下行，天气降下，则下寒之病自去矣，慎勿独泻其六阳。此病阳亢，乃阴火之邪滋之，只去阴火，只损血络经隧之邪，勿误也。

阳病在阴者，病从阴引阳，是水谷之寒热，感则害人六腑。又曰：饮食失节，及劳役形质，阴火乘于坤土之中，致谷气、营气、清气、胃气、元气不得上升，滋于六腑之阳气，是五阳之气先绝于外，外者，天也。下流伏于坤土阴火之中。皆先由喜、怒、悲、忧、恐，为五贼所伤，而后胃气不行，劳役饮食不节继之，则元气乃伤。当从胃合三里穴中推而扬之，以伸元气，故曰从阴引阳。

若元气愈不足，治在腹上诸腑之募穴。若传在五脏，为九窍不通，随各窍之病，治其各脏之募穴于腹。故曰五脏不平，乃六腑元气闭塞之所生也。又曰五脏不和，九窍不通，皆阳气不足，阴气有余，故曰阳不胜其阴。凡治腹之募，皆为元气不足，从阴引阳勿误也。

若错补四末之腧，错泻四末之余，错泻者，差尤甚矣。按岐伯所说，况取穴于天上，天上者，人之背上五脏六腑之腧，岂有生者乎？兴言及此，寒心彻骨！若六淫客邪及上热下寒，筋骨皮肉血脉之病，错取穴于胃之合，及诸腹之募者必危，亦岐伯之言下工，岂可不慎哉。

阳气不足则脾胃虚弱，于是阳气不能上升于背阳卫外，从而容易感受“天之邪气”得外感病，因此，张仲景就首先用桂枝汤升补阳气扶正祛邪。李东垣则用补脾胃泻阴火升阳汤。此证发展至极点则水火分离而“上热如火，下寒如冰”，李东垣用草豆蔻丸和神圣复气汤治之。

张仲景则用白通加猪胆汁汤、通脉四逆加猪胆汁汤治疗。

其实这种背阳表和腹阴里的关系可借喻嘉言用人参败毒散治疗痢疾的逆流挽舟法表达。喻嘉言用人参败毒散治疗外邪陷里而成之痢疾，意即疏散表邪，表气疏通，里滞亦除，其痢自止。后人将此种治法称为“逆流挽舟”。李可曾用人参败毒散治疗重症痢疾和多年胃病病人（《李可经验专辑》）。

六、表里概念

《素问·金匮真言论》说：

故曰：阴中有阴，阳中有阳。

平旦至日中，天之阳，阳中之阳也；

日中至黄昏，天之阳，阳中之阴也；

合夜至鸡鸣，天之阴，阴中之阴也；

鸡鸣至平旦，天之阴，阴中之阳也。

故人亦应之。夫言人之阴阳，则外为阳，内为阴。言人身之阴阳，则背为阳，腹为阴。言人身之脏腑中阴阳，则脏者为阴，腑者为阳。肝

 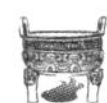

心脾肺肾五脏皆为阴，胆胃大肠小肠膀胱三焦六腑皆为阳。

所以欲知阴中之阴，阳中之阳者，何也？为冬病在阴，夏病在阳，春病在阴，秋病在阳，皆视其所在，为施针石也。

故背为阳，阳中之阳心也；背为阳，阳中之阴肺也；腹为阴，阴中之阴肾也，阴中之阳肝也；腹为阴，阴中之至阴脾也。

此皆阴阳表里，内外雌雄，相输应也。故以应天之阴阳也。

这里以“背、腹”概括阴阳表里，即言横膈膜之上心肺主阳主表，为天阳，横膈膜之下为阴为里，为地阴。

心肺位于胸中，心主阳主营血及血脉，肺主皮肤主卫气，营行脉中，卫行脉外，可知表部包括胸背皮肤血脉营卫气血。《素问·阴阳应象大论》说：“故邪风之至，疾如风雨，故善治者，治皮毛，其次治肌肤，其次治筋脉，其次治六腑，其次治五脏。”张仲景在《金匮要略·脏腑经络先后病脉证》说：“四肢九窍，血脉相传，壅塞不通，为外皮肤所中也。”《金匮要略·中风历节病脉证并治》说：“寸口脉浮而紧，紧则为寒，浮则为虚，寒虚相搏，邪在皮肤。……邪在于络，肌肤不仁……邪气中经，则身痒而瘾疹；心气不足，邪气入中，则胸满而短气。”《伤寒论》则反复说解表当用桂枝汤，而“桂枝本为解肌”。由此可知，表部当包括皮毛、肌肤、血脉、营卫、胸背、心肺。而表证，则是疾病在表部的临床表现，是病象。《金匮要略·脏腑经络先后病脉证》说：“阳病十八，何谓也？……头痛、项、腰、脊、臂、脚掣痛。”表部在人体的外部、阳部，包括头项、背后腰脊及四肢，此为表之表部，还当有横膈膜之上的胸胁部位，此为表之里部，统称为表部。其表部证，包括太阳阳明合病并病和太阳少阳合病并病。如麻黄汤证、葛根汤证、黄芩汤证、白虎汤证、桂枝麻黄各半汤证等，以及邪陷胸胁心肺的柴胡证、大陷胸汤证、痞证等，还有表之表和表之里同病的见喘麻黄汤证，见咳桂枝加厚朴杏子汤证、小青龙汤证等，甚则传入心肺胸中的栀子豉汤证、桂枝去芍药汤证、麻黄杏仁石膏甘草汤证、桂枝甘草汤证、炙甘草汤证等。

不仅外感病陷入胸部郁闭上焦，内伤也可以郁闭上焦，如《素问·举痛论》说：“悲则心系急，肺布叶举，而上焦不通，荣卫不散，热气在中，故气消矣。恐则精却，却则上焦闭，闭则气还，还则下焦胀，故气不行矣。”

膈上为天阳，心主阳肺为天主表。膈下为地阴，脾为地为至阴主里。所谓“阴阳表里”也。《灵枢·营卫生会》说“太阴主内，太阳主外”，也指太阴脾主里。《伤寒论》第 91 条说“救里，宜四逆汤；救表，宜桂枝汤”，第 372 条说“温里，宜四逆汤；攻表，宜桂枝汤”，而四逆汤是太阴脾病的主方，同样是说脾主里。第 164 条说“解表宜桂枝汤，攻痞宜大黄黄连泻心汤”，第 240 条说“下之与大承气汤，发汗宜桂枝汤”，《伤寒论》以大便硬的大承气汤为里证，这个“里”属于胃肠。《灵枢·本输》说：“大肠小肠，皆属于胃。”《素问·六节藏象论》说：“脾、胃、大肠、小肠、三焦、膀胱者，仓廪之本，营之居也，名曰器，能化糟粕，转味而入出者也，其华在唇四白，其充在肌，其味甘，其色黄，此至阴之类，通于土气。”大肠、小肠、三焦、膀胱都属于脾胃，则里在脾胃明矣。但《伤寒论》六经欲解时明确记载太阴脾主亥子丑冬三时，故见下焦为里，然不得以肝肾为里，只是少阴肾和厥阴肝包含在太阴里部而已。《金匮要略·脏腑经络先后病脉证》说：“阴病十八，何谓也？……咳、上气、喘、哕、咽、肠鸣、胀满、心痛、拘急。”里部在人体的胸腹前面阴部，包括心、肺、腹部“通于土气”的“至阴之类”。

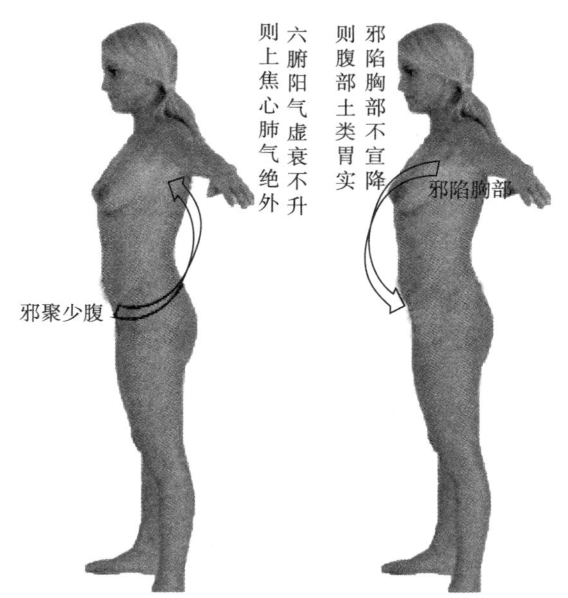

图 7－1　阳病治阴、阴病治阳示意图

《伤寒论》以太阳主外主表，太阴主内主里。又有太阳阳明合病并病，太阳少阳合病并病，按六经欲解时就可以得出六经下面的关系。

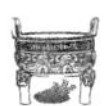

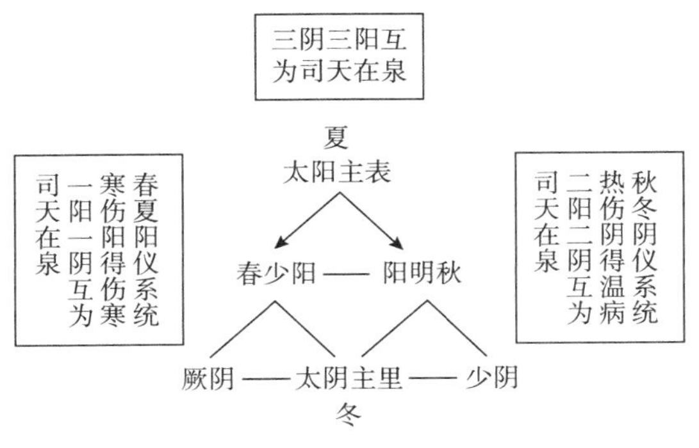

图 7－2　四时三阴三阳

从少阳可以入太阴，从阳明亦可以入太阴，太阴的盛衰影响少阴、厥阴。三阳在外，三阴在里，一目了然，六经之间的关系一清二楚。其中有“时立气布”之象，“四经应四时”，“无失天信”，“无失气宜”，救表救里，先后缓急，历历在目。

大表部就是以心肺系统为主，大里部就是以脾胃为主，皆归属于心、肺、脾三本。

笔者依据以上理论，创建了田合禄临床五诊法：

1. 运气诊
2. 胸背诊
3. 腹骶诊
4. 舌诊
5. 脉诊

从以上论述可以得知心肺脾三本的重要性了，可以简要概括为：

三本{ 病发于阳、表、膻中丹田、阳病、气立……
　　　病发于阴、里、脐腹丹田、阴病、神机…… } 神

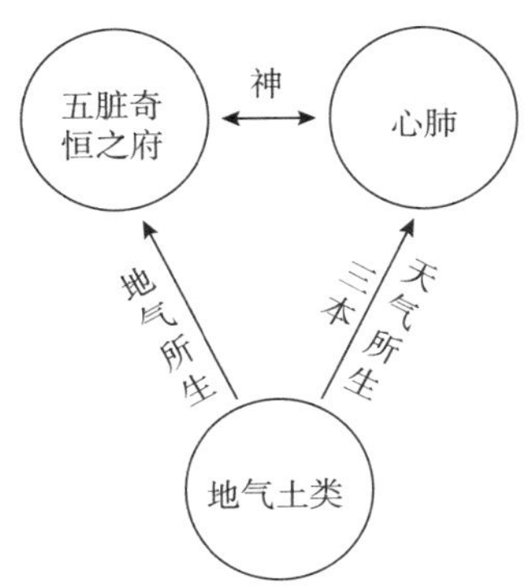

图 7－3　天地所生图

第八章　心肺脾三本与养生气功

一、《周易参同契》

《周易参同契》说："乾坤者，易之门户，众卦之父母。坎离匡郭，运毂正轴。牝牡四卦，以为托月……包囊万物，为道纪纲。"

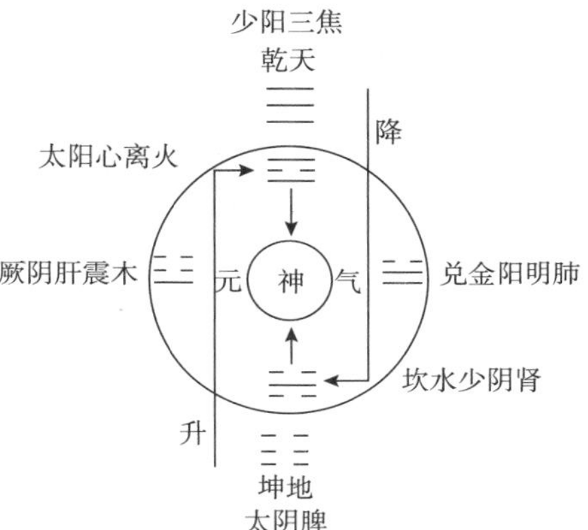

图 8－1　生神图

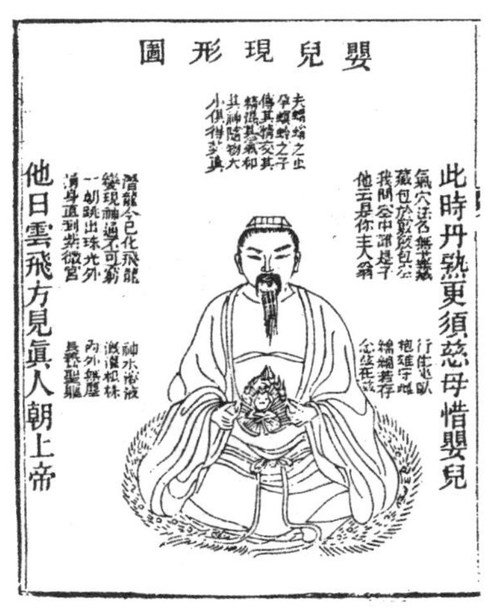

图 8－2　婴儿现形图

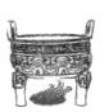

《悟真篇》七律从《周易参同契》，另外篇有《读〈周易参同契〉》一篇。看图中言“婴儿”，不是“胎儿”，知为后天二本肺脾生。

二、太极序列

《易传·系辞传上》谓：“是故易有太极，是生两仪，两仪生四象。”日地二体系立体结构——三维结构。

（一）阴阳鱼太极图

道家招牌是太极图，太极图来源于天地日月阴阳运动，“天地之大德曰生”，故道家重视养生。养生的大法《素问·上古天真论》说是“提挈天地”，“法于阴阳，和于术数”，“象似日月，辨列星辰，逆从阴阳，分别四时”。

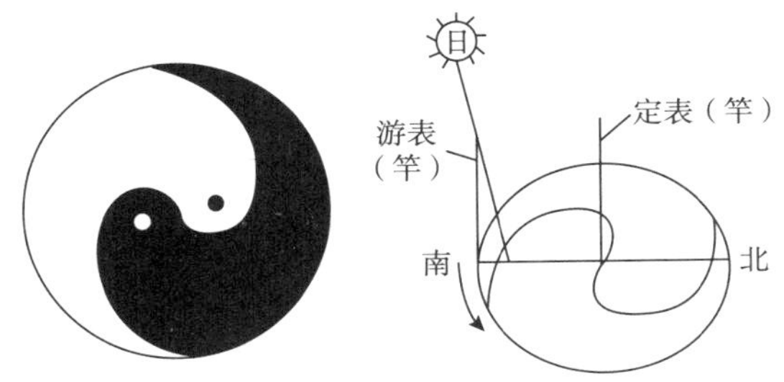

图8-3　天地自然太极图（古太极图）

《周易》的宇宙演化过程，并由此概括出“天地之大德曰生”和“生生之谓易”的命题。这个“生”字，不仅指“生育”，更重要的是指“发展”，一代传一代，是持续发展。

此太极图是立杆测日影实践所得，是天地日月之道的真实反映，故道家用之为招牌，以昭示“人法地，地法天，天法道，道法自然”。但其如何生化万物则不详，后人对其解释而作另一太极图。

（二）阴阳五行太极图

周敦颐太极图是对立杆测日影所得阴阳鱼太极图的解释，最上面的大圆圈是黄道，日月五星七曜全部运行于此黄道带。

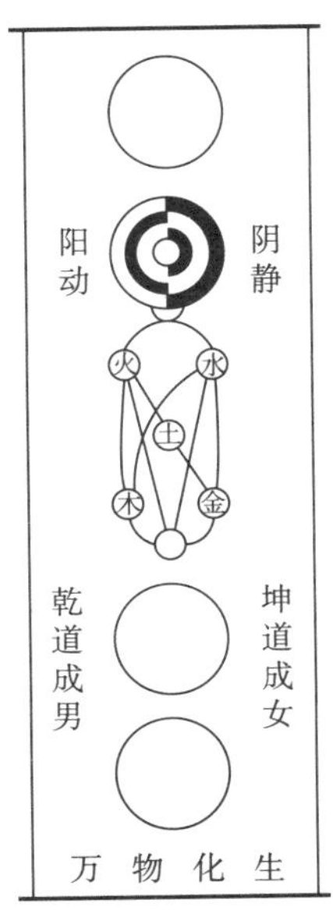

图8-4　周敦颐太极图

第二圈和第三圈，阳动离卦为日，阴静坎卦为月，日月运动一年则产生四季五行，对应五星。

第四圈，乾道成男、坤道成女圈：乾道就是天道，天道为阳，以男人表示；坤道就是地道，地道为阴，以女人表示；故云“广、大配天地，变通配四时，阴阳之义配日月”“一阴一阳之谓道”。

万物化生圈：“夫乾……大生焉。夫坤……广生焉”，此“天地之大德曰生”“生生之谓易”，故云“万物化生”。“形气相感，而化生万物矣”。

（三）逆则成仙

人也是天地“万物化生”所生，故《内经》说“天地合气命之曰人”，并说“天食人以五气，地食人以五味”。故《道德经·第六章》说：“谷神不死，是谓玄牝。玄牝之门，是谓天地根。绵绵若存，用之不勤。”“天地根”是指天之五气、地之五味，“谷神不死”指胃气不衰，《内经》说有胃气则生、无胃气则死，“玄牝之门”就是生化元气之门。人们不健康或有病就是丹田元气不足，《脾胃论》讲述得清清楚楚。天地之气相合部位在黄庭丹田，所以养生就要“提挈天地，把握阴阳，呼吸精气，独立守神”（《素问·上古天真论》），所谓“炼精化气”就是呼吸天地之“精气”——五气，不是肾精。所谓“炼气化神”就是按四时“四气调神”（《素问·四气调神大论》）。《素问·六节藏象论》说：“天食人以五气，地食人以五味。五气入鼻，藏于心肺，上使五色修明，音声能彰；五味入口，藏于肠胃，味有所藏，以养五气，气和而生，津液相成，神乃自生。”合气、味而生神。以“神”养五脏五行，达到“一阴一阳之谓道”。“取坎填离”就是阴阳既济和谐，“阴平阳秘”。达到天人合一就是“炼神还虚，复归无极”。

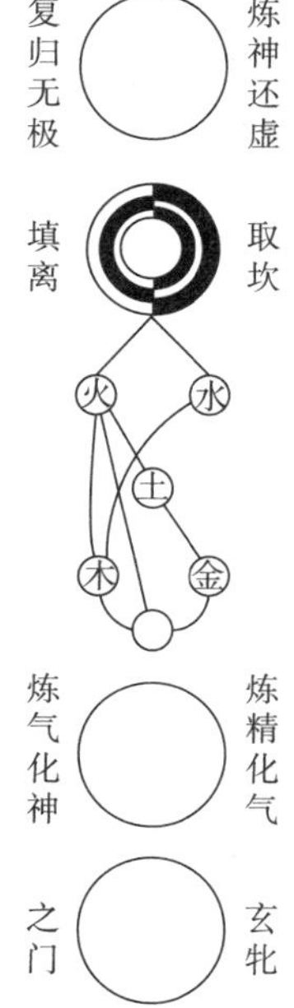

图 8－5　陈抟太极图

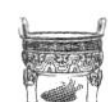

三、黄庭太极与丹田

（一）笔者注解《内经图》（《内景图》）

《黄庭经》五脏和胆六脏腑配应三阴三阳六经。所以必须结合《内经》读。《内经图》和《修真图》全以《黄庭经》为修炼真经。其纲领是“上有章”，谓“上有魂灵下关元，左为少阳右太阴。后有密户前生门。出日入月呼吸存。四气所合列宿分，紫烟上下三素云。灌溉五华植灵根，七液洞流冲庐间。回紫抱黄入丹田，幽室内明照阳明。”

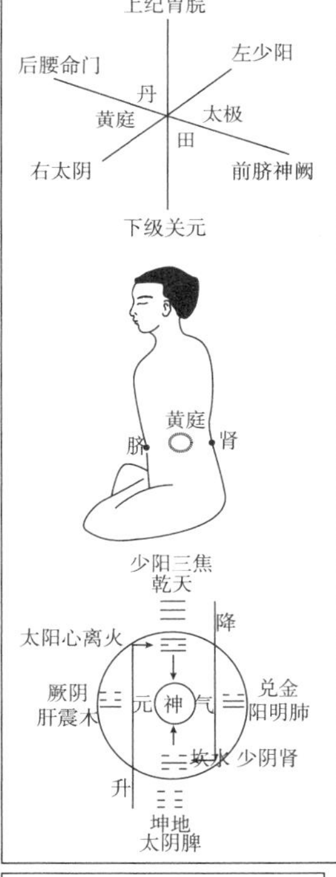

泥丸九宫，乃神脏五形脏四在头部的反应。《素问·六节藏象论》说：“形脏四，神脏五，合为九脏以应之也。”需要明白颈上颈下人的对称性。头为髓海，下通脊髓，脊之髓道，《修真图》名银河。脑髓来源于阴精上奉。

上丹田眉心内通松果体。

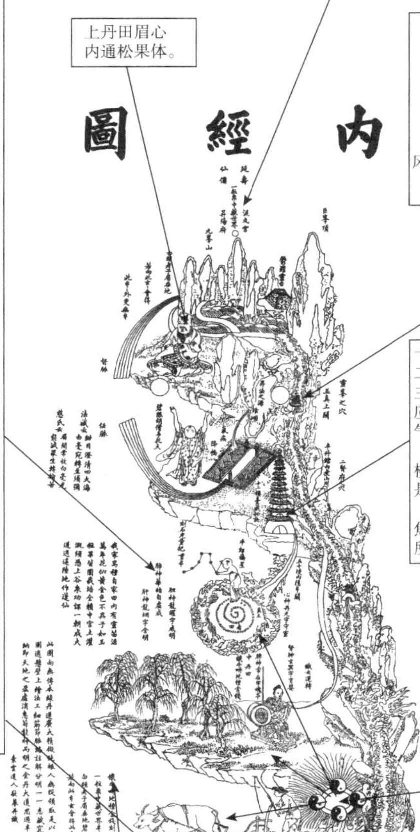

玉枕

风池

翳风

天柱

玉枕关，在玉枕穴处。内通脑垂体。

十二重楼，道教对喉咙十二节之称，喉通天气，肺主天，即天部、肺部，对应十二胸椎，代表胸部大气。《修真图》76页图28《周天火候图》中十二重楼连接戊己金丹丹炉，正是《素问·五脏别论》说：“夫胃、大肠、小肠、三焦、膀胱，此五者天气之所生也。”

此乃下丹田，在黄庭，左为少阳右太阴。牛乃脾畜。太阴主阴水而下流，少阳主阳火而上升，故牛郎耕水田，织女一股清阳上头颠。柳树代表春生少阳之气。乃水火交接处。丹田金丹乃少阳乾之纯阳。《悟真篇》云“要知产药川源处，只在西南是本乡”及“依他坤位生成体，种在乾家交感宫”。对应夹脊中关。肺所主“天之五气”和脾所主“地之五味”相合于此，“天地合气命之曰人”之处。包括整个腹部，即地部。

呼吸出入犹如“橐籥”，乃真正之“火候”。火属心，故云“心定”之火。阴阳“玄牝”车，即黄庭玄牝少阳三焦火、太阴脾水之阴阳，乃“水火交炼池”之处。水火土三家合一，土为“丹鼎”。

“众妙之门”指黄庭。《参同契》云“真人潜深渊”，真人指一阳。水为什么逆流？阳化之也。一阳来复，春回大地，耕牛遍地走。阳生阴长，涌上九霄山头，成云成雨，洒向人间甘露。阳生阴长，阴精上奉。

铁牛，喻意守坚定、专注。脾主田地。

图8-6　田注《内经图》

（二）笔者注解《修真图》

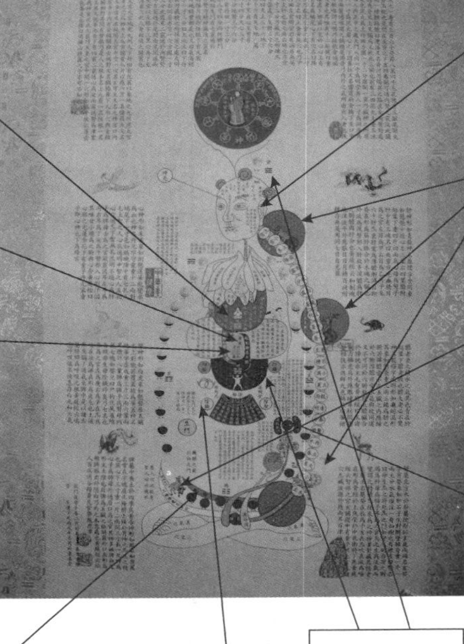

图8－7　田注《修真图》

（三）中医养生

中医养生重先天之本和后天之本。

笔者认为，人有三本：心、肺、脾。

《素问·灵兰秘典论》说：“心者君主之官”，“主明则下安”，“天下则大昌”。“肺者相傅之官，治节出焉。”“脾胃者仓廪之官，五味出焉。”

婴儿出生断脐后，从首次自主呼吸（或啼哭）开始，即由胎儿的血液单循环变为婴儿的双循环，开始接触外界，从外界吸收营养，启动了肺功能和脾胃肠膀胱三焦土类功能。如《素问·宝命全形论》说：

天覆地载，万物悉备，莫贵于人；人以天地之气生，四时之法成……夫人生于地，悬命于天，天地合气，命之曰人。人能应四时者，天地为之父母……人生有形，不离阴阳。

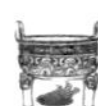

《素问·六节藏象论》说：

天食人以五气，地食人以五味；五气入鼻，藏于心肺，上使五色修明，音声能彰；五味入口，藏于肠胃，味有所藏，以养五气，气和而生，津液相成，神乃自生。

所以从生理来说，人有三本：心、肺、脾也。肺为五脏之天，孰有大于天者哉！脾为百骸之母，孰有大于地者哉！心为君主之官，孰有大于此者哉！

这就是人体之外的物质，有天之“五气”和地之“五味”之分。天之“五气”，即《素问·阴阳应象大论》说的“寒暑燥湿风”。地之“五味”是酸苦甘辛咸，则与五方五季有关。

养生要重后天肺脾，肺天之五气和地脾之五味合于黄庭丹田而生神，这个“神”就是“神乃自生”的“神”，即“神阙”穴之神，养生之大要在于此矣。

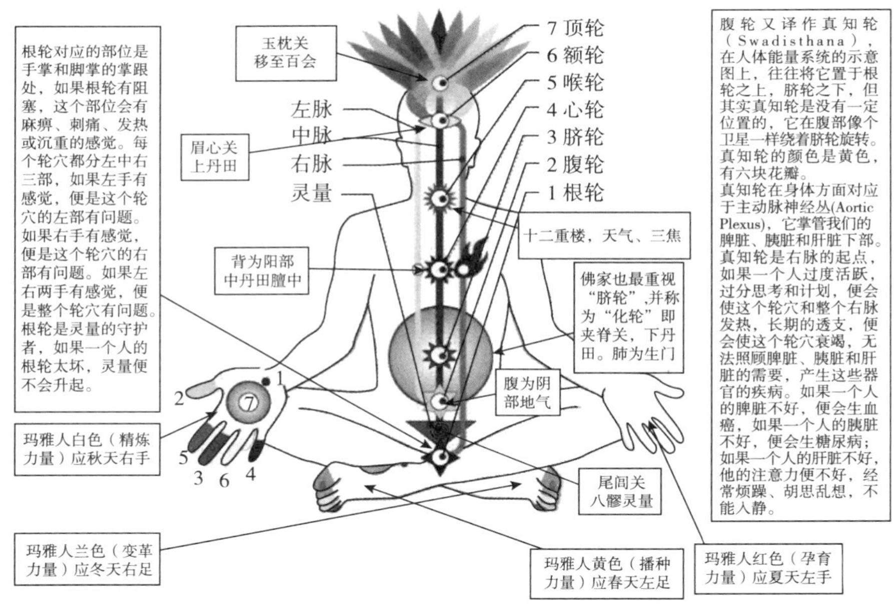

图 8－8　田注三脉七轮图

（四）佛家七轮

玛雅人分为会阴部、腹部、胸口、喉咙、头顶五部。

中国分为脐丹田、膻中丹田、头丹田最简练。

腹轮，掌管脾、胰、肝。

脐轮，掌管胃肠。

眉心轮，掌管松果体、脑下垂体（脑下垂体位于丘脑下部的腹侧）。

喉轮，甲状腺。

脑垂体＝肝胆胰	腹脑	头脑
下丘脑＝十二指肠	腹轮	眉心轮
丘脑＝胃	脐轮	头丹田
松果体＝脾	丹田	

佛家修炼最重脐轮和腹轮，从图中可以看到，脐轮最大，腹轮绕着脐轮转，共同掌管着消化道，那里有门静脉系统，消化、吸收、排泄全在这里，俗语“肚里没病死不了人”就指此处。此处脾胃肠与肝胆上应丘脑、下丘脑、脑垂体、松果体，即眉心轮头丹田。关于下丘脑、脑垂体、松果体的重要作用，就不赘述了，只要看看下图就知道大概了。

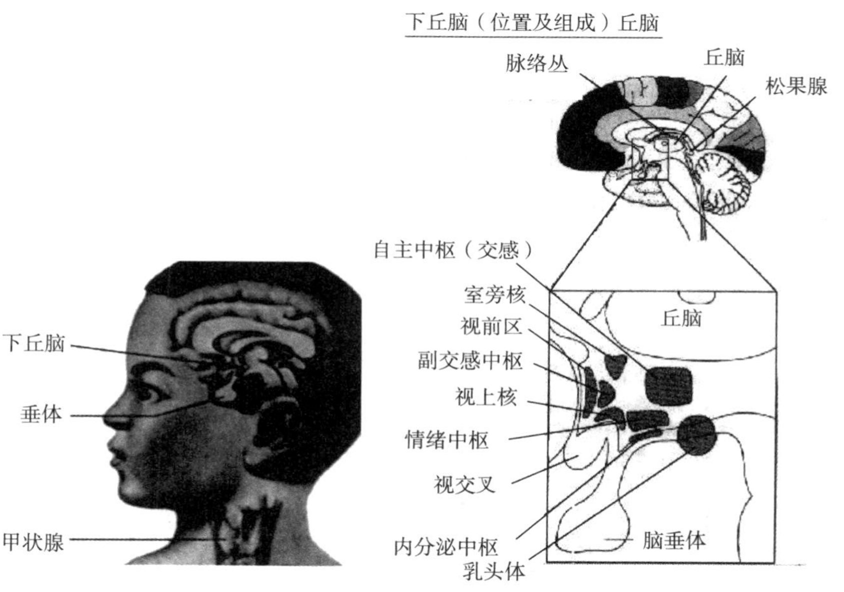

图8－9　下丘脑和垂体位置示意图

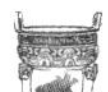

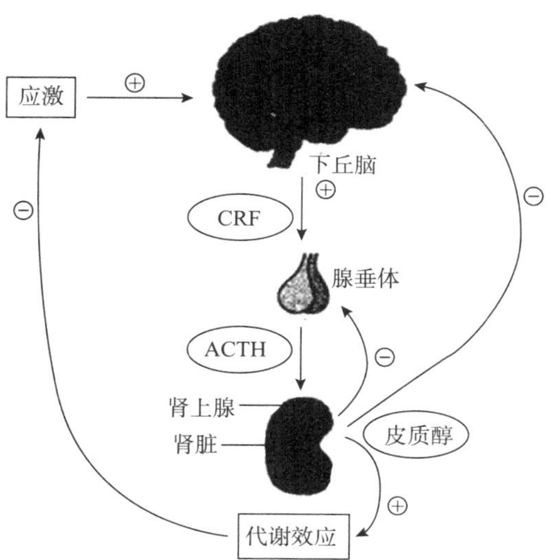

图 8－10 下丘脑－垂体－肾上腺轴示意图

第九章　中医大数据化智慧

西医的标准化核心是“数字化”，而中医的标准化不但有“数字化”，更具有“大数据化”智慧。“数字化”和“数据化”有大相径庭的差异，不可同日而语，“数字化”是“数据化”的基础，“数据化”是“数字化”的提高和发展。“大数据化”兴起于20世纪80、90年代的西方，21世纪开始兴盛于世界。可是中医“大数据化”早在《内经》时代就有应用了，现举例说明于下。

一、方位数据化

《素问·金匮真言论》说：

东方青色，入通于肝，开窍于目，藏精于肝，其病发惊骇，其味酸，其类草木，其畜鸡，其谷麦，其应四时，上为岁星，是以春气在头也，其音角，其数八，是以知病之在筋也，其臭臊。

南方赤色，入通于心，开窍于耳，藏精于心，故病在五脏；其味苦，其类火，其畜羊，其谷黍，其应四时，上为荧惑星，是以知病之在脉也，其音征，其数七，其臭焦。

中央黄色，入通于脾，开窍于口，藏精于脾，故病在舌本；其味甘，其类土，其畜牛，其谷稷，其应四时，上为镇星，是以知病之在肉也，其音宫，其数五，其臭香。

西方白色，入通于肺，开窍于鼻，藏精于肺，故病在背；其味辛，其类金，其畜马，其谷稻，其应四时，上为畚白星，是以知病之在皮毛也，其音商，其数九，其臭腥。

北方黑色，入通于肾，开窍于二阴，藏精于肾，故病在谿；其味咸，其类水，其畜彘，其谷豆，其应四时，上为辰星，是以知病之在骨也，其音羽，其数六，其臭腐。

这里用的是河图数，简化之就是：

东方……其数八，南方……其数七，中央……其数五，西方……其数九，北方……其数六。

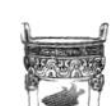

表 9-1　方位数据化表

方位		东	南	中	西	北
方位数		八	七	五	九	六
天	五时	春	夏	长夏	秋	冬
	五气	风	热	湿	燥	寒
	五化	生	长	化	收	藏
	五星	岁星	荧惑星	镇星	太白星	辰星
	五行	木	火	土	金	水
地	五畜	鸡	羊	牛	马	彘
	五谷	麦	黍	稷	谷	豆
	五色	青	赤	黄	白	黑
	五味	酸	苦	甘	辛	咸
	五音	角	徵	宫	商	羽
	五臭	臊	焦	香	腥	腐
人	五脏	肝	心	脾	肺	肾
	五官	目	舌	口	鼻	耳
	五体	筋	脉	肉	皮	骨髓
	五华	爪	面	唇	毛	发
	五声	呼	笑	歌	哭	呻
	五志	怒	喜	思	忧	恐
	病变	握	忧	哕	咳	慄
	病位	颈项	胸胁	脊	肩背	腰股
易	卦象	震	离	坤	兑	坎

《素问·金匮真言论》《素问·阴阳应象大论》和《素问·五常政大论》的记载反映了《内经》要用数的方法把天地自然界众多的自然之象和人体之象统一起来。

二、生命数据化

《素问·上古天真论》说：

女子七岁，肾气盛，齿更发长。

二七而天癸至，任脉通，太冲脉盛，月事以时下，故有子。

三七肾气平均，故真牙生而长极。

四七筋骨坚，发长极，身体盛壮。

五七阳明脉衰，面始焦，发始堕。

六七三阳衰于上，面皆焦，发始白。

七七任脉虚，太冲脉衰少，天癸竭，地道不通，故形坏而无子也。

丈夫八岁肾气实，发长齿更。

二八肾气盛，天癸至，精气溢泻，阴阳和，故能有子。

三八肾气平均，筋骨劲强，故真牙生而长极。

四八筋骨隆盛，肌肉满壮。

五八肾气衰，发堕齿槁。

六八阳气衰竭于上，面焦，发鬓颁白。

七八肝气衰，筋不能动，天癸竭，精少，肾脏衰，形体皆极。

八八则齿发去。

《灵枢·天年》说：

人生十岁，五脏始定，血气已通，其气在下，故好走；

二十岁，血气始盛，肌肉方长，故好趋。

三十岁，五脏大定，肌肉坚固，血脉盛满，故好步。

四十岁，五脏六腑十二经脉，皆大盛以平定，腠理始疏，荣华颓落，发颇斑白，平盛不摇，故好坐。

五十岁，肝气始衰，肝叶始薄，胆汁始灭，目始不明。

六十岁，心气始衰，苦忧悲，血气懈惰，故好卧。

七十岁，脾气虚，皮肤枯。

八十岁，肺气衰，魄离，故言善误。

九十岁，肾气焦，四脏经脉空虚。

百岁，五脏皆虚，神气皆去，形骸独居而终矣。

请看，《内经》用数据表达了人的生、长、壮、老、已全过程。

三、人气、营卫运行数据化

1. 人气运行数据化

《灵枢·五十营》说：

黄帝曰：余愿闻五十营奈何？岐伯曰：天周二十八宿，宿三十六分；人气行一周，千八分，日行二十八宿。人经脉上下左右前后二十八脉，周身十六丈二尺，以应二十八宿，漏水下百刻，以分昼夜。故人一呼脉再动，气行三寸，一吸脉亦再动，气行三寸，呼吸定息，气行六

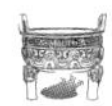

寸；十息，气行六尺，日行二分（应作二分零一毫六丝）。二百七十息，气行十六丈二尺，气行交通于中，一周于身，下水二刻，日行二十五分（应作二十分零一厘六毫）。五百四十息，气行再周于身。下水四刻，日行四十分（应作四十分三厘二毫）。二千七百息，气行十周于身，下水二十刻，日行五宿二十分（应作五宿二十一分六厘）。一万三千五百息，气行五十营于身，水下百刻，日行二十八宿，漏水皆尽脉终矣。所谓交通者，并行一身也。故五十营备，得尽天地之寿矣，凡行八百一十丈也。

《内经》将人气的运行过程全部数据化。人气一日运行五十周。日行二十八宿一周，人气也环行二十八脉一周，二十八脉共长十六丈二尺，与周天二十八宿相应。现列表说明如下：

表 9-2　人气、呼吸与二十八宿相应表

人气	呼吸	二十八脉长度	水注时间	日行二十八宿距离	现代时刻	日行度数
行一周	270 息	十六丈二尺	二刻	20.16 分 （1008 ÷ 50） （0.56 宿）	28 分 48 秒	12.857 度
行二周	540 息		四刻	40.32 分	57 分 36 秒	
行十周	2700 息		二十刻	180 分	4 小时 48 分	
行五十周	13500 息	八百一十丈	百刻	1008 分 （二十八宿 一宿 36 分）	24 小时	360 度

《灵枢·卫气行》又说：

是故一日一夜，水下百刻……水下一刻，人气在太阳；水下二刻，人气在少阳；水下三刻，人气在阳明；水下四刻，人气在阴分。水下五刻，人气在太阳；水下六刻，人气在少阳；水下七刻，人气在阳明；水下八刻，人气在阴分。水下九刻，人气在太阳；水下十刻，人气在少阳；水下十一刻，人气在阳明；水下十二刻，人气在阴分。水下十三刻，人气在太阳；水下十四刻，人气在少阳；水下十五刻，人气在阳明；水下十六刻，人气在阴分。水下十七刻，人气在太阳；水下十八刻，人气在少阳；水下十九刻，人气在阳明；水下二十刻，人气在阴分。水下二十一刻，人气在太阳；水下二十二刻，人气在少阳；水下二十三刻，人气在阳明；水下二十四刻，人气在阴分。水下二十五刻，人气在太阳，此半日之度也。从房至毕一十四舍，水下五十刻，日行半度；从昴至心，亦十四舍，水下五十刻，终日之度也。日行一舍，水下三刻与七分刻之四。大要常以日之加于宿上也，人气在太阳，是故日行一舍，人气行三阳与阴分，常如是无已，与天地同纪……终而复始，一日一夜水下百刻而尽矣。

人气行“三阳一阴”的情况见下表：

表9－3　人气行“三阳一阴”

人气		在太阳	在少阳	在阳明	在阴分
水下刻数	昼	1	2	3	4
		5	6	7	8
		9	10	11	12
		13	14	15	16
		17	18	19	20
		21	22	23	24
		25			
			26	27	28
		29	30	31	32
		33	34	35	36
		37	38	39	40
		41	42	43	44
		45	46	47	48
		49	50		
	夜			51	52
		53	54	55	56
		57	58	59	60
		61	62	63	64
		65	66	67	68
		69	70	71	72
		73	75	75	
					76
		77	78	79	80
		81	82	83	84
		85	86	87	88
		89	90	91	92
		93	94	95	96
		97	98	99	100
		1刻	26刻	51刻	76刻

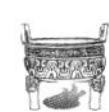

这与《素问·六微旨大论》所述岁气会同的太阳第一年开始于水下一刻，第二年开始于水下二十六刻，第三年开始于水下五十一刻，第四年开始于水下七十六刻是相一致的，都是把一天四分之。而《灵枢·卫气行》又把四分之一再分之成二十五份。现制表说明于下：

表 9-4 用水注百刻测度人气运行表

水注刻数	阳三阴一周数	人气周数	呼吸	二十八宿	昼夜
4 刻	1 周	2 周	540 息	1.12 宿	昼
8 刻	2 周	4 周	1080 息	2.24 宿	
12 刻	3 周	6 周	1620 息	3.36 宿	
16 刻	4 周	8 周	2160 息	4.48 宿	
20 刻	5 周	10 周	2700 息	5.60 宿	
24 刻	6 周	12 周	3240 息	6.72 宿	
50 刻	12.5 周	25 周	6750 息	14 宿	
100 刻	25 周	50 周	13500 息	28 宿	夜

水注 4 刻人气运行 2 周，经过三阳和阴分一周，人气在三阳经运行了 1.5 周，在阴分只运行了 0.5 周。就是说，在白昼水注 50 刻的时间里，人气在三阳经运行了 18.75 周，用时 37.5 刻，在阴分运行了 6.25 周，用时 12.5 刻。水注百刻，人气行五十周，经过三阳和阴分周 25。

2. 营卫运行数据化

营行脉中，卫行脉外，按照营气的运行路线昼行于阳二十五周，夜行于阴二十五周，一昼夜周行人身五十周而会合于手太阴肺经。如《灵枢·营卫生会》说：

其清者为营，浊者为卫，营在脉中，卫在脉外，营不休，五十而复大会。……（卫）常与营俱行于阳二十五度，行于阴也二十五度一周也，故五十而复大会于手太阴矣。

这里将营卫的运行也给予数据化。

对卫气的运行也有论述，如《灵枢·卫气行》说：

天周二十八宿，而一面七星，四七二十八星，房昴为纬，虚张为经。是故房至毕为阳，昴至心为阴，阳主昼，阴主夜。……是故平旦阴尽，阳气出于目，目张则气上行于头，循项下足太阳，循背下至小指之端。其散者，别于目锐眦，下手太阳，下至手小指之端外侧。其散者，别于目锐眦，下足少阳，注小指次指之间。以上循手少阳之分，下至小指次指之间。别者以上至耳前，合于颔脉，注足阳明，以下行至跗上，入五指之间。其散者，从耳下下手阳明，入大指之间，入掌中，其至于足也，入足心，出内踝下，行阴分，复合于目，故为一周。是故日行一舍，人气行于身一周与十分身之八；日行二舍，人气行于身三周与十分身之六；日行三舍，人气行于身五周与十分身之四；日行四舍，人气行于身七周与十分身之二；日行五舍，人气行于身九周；日行六舍，人气行于身十周与十分身之八；日行七舍，人气行于身十二周与十分身之六；日行十四舍，人气二十五周于身有奇分与十分身之二，阳尽于阴，阴受气矣。其始入于阴，常从足少阴注于肾，肾注于心，心注于肺，肺注于肝，肝注于脾，脾复注于肾为周。是故夜行一舍，人气行于阴脏一周与十分脏之八，亦如阳行之二十五周，而复合于目。

卫阳之气平旦出于目，布散三阳经，如同太阳平旦东升，阳光布散大地。周天二十八宿为日月舍，就是说日月每天转过二十八宿一周天，白昼行房至毕十四宿，黑夜行昴至心十四宿。而每天卫气行身五十周，所以日月每转过一个星宿，则卫气行身约 $50 \div 28 = 1.7857$ 周，古人用四舍五入法定为 1.8 周。日行二宿，则再加 1.8 周，就成 3.6 周，余此类推。如此昼夜各行十四宿，卫气行身各约 $1.8 \times 14 = 25.2$ 周。因使用四舍五入法，故有 0.2 周的误差。这是以脏腑分阴阳，上应日行二十八宿所分之昼夜。现绘图说明于下：

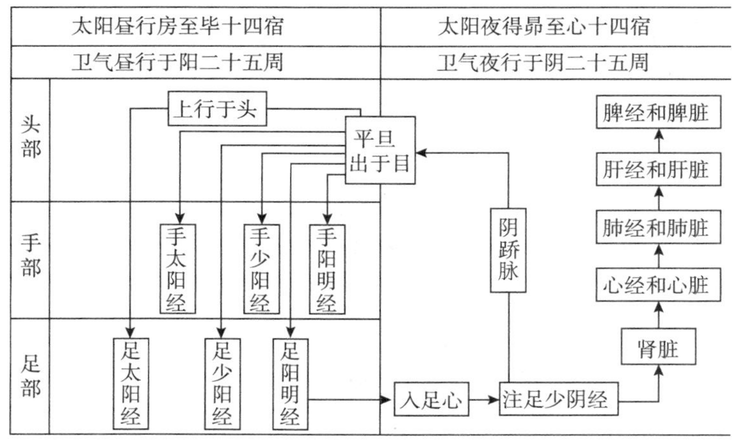

图 9－1　用二十八宿测度卫气运行图

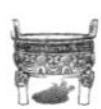

四、运气数据化

《内经》用数据表示运气的运行变化，这在运气七大论中占有突出的地位。在运气理论中，生数和成数是其纲领。正如《素问·六元正纪大论》说："此天地之纲纪，变化之渊源。"又说：

太过者其数成，不及者其数生，土常以生也。

"数"也指五行数。五行"金木水火土，运行之数"（《素问·六元正纪大论》）。五行数是指生数和成数相合而言。木、火、土、金、水五行的偏盛偏衰谓"太过不及"。太过是五行的气盛，用成数表示；不及是五行的气衰，用生数表示。其发病有一定的规律。

甲子　甲午岁：热化二，雨化五，燥化四。

乙丑　乙未岁：灾七宫，湿化五，清化四，寒化六。

丙寅　丙申岁：火化二，寒化六，风化三。

丁卯　丁酉岁：灾三宫，燥化九，风化三，热化七。

戊辰　戊戌岁：寒化六，热化七，湿化五。

己巳　己亥岁：灾五宫，风化三，湿化五，火化七。

庚午　庚子岁：热化七，清化九，燥化九。

辛未　辛丑岁：灾一宫，雨化五，寒化一。

壬申　壬寅岁：火化二，风化八。

癸酉　癸卯岁：灾九宫，燥化九，热化二。

甲戌　甲辰岁：寒化六，湿化五。

乙亥　乙巳岁：灾七宫，风化八，清化四，火化二。

丙子　丙午岁：热化二，寒化六，清化四。

丁丑　丁未岁：灾三宫，雨化五，风化三，寒化一。

戊寅　戊申岁：火化七，风化三。

己卯　己酉岁：灾五宫，清化九，雨化五，热化七。

庚辰　庚戌岁：寒化一，清化九，雨化五。

辛巳　辛亥岁：灾一宫，风化三，寒化一，火化七。

壬午　壬子岁：热化二，风化八，清化四。

癸未　癸丑岁：灾九宫，雨化五，火化二，寒化一。

甲申　甲寅岁：火化二，雨化五，风化八。

乙酉　乙卯岁：灾七宫，燥化四，清化四，热化二。

丙戌　丙辰岁：寒化六，雨化五。

丁亥　丁巳岁：灾三宫，风化三，火化七。

戊子　戊午岁：热化七，清化九。

己丑　己未岁：灾五宫，雨化五，寒化一。

庚寅　庚申岁：火化七，清化九，风化三。

辛卯　辛酉岁：灾一宫，清化九，寒化一，热化七。

壬辰　壬戌岁：寒化六，风化八，雨化五。

癸巳　癸亥岁：灾九宫，风化八，火化二。

《素问·五常政大论》也说：

委和之纪（木运不及年）……眚于三。

伏明之纪（火运不及年）……眚于九。

卑监之纪（土运不及年）……其眚四维。

从革之纪（金运不及年）……眚于七。

涸流之纪（水运不及年）……眚于一。

从以上所述看，天地之至数一、二、三、四、五、六、七、八、九皆依洛书九宫位为说。其中三次陈述一、三、五、七、九等五宫受“灾”。这五宫皆是阳数，阴数二、四、六、八未言受“灾”。

《内经》陈述五方及五行和物类是用河图方位数据表示，而陈述五运的太过与不及却用洛书九宫的方位数据表示。

天干和地支也是数据，于此可知，五运六气理论用天干、地支、河图、洛书、天地之至数将五运六气大数据化，创建了60年的大数据化数据库，用于预测某年某时将暴发传染病、自然灾害及其范围和规模，这个大数据不仅用于中医学，也可以用于气象、农业、畜牧业、养殖业、航空航天、工业等多方面，一个数据库，多方应用，太伟大了。如戊寅年，“戊”为火运太过，其给出的信息是：

岁火太过，炎暑流行，金肺受邪。民病疟，少气、咳喘、血嗌、血泄、注下、溢燥、耳聋、中热、肩背热，上应荧惑星。甚则胸中痛，胁支满，胁痛、膺背肩胛间痛，两臂内痛，身热骨痛而为浸淫。收气不行，长气独明，雨水霜寒，上应辰星。上临少阴少阳，火燔焫，水泉涸，物焦槁，病反谵妄狂越，咳喘息鸣，下甚，血溢泄不已，太渊绝者，死不治，上应荧惑星。（《素问·气交变大论》）

赫曦之纪，是为蕃茂。阴气内化，阳气外荣，炎暑施化，物得以昌。其化长，其气高，其政动，其令明显，其动炎灼妄扰，其德喧暑郁蒸，其变炎烈沸腾，其谷麦豆，其畜羊彘，其果杏栗，其色赤白玄，其味苦辛咸，其象夏，其经手少阴太阳，手厥阴少阳，其脏心肺，其虫羽鳞，其物脉濡，其病笑、疟、疮疡、血流、狂妄、目赤。上羽与正徵

 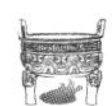

同。其收齐，其病痓，上徵而收气后也。暴烈其政，藏气乃复，时见凝惨，甚则雨水，霜雹、切寒、邪伤心也。(《素问·五常政大论》)

用了20个“其”字，至少表达了20方面的信息，还有胜复之气，何止20方面的信息！

“寅”是少阳司天，其给出的信息是：

少阳　太徵　厥阴　戊寅天符　戊申天符　其运暑。其化暄嚣郁燠，其变炎烈沸腾，其病上、热郁、血溢、血泄、心痛。太征　少宫　太商　少羽。

凡此少阳司天之政，气化运行先天，天气正，地气扰，风乃暴举，木偃沙飞，炎火乃流，阴行阳化，雨乃时应，火木同德，上应荧惑岁星。其谷丹苍，其政严，其令扰，故风热参布，云物沸腾，太阴横流，寒乃时至，凉雨并起。民病寒热，外发疮疡，内为泄满。故圣人遇之，和而不争，往复之作，民病寒热，疟泄，聋瞑，呕吐，上怫肿色变。(《素问·六元纪大论》)

少阳司天，火气下临，肺气上从，白，起金用，草木眚，火见燔焫，革金且耗，大暑以行，咳嚏、鼽衄，鼻窒日疡，寒热胕肿。

少阳司天，羽虫静，毛虫育，倮虫不成；在泉，羽虫育，介虫耗，毛虫不育。(《素问·五常政大论》)

请看，“戊寅”2个干支数序号，却有如此多信息，由此可知60甲子年是多么大的一个数据库。我们今天为什么不能好好利用古人给我们遗留下的这份宝贵财产，却视之为迷信呢？

那些数据，就像是气象预报，提前告诉你某年某月是下雨、刮风，还是旱涝，还是遭遇疾病。早知道气温、湿度、风力……有了这份报告，你就能提前准备雨衣、阳伞、防疫，没有这份报告，毫无准备，就可能突然遭到暴雨狂风等。

《内经》将中医数据化的内容是丰富多彩的，以上举例可见一斑，有志者可以深入研究。我们相信，“‘大数据’应用于中医药的临床与科研，利用数字技术记录中医临床诊疗实践中大量的中医学知识和诊疗信息，并把这些信息用于分析中医临床诊疗的疗效和经验知识，将给这个领域带来革命性的变化”（刘保延，《“大数据”给临床科研带来革命性变化》，2013年10月28日，《中国中医药报》）。

第十章　医案

本书所选医案以心肺脾三本病为主。先天之本心主太阳，后天之本肺主阳明，所以心肺多太阳阳明病，即《伤寒论》“病发于阳”之病，病在表，表之表在表皮部，表之里在胸部、心肺，故多皮肤病、宗气病，心肺病等。后天之本脾主太阴主里主内，所以后天之本肺脾多发呼吸道病、消化道病、脾胃病、营卫气血病及真气病等。

一、狐惑病

某男，1973 年（癸丑年）12 月出生，出生地：安徽。

2013 年 9 月 2 日初诊。

病人主诉：肛门痒断断续续 20 年，阴囊处湿疹 2 个月。经常发口腔溃疡。常期眼白睛发红，尤其是冬天，进入大商场就发红。腹胀，腰痛，两个手有时抖，两鬓角发白，有点怕冷。

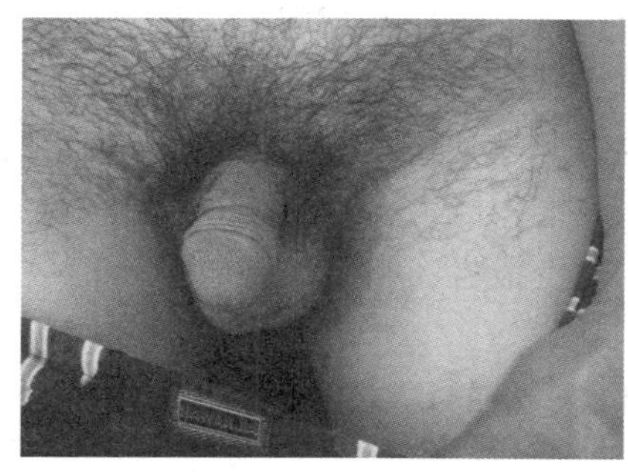
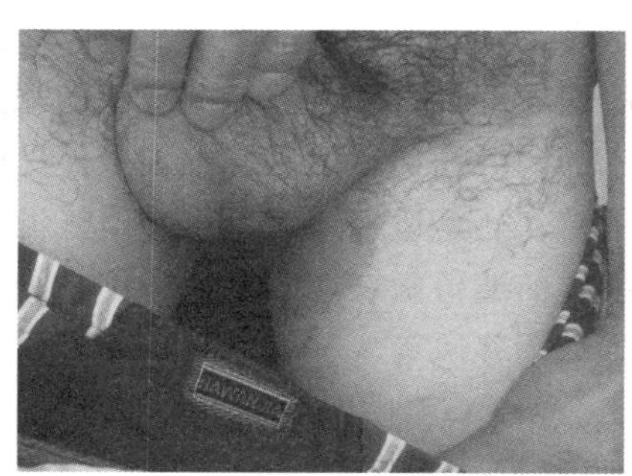

图 10－1　狐惑病初诊

体温：35.9℃。

运气诊：癸丑年终之气。

癸为火运不及 → 丑为太阴湿土司天；下为太阳寒水在泉

下为太阳寒水在泉 → 主气太阳寒水；客气太阳寒水

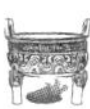

胸背诊：肩井、天宗、左肩胛骨内侧从肩胛至下背有根筋胀痛，中府、手三里、尺泽、少海、膻中压痛。

腹骶诊：血海、风市、阴陵泉、委中、承山压痛。

舌诊：舌质红，无苔，有小裂纹。

脉诊：脉沉紧。

诊断：狐惑病（**白塞综合征**）。

鹿角霜 15g　黄柏 15g　苍术 10g　川牛膝 10g　肉桂 6g　百合 15g　玉竹 15g　泽泻 10g　白术 15g　蛇床子 10g

5 剂，日三次，饭前服，忌生冷辛辣。

按：黄柏、苍术、牛膝三妙丸加蛇床子治下焦湿热止痒。癸丑年出生的人是寒湿体质，故用泽泻汤（泽泻、白术）、鹿角霜、肉桂健脾温阳化寒湿。寒湿体质必有心火内郁而热生，故用百合、玉竹治其心火。《别录》云：玉竹“主心腹结气，虚热，湿毒腰痛，茎中寒，及目痛眦烂，泪出。”阴茎和目乃三联征中二症。《神农本草经》云：百合“味甘，平。主治邪气腹胀，心痛，利大小便，补中益气。”

2013 年 9 月 9 日二诊。

病人阴部不痒了。眼白有血丝约 20 多年。口唇红。

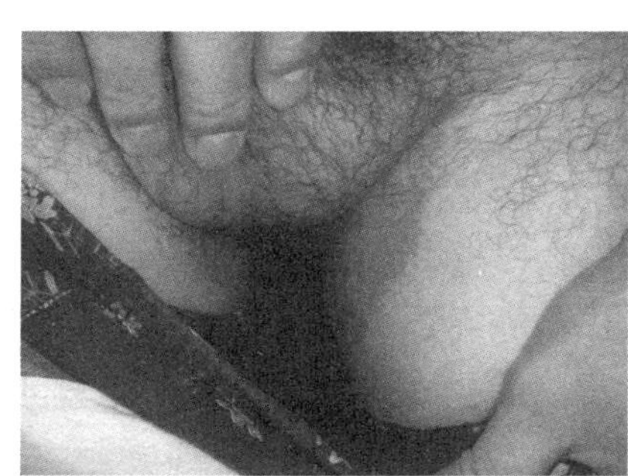
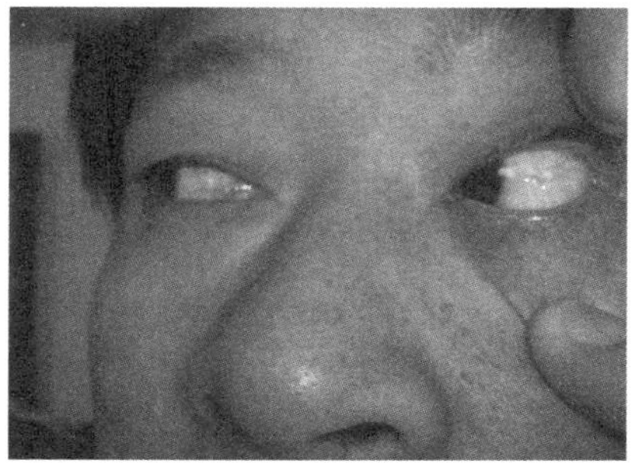

图 10－2　狐惑病二诊

鹿角霜 30g　黄柏 15g　苍术 10g　川牛膝 10g　肉桂 6g　百合 15g　玉竹 15g　泽泻 10g　白术 15g　蛇床子 10g　生地黄 20g　赤小豆 15g　桃仁 10g　红花 10g

5 剂，日三次，忌生冷辛辣。

按：用生地、赤小豆、桃仁、红花凉血活血化瘀。

2013 年 9 月 16 日三诊。

病人腰酸胀，眼睛昏，眼屎多。阴部湿。脐下痒。身上有小红点。

鹿角霜 30g　黄柏 15g　苍术 10g　川牛膝 10g　茯苓 30g　蛇床子 10g

生地黄 50g　赤小豆 50g　桃仁 20g　红花 10g　当归 10g　赤芍 10g　川芎 10g　桔梗 10g　柴胡 10g　枳壳 10g　甘草 6g

5 剂，日三次，忌生冷辛辣。

按：此加血府逐瘀汤治眼中血丝。

2013 年 9 月 25 日四诊。

鹿角霜 30g　黄柏 15g　苍术 10g　川牛膝 10g　茯苓 30g　蛇床子 10g　生地 50g　赤小豆 50g　桃仁 20g　红花 10g　当归 10g　赤芍 20g　川芎 10g　桔梗 10g　柴胡 10g　枳壳 10g　甘草 6g　百合 100g　熟地黄 30g　香附 10g　大黄 6g

14 剂，日三次，忌生冷辛辣。

2013 年 10 月 9 日五诊。

病人眼中红丝变淡。腰酸胀，记忆减退，耳鸣两三年。不出汗。

麻黄 15g　桂枝 10g　杏仁 15g　川牛膝 10g　蛇床子 10g　生地 100g　赤小豆 50g　桃仁 20g　红花 10g　当归 10g　赤芍 20g　川芎 10g　桔梗 10g　柴胡 10g　枳壳 10g　甘草 6g　百合 60g　熟地黄 30g　何首乌 30g　黑芝麻 30g　水牛角 20g　香附 10g　大黄 6g

6 剂，日三次，第一次服药发汗，忌生冷辛辣。

按：用麻黄汤解表以开腠理散郁热。

2013 年 10 月 16 日六诊。

病人病情稳定。

川牛膝 10g　黄连 10g　生地黄 100g　赤小豆 60g　桃仁 20g　红花 10g　当归 10g　赤芍 20g　川芎 10g　桔梗 10g　柴胡 10g　枳壳 10g　甘草 6g　百合 60g　熟地黄 30g　何首乌 30g　黑芝麻 30g　水牛角 20g　香附 10g　大黄 6g（后下）　芒硝 10g（后下）

5 剂，日二次，忌生冷辛辣。

2013 年 10 月 28 日七诊。

黄连 15g　生地黄 150g　赤小豆 100g　桃仁 20g　红花 10g　当归 10g　赤芍 30g　川芎 10g　桔梗 10g　柴胡 10g　枳壳 10g　甘草 6g　百合 60g　熟地黄 30g　何首乌 30g　黑芝麻 30g　水牛角 20g　香附 10g　大黄 20g（后下）　芒硝 20g（后下）

5 剂，日二次，忌生冷辛辣。

病人电话告愈。

二、痤疮

侯某，男，出生于 1989 年（己巳年）农历七月初一。

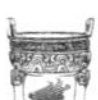

2013 年 1 月 1 日初诊。

病人满脸痤疮。

石膏 30g　金银花 30g　连翘 20g　赤芍 20g　干姜 30g　白术 30g　炙甘草 30g　仙灵脾 20g　补骨脂 20g　当归 15g　熟地黄 15g　滑石 6g　肉桂 6g　赤石脂 30g

5 剂。

按：病人生于己巳年农历七月一日，按五运六气理论说，天干己为土运不及有脾胃病，地支巳年是厥阴风木司天而少阳相火在泉，乃是风火体质。风火在上心肺多热，中下多寒，属脾、心、肺三本系统病。仿《金匮要略》风引汤拟此方，用石膏、金银花、连翘、赤芍清热解毒活血，滑石利小便降心火，干姜、肉桂、白术、炙甘草、仙灵脾、补骨脂、赤石脂温中下之寒，并引风下行。当归、熟地补血，血行风自灭。

2013 年 1 月 5 日二诊。

病人服药后腹泻日 2～3 次以排毒，下巴颏下有一结节。

石膏 15g　连翘 20g　牡蛎 30g　干姜 30g　白术 30g　炙甘草 30g　仙灵脾 20g　补骨脂 20g　益母草 15g　当归 15g　肉桂 10g　赤石脂 30g　防风 10g

5 剂。

按：加牡蛎化其下巴颏下结节。益母草治疗疮痈肿毒、皮肤瘾疹。

2013 年 1 月 14 日三诊。

病人痤疮好转许多。

石膏 30g　百合 30g　生地黄 15g　连翘 20g　牡蛎 30g　干姜 30g　白术 30g　炙甘草 30g　仙灵脾 20g　补骨脂 20g　益母草 15g　当归 15g　肉桂 10g　赤石脂 30g　防风 10g

5 剂。

2013 年 1 月 25 日四诊。

病人痤疮基本好了。拟下方加以巩固。

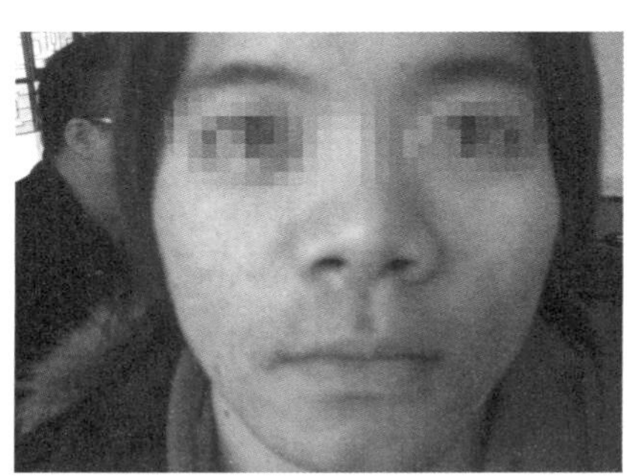

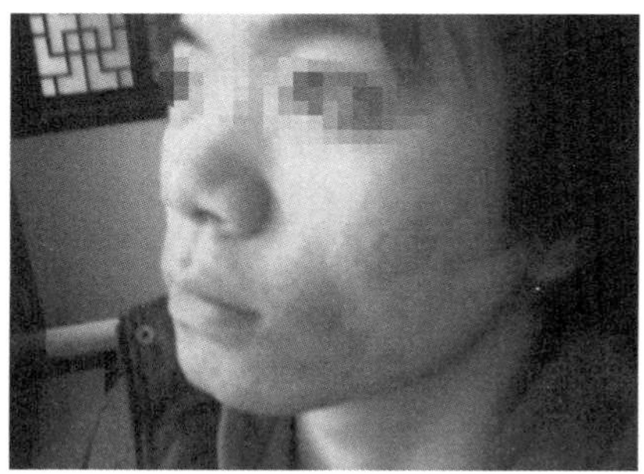

图 10－3　痤疮四诊

百合 30g　生地黄 15g　连翘 20g　牡蛎 30g　干姜 30g　白术 30g　炙甘草 30g　山药 30g　补骨脂 20g　益母草 15g　当归 15g　肉桂 10g　赤石脂 30g　石斛 30g

5 剂。

三、手脚癣

孙某，男，1998 年（戊寅年）2 月 18 日出生。

2013 年 1 月 23 日初诊。

手脚癣，从 2005 年开始手出现疱，2012 年 10 月加重。2005 年前感冒，未治愈。心烦后加重，嗳气，胃气上逆，大便偏干，半夜口渴，小便次数多，诊脉左寸大，舌质淡，舌尖有杨梅点，舌后部白苔。上课犯困。

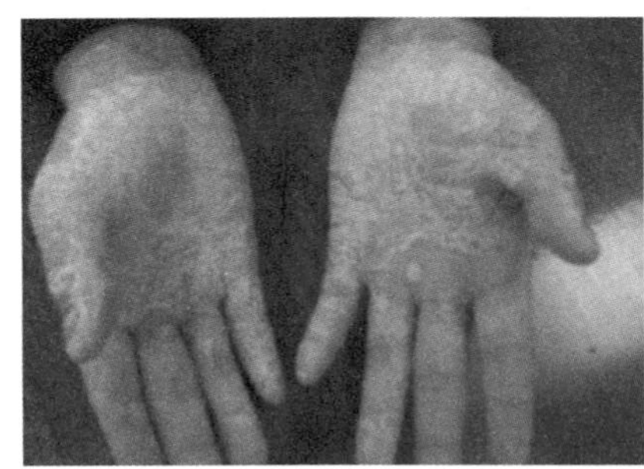
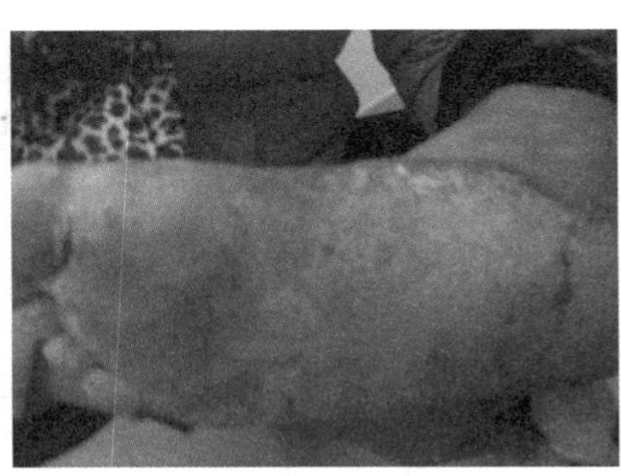

图 10－4　手足癣初诊

桑白皮 30g　桑叶 30g　益母草 30g　蝉蜕 10g　升麻 20g　生地黄 30g　赤芍 15g　生麻黄 15g　炮附子 30g（先煎 1 小时）　细辛 6g　白鲜皮 15g　蜈蚣 5 条　全蝎 10g　草豆蔻 15g　片姜黄 10g　白僵蚕 10g　生栀子 10g　淡豆豉 20g　生大黄 6g

5 剂，日二次。发汗。

按：病人戊寅年 2 月 18 日出生，天干戊是火运太过，地支寅是少阳相火司天与三气主气相同，而且初之气主气是厥阴风木，客气是少阴君火，心肺二本多热，于是肺失宣发肃降。少阳寒中则脾胃寒，于是脾胃寒湿在下。加之外感治疗不当，邪气伏体，导致此病发生。心肺乃太阳阳明“病发于阳”属表，皮肤病者表也。栀子豉汤加桑白皮、桑叶、蝉蜕、升麻、生地黄、赤芍清心肺之火热以宣降肺气，麻黄附子细辛汤和升降散发汗散邪，益母草、白鲜皮、蜈蚣、全虫治癣。

2013 年 3 月 11 日二诊。

病人上药服了 20 余剂，虽然没有出汗，但手足癣大大见好。

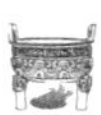

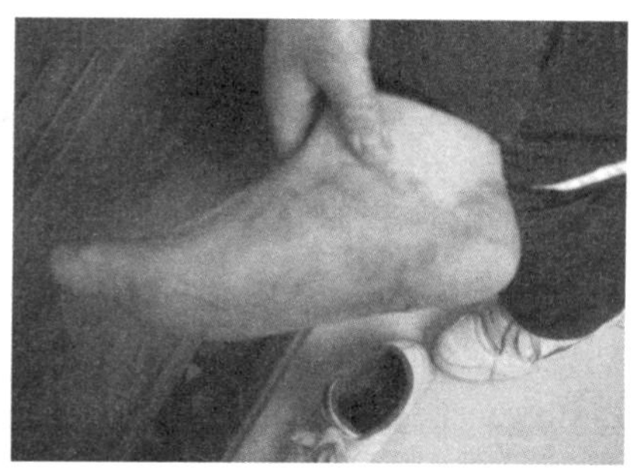

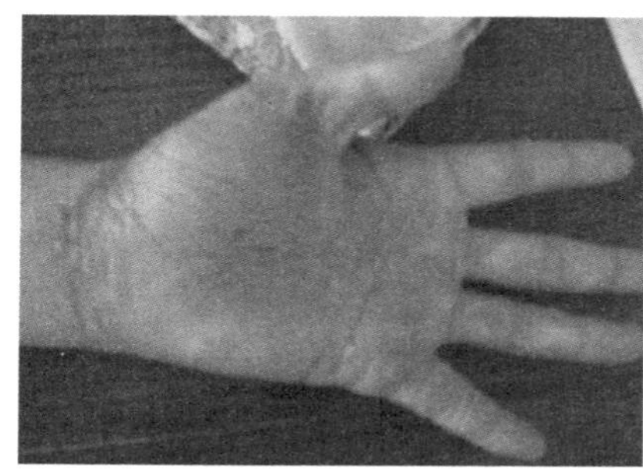
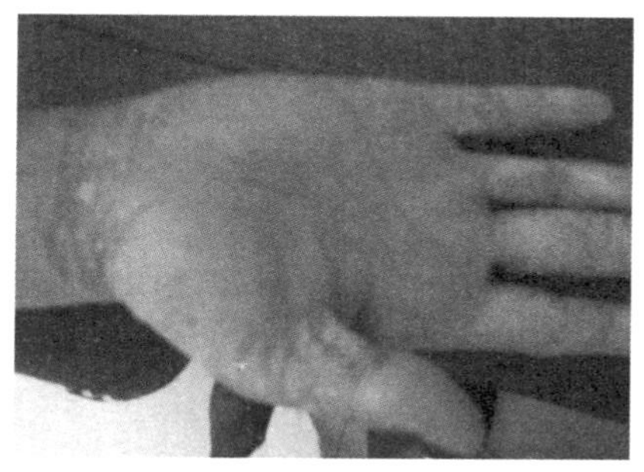

图 10－5　手足癣二诊

桑白皮 30g　石膏 30g　益母草 30g　蝉蜕 10g　升麻 20g　生地 30g　赤芍 15g　玄参 30g　生麻黄 30g（另包）　炮附子 20g（先煎 1 小时）　细辛 6g　白鲜皮 30g　蜈蚣 5 条　全蝎 10g　草豆蔻 15g　片姜黄 10g　白僵蚕 10g　生栀子 10g　淡豆豉 20g　生大黄 6g　郁李仁 10g　藁本 10g　补骨脂 30g

10 剂，日三次。发微汗。禁忌生冷辛辣。

病人服药后基本痊愈。

四、皮痹

俄罗斯男孩，2001 年（辛巳年）12 月 17 日出生。

2013 年 3 月 21 日初诊。

主诉：当地医院诊断为特异性皮炎 10 年，瘙痒，红肿，局部发热，夜间加重，影响睡眠，醒 2 至 3 次。

病人平均每年发病 1 次，2012 年起频繁发作，每次发作加重时间持续 1 个月，平时无明显瘙痒，皮肤留有痘瘢。平时不出汗。大便隔天一次，基本成形。

肚脐中度压痛。舌质淡红，无苔。脉弦。

诊断：皮痹。

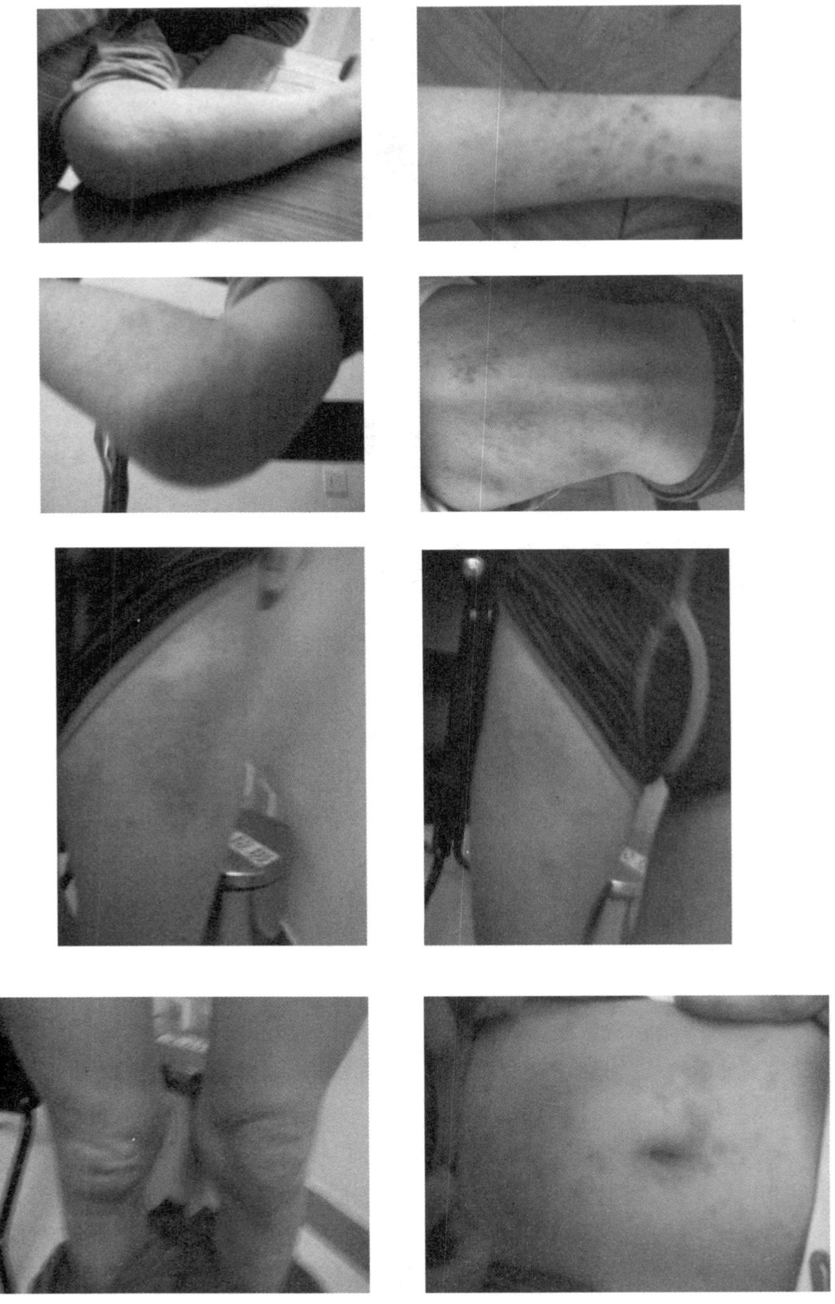

图 10－6　皮痹初诊

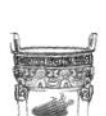

麻黄 10g　羌活 6g 防风 10g　连翘 15g　益母草 15g　全虫 6g　酒黄柏 10g　酒知母 6g　桑白皮 15g　当归 10g　蝉蜕 6g　僵蚕 10g　石膏 10g　川芎 6g　蛇蜕 6g　黑小豆 10g　白芷 6g　炙甘草 6g

4 剂，日三次。第一剂加葱白一根，微出汗。

按：病人生于辛巳年寒冷的冬天，并在俄罗斯寒冷地带，感风寒湿之邪，故生此皮痹证。《素问·痹论》云："风寒湿三气杂至，合而为痹也""夫痹之为病……在于皮则寒。"又云："皮痹不已，复感于邪，内舍于肺。"《张氏医通》卷六云："皮痹者，即寒痹也。邪在皮毛，瘾疹风疮，搔之不痛，初起皮中如虫行状。"刘河间强调，寒邪郁闭在表，则阳气拂郁而热。热则伤肺，肺主皮，故多皮肤病。病因热属于心，故云"诸痛痒疮皆属于心"，热克肺金，所以病位在肺皮而生癣疹。《素问·四时刺逆从论》说："少阴有余，皮痹、瘾疹；不足病肺痹。"少阴之上为火热，有余者热盛。《伤寒论·辨脉法》说："脉浮而迟，面热赤而战惕者，六七日当汗出而解，反发热者差迟，迟为无阳，不能作汗，其身必痒也。"《伤寒论·平脉法》云："脉浮而大，浮为风虚，大为气强，风气相搏，必成瘾疹，身体为痒。痒者名泄风，久久为痂癞。"《金匮要略·中风历节病脉证并治》说："寸口脉迟而缓，迟则为寒，缓则为虚；荣缓则为亡血，卫缓则为中风。邪气中经，则身痒而瘾疹。"《金匮要略·水气病脉证并治》说："脉浮而洪，浮则为风，洪则为气。风气相搏，风强则为瘾疹，身体为痒，痒为泄风，久为痂癞；气强则为水，难以俯仰。风气相击，身体洪肿，汗出乃愈。"故方用麻黄、羌活、防风、白芷、葱白辛温发汗解表，肺主皮、主诸气，宣通肺气，恢复肺的宣发、肃降功能。用石膏、连翘、桑白皮、蝉蜕、黄柏、知母宣散郁热。用益母草、全虫、当归、僵蚕、川芎、蝉蜕、黑小豆治皮疹。

2013 年 3 月 26 日二诊。

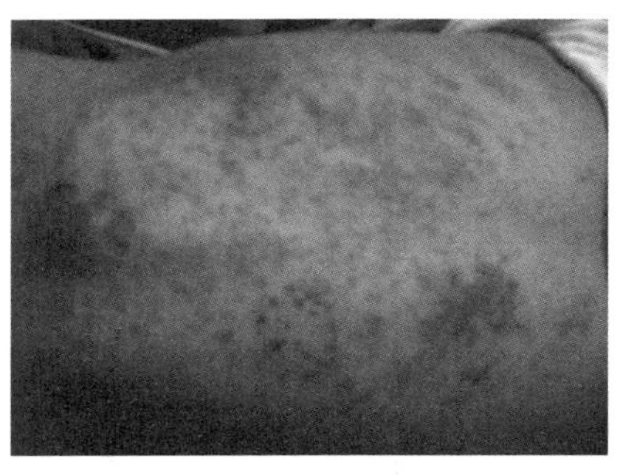

图 10－7　皮痹二诊

病人服药后出黄水，痒加重，六天没有大便了。从流黄水看，邪气有外出之机。没有出汗。

夜交藤 15g　生麻黄 6g　桂枝 6g　白芍 10g　杏仁 6g　炙甘草 6g　生姜 3g　大枣 3 枚　蝉蜕 6g　白僵蚕 6g　片姜黄 6g　大黄 10g　生地黄 10g　益母草 15g　升麻 10g　葛根 10g　海风藤6g　当归 6g　川芎 6g　豆豉 6g　白鲜皮 10g　防风 10g　红小豆6g

外用药：夜交藤 30g，防风 20g，羌活 10g，白蒺藜 20g，蛇蜕 10g。

2013 年 4 月 1 日三诊。

病人瘙痒加重，大便 3 天一次，不流黄水了。膝关节不痛了，皮疹好转。头部肩背出了点汗。舌质淡红。

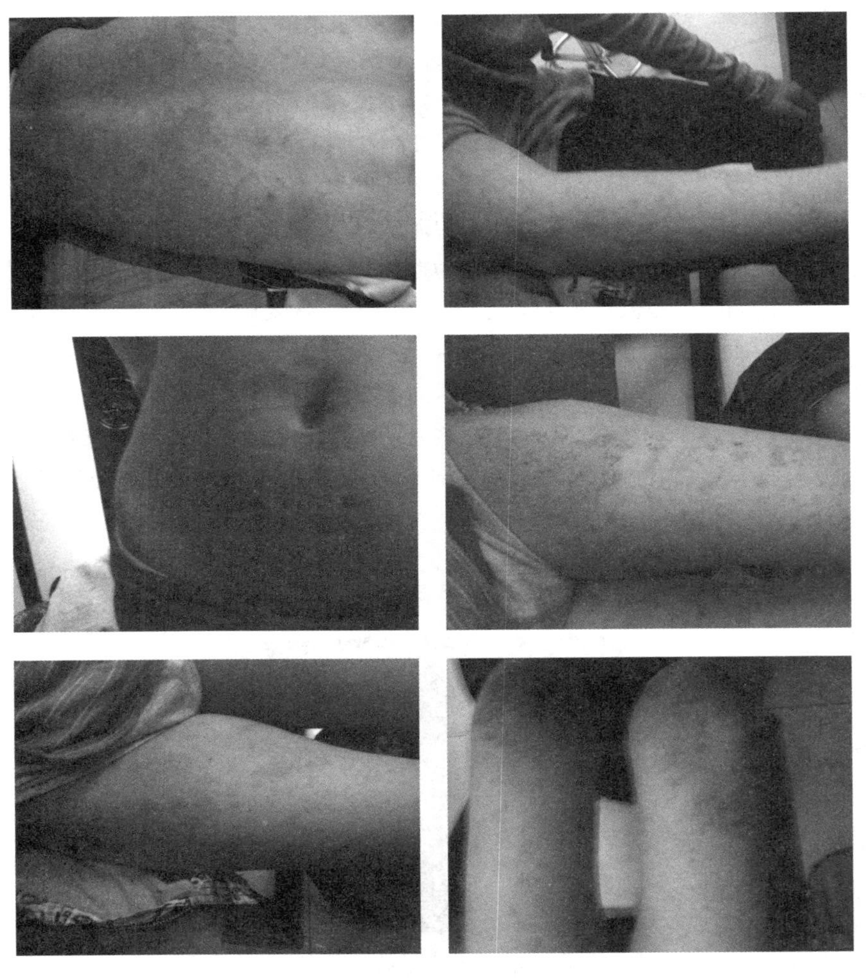

图 10－8　皮痹三诊

夜交藤 30g　生麻黄 6g　桂枝 6g　白芍 10g　杏仁 6g　炙甘草 6g　生姜 3g　大枣 3 枚　蝉蜕 10g　白僵蚕 10g　麦冬 20g　大黄 10g　生地黄 20g　益母草 30g　升麻 10g　葛根 10g　海风藤 10g　当归 6g　川芎 6g　青风藤 10g　白鲜皮 10g　防风 10g　红小豆 6g

30 剂汤药，2 个月粉剂，带药回国。

外用药：夜交藤 60g，防风 20g，羌活 10g，白蒺藜 20g，蛇蜕 10g，半个月外用药。

2013 年 7 月 8 日四诊。

病人基本好了。

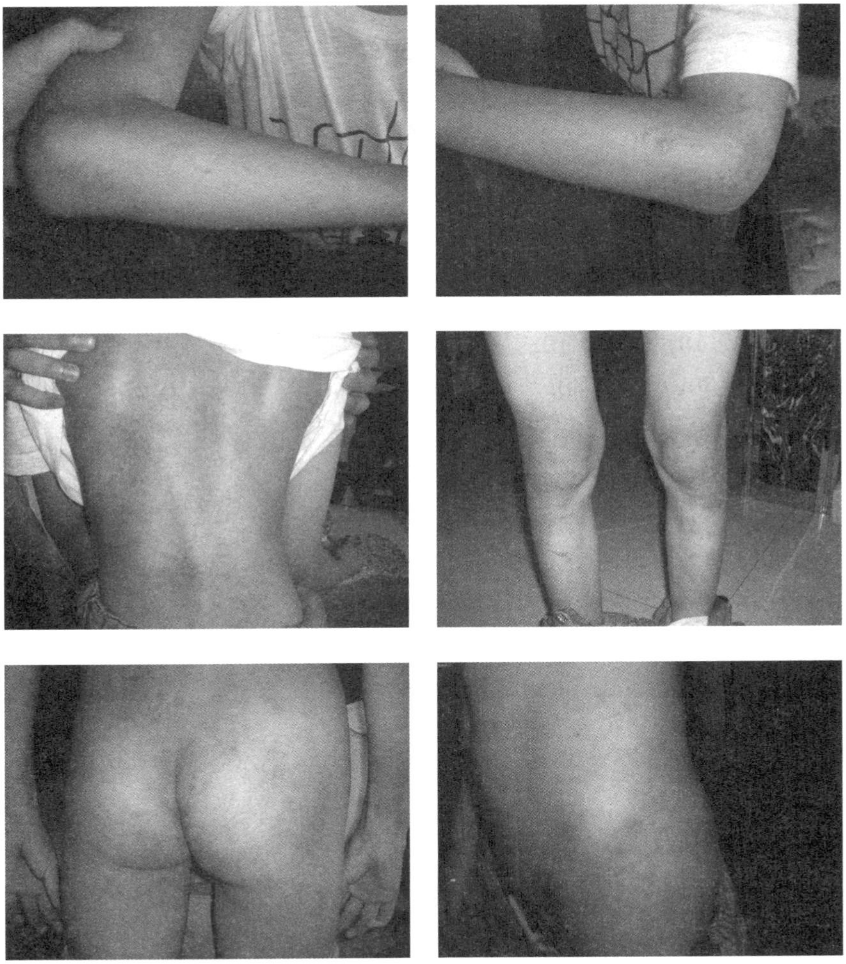

图 10－9　皮痹四诊

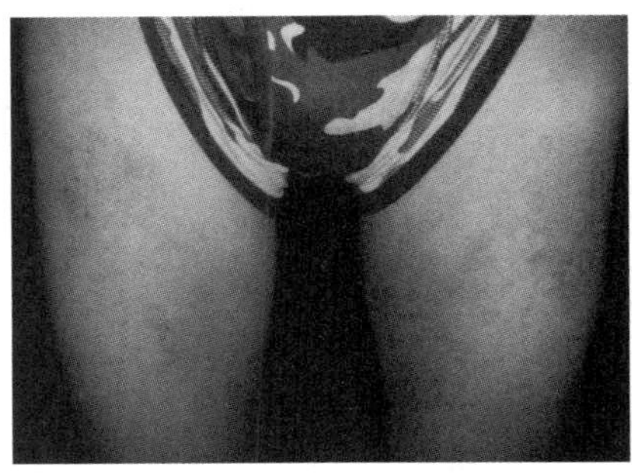
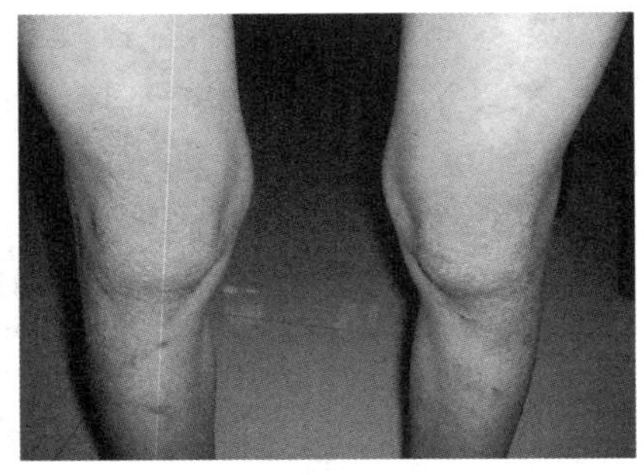

图 10－9　皮痹四诊（续）

夜交藤 30g　生麻黄 6g　桂枝 6g　白芍 10g　杏仁 6g　炙甘草 6g　生姜 3g　大枣 3 枚　蝉蜕 10g　白僵蚕 10g　麦冬 50g　玉竹 30g　生地黄 20g　益母草 30g　升麻 10g　炒麦芽 6g　海风藤 10g　当归 6g　川芎 6g　青风藤 10g　桑白皮 30g　防风 10g　香附 6g

5 剂，发汗。

2013 年 7 月 15 日五诊。

病情继续好转。

夜交藤 30g　生麻黄 6g　桂枝 6g　白芍 10g　杏仁 6g　炙甘草 6g　白芷 10g　党参 10g　蝉蜕 10g　白僵蚕 10g　麦冬 50g　玉竹 50g　生地黄 20g　益母草 30g　黄芪 30g　焦三仙各 6g　海风藤 10g　当归 6g　川芎 6g　白蒺藜 10g　桑白皮 30g　香附 6g

5 剂。

2013 年 7 月 19 日六诊。

病情稳定，带药回国，巩固疗效。

夜交藤 30g　生麻黄 6g　桂枝 6g　白芍 10g　杏仁 6g　炙甘草 6g　白芷 10g　党参 10g　车前子 10g　白僵蚕 10g　麦冬 50g　玉竹 50g　生地黄 20g　益母草 30g　黄芪 30g　焦三仙各 6g　草豆蔻 15g　当归 6g　川芎 6g　大黄 10g　桑白皮 30g　香附 6g

30 剂，水煎服。

五、面颊斑疹

哈萨克斯坦男孩，2002 年（壬午年）6 月 7 日（阳历）出生。

2013 年 3 月 19 日初诊。

主诉：左下面部红斑 2 年，局部发热、红，但无疼痛瘙痒，2 年内红斑增大。

对灰尘、树木过敏，严重时影响呼吸，从小异位性皮炎，当地医生诊断为哮喘。

习惯性踮脚行走。大小便正常，咽喉部无异常感觉。肩背部疼痛，中府压痛，平时少汗。

出生时头部有血肿。

舌质舌尖红，有杨梅点，少苔，左寸脉浮滑数。

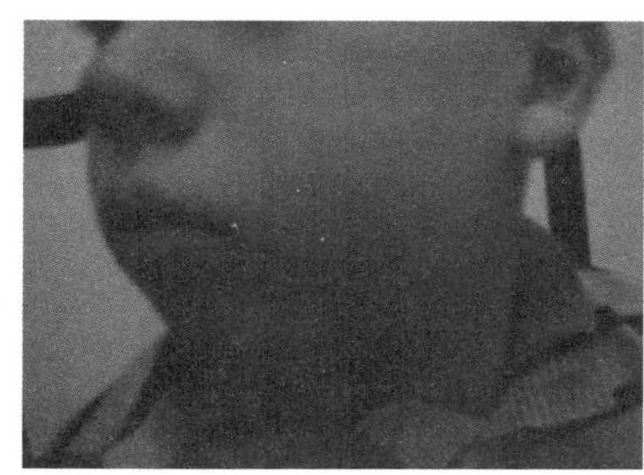
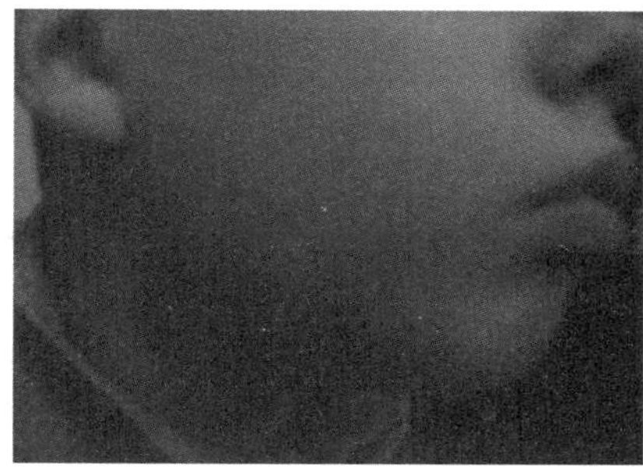

图 10－10 面颊斑疹初诊

处方：

金银花 15g 玄参 10g 当归 10g 连翘 15g 生甘草 6g 炙甘草 10g 益母草 15g 羌活 6g 升麻 10g 蝉蜕 6g 片姜黄 6g 大黄 6g 蜂蜜 15g 生白术 10g 川牛膝 10g 防风 6g 白芷 6g 乌梅 6g

7 剂，日三次，水煎服。

按：病人出生于壬午年三之气，天干壬是风木运太过，三之气的主客气是君相二火，风火必上扰头面。《素问·刺热论》说："肝热病者，左颊先赤……肺热病者，右颊先赤……少阳之脉色荣颊前，热病也。"于此可知，此乃火病也，厥阴肝从少阳相火而热，相火克肺金亦热。方用金银花、连翘、玄参、生甘草、益母草、升麻及升降散宣散火热并解毒，用炙甘草、白术温其中寒，牛膝、大黄引风火下行，羌活、防风、白芷、乌梅治其过敏。

2013 年 3 月 26 日二诊。

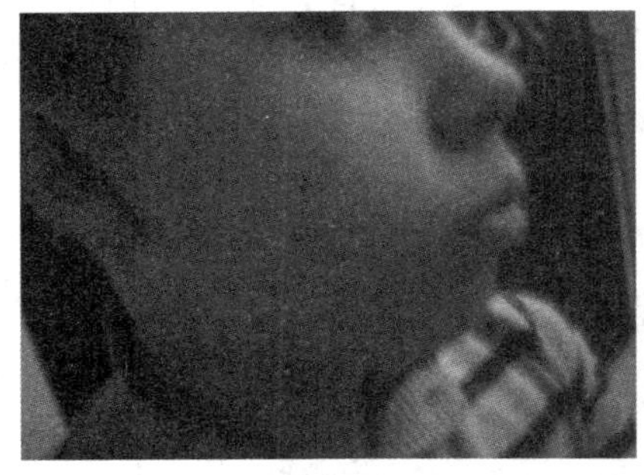
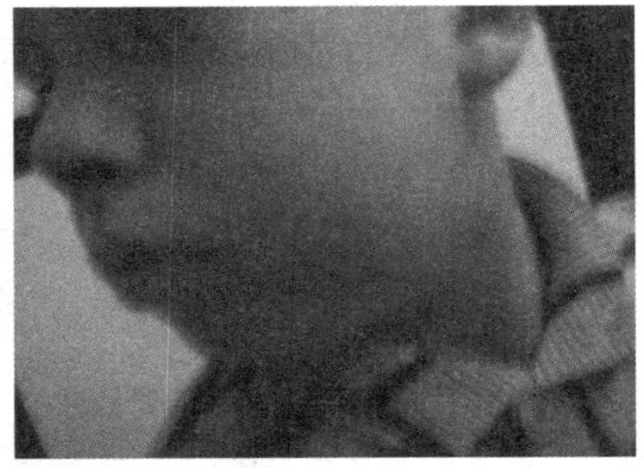

图 10－11　面颊斑疹二诊

红斑色浅了，鼻两旁耳后出现皮疹好转，舌尖红。用山楂换乌梅，另加葱白解表。

金银花 20g　玄参 20g　当归 10g　连翘 15g　生甘草 6g　炙甘草 10g　益母草 15g　羌活 6g　升麻 10g　蝉蜕 6g　片姜黄 6g　大黄 10g　蜂蜜 15g　生白术 10g　川牛膝 10g　防风 6g　白芷 6g　山楂 10g　葱白一根（另包）

7 剂。

2013 年 4 月 1 日三诊。

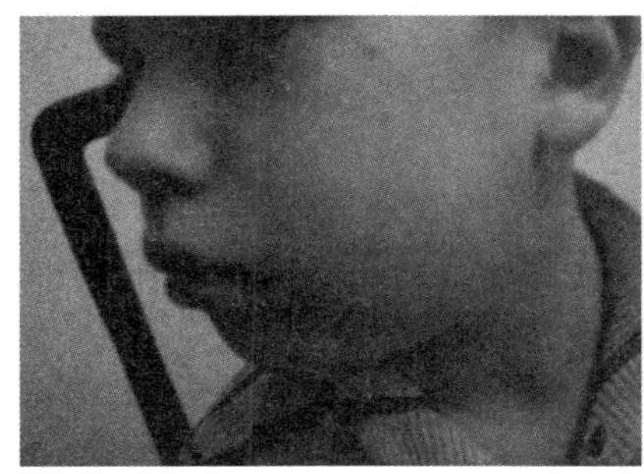
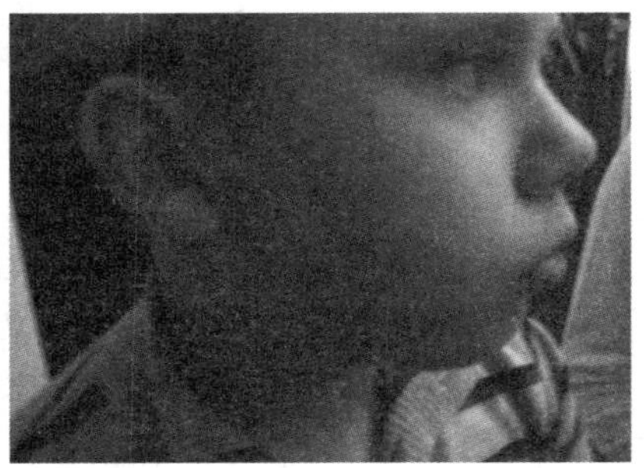

图 10－12　面颊斑疹三诊

面部不红了，鼻翼有一点红。舌尖红，脉数。用下方调理至愈。

金银花 20g　玄参 20g　当归 10g　连翘 15g　全瓜蒌 10g　炙甘草 10g　益母草 15g　羌活 6g　升麻 10g　蝉蜕 6g　片姜黄 6g　大黄 10g　蜂蜜 15g　生白术 10g　川牛膝 10g　杏仁 15g　白芷 6g　石膏 20g

六、脚气

某女，1958 年（戊戌年）12 月出生。

2013 年 6 月 11 日初诊。

 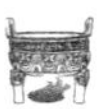

主诉：双脚皮肤干裂、痒，脱皮。

眼干，视力减退明显，乏力，习惯性便秘，必须用开塞露通便。胃口好，睡眠可。咳嗽。情绪消沉。

舌诊：质红暗，有瘀斑，少苔，舌尖有杨梅点。

脉诊：双寸浮大无力。

诊断：脚气病。伴便秘、结膜炎、过敏性鼻炎（变应性鼻炎）、上呼吸道感染。

百合 100g 生地黄 60g 羌活 20g 独活 20g 炙甘草 30g 生甘草 20g 麦冬 20g 黄连 10g 白芍 20g 熟地 20g 干姜 10g

5 剂，日三次，水煎服。

按：病人出生于戊戌年 12 月严寒冬天，地支戌为太阳寒水司天而太阴湿土在泉，且 12 月终之气主气又是寒水，寒湿体质太盛。而天干戊为火运太过，火被寒湿内郁，上扰心肺，肺失宣发肃降，故有鼻炎、上呼吸道感染、便秘。寒邪外束，营卫不行，津液不能敷布，故舌质暗有瘀斑，眼干，双脚皮肤干裂。方用羌活、独活、干姜、炙甘草散发寒邪，重用百合地黄汤加生甘草、麦冬、黄连、白芍、熟地黄补心津血化瘀兼清心火，肺得解放而通调津血之道，使津血得以敷布。

2013 年 6 月 20 日二诊。

舌不红而瘀斑散，不咳嗽了，皮肤不痒了，便秘也好了，鼻炎、脚气好多了。就是没精神，懒洋洋。原方加黄芪、五味子。

百合 100g 生地黄 60g 羌活 20g 独活 20g 炙甘草 30g 生甘草 20g 麦冬 20g 黄连 10g 白芍 20g 熟地黄 20g 干姜 10g 黄芪 30g 露蜂房 10g 五味子 10g

5 剂。

2013 年 7 月 14 日三诊。

脚气好了。精神还差，视力弱。

百合 100g 生地黄 60g 白术 20g 独活 20g 炙甘草 30g 当归 20g 麦冬 20g 黄连 10g 白芍 20g 熟地黄 20g 干姜 10g 黄芪 60g 五味子 15g 决明子 10g

5 剂。

七、糖尿病

李某，男，1954 年（甲午年）9 月（阳历）出生。

2013 年 7 月 3 日初诊。

一个月前双眼底出血，去医院检查：糖尿病性背景性出血性视网膜动脉硬化，黄斑变性，白内障，周围神经病。

发病前视物多影，自觉疲劳，腰腿沉重。

餐后血糖 16.4。甘油三酯、胆固醇高。血压 150/90mmHg。

运气诊：甲午年四之气。

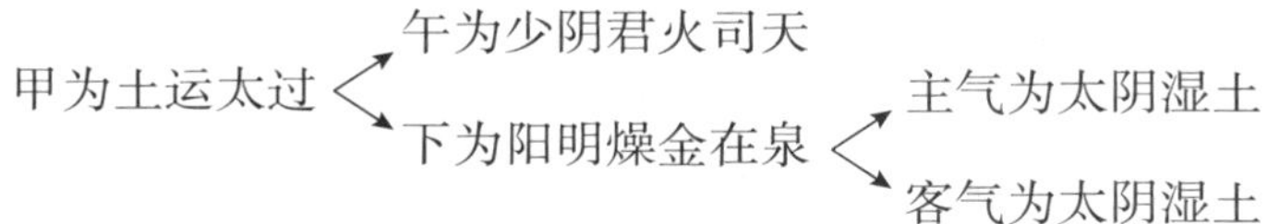

胸背诊：肩背、天宗、手三里压痛。

腹骶诊：中府、血海、风市、承山压痛。

舌诊：舌质淡，白苔，中有裂纹。

脉诊：左脉沉，右脉关大。

桂枝 15g　干姜 10g　五味子 10g　鳖甲 30g　山萸肉 30g　怀牛膝 30g　苍术 30g　山药 60g　黄连 10g　茯苓 15g

5 剂，日 2 次，忌辛辣生冷。

按：病人出生于甲午年四之气，天干甲为土运太过，脾胃湿土太重，下流于肾，克肾水侮肝木，肝胆之气不能生发，心肾不交通，寒湿在下、心火旺于上，病涉及脾肾肝三脏。地支午为少阴君火司天而阳明肺金在泉，而且四之气的主客气都是太阴脾土。从运气理论来说，甲午涉及心、肺、脾三本。《金匮要略》说“见肝之病，当先实脾”，今脾土太过则当先实肝肾矣，故用《辅行诀五脏用药法要》的小补肝汤加山萸肉、怀牛膝辛酸温调达肝胆之气以交通心肾。用鳖甲、黄连治心之虚火，《内经》云少阴司天治以咸寒、佐以苦也。用苍术、茯苓、干姜祛其寒湿。

2013 年 7 月 19 日二诊。

用药得法，餐后血糖降至 6.2 ~ 10 之间。乘胜追击。

桂枝 15g　干姜 10g　五味子 10g　鳖甲 30g　山萸肉 50g　怀牛膝 30g　苍术 30g　山药 60g　黄连 10g　茯苓 30g　芒硝 6g（后下）

5 剂，日 2 次，忌辛辣生冷。

2013 年 9 月 16 日三诊。

9 月 9 日检查：血糖 5.28，甘油三酯 1.38mmol/L，总胆固醇 4.31mmol/L。头晕两次。

黄芪 15g　桂枝 15g　干姜 10g　五味子 10g　鳖甲 30g　山萸肉 50g　怀牛膝 60g　苍术 30g　山药 60g　黄连 10g　茯苓 30g　芒硝 6g（后下）

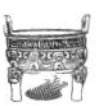

5 剂，日 2 次，忌辛辣生冷。

病人电话告诉，服药后好了。

八、太阳病胸痹

王某，男，1958 年（戊戌年）3 月 17 日（阳历）出生。

2013 年 6 月 19 日初诊。

胸痛一年。造影显示冠状动脉硬化 70%。血压高（180/135mmHg，服药后 110/85mmHg）。胃反流，吃热的就感觉心口痛（剑突下）。颈后出汗多，其他地方少汗，怕热，热就头痛。

糖尿病，不吃药血糖 8mmol/L，餐后血糖 15mmol/L。

运气诊：戊戌年初之气。

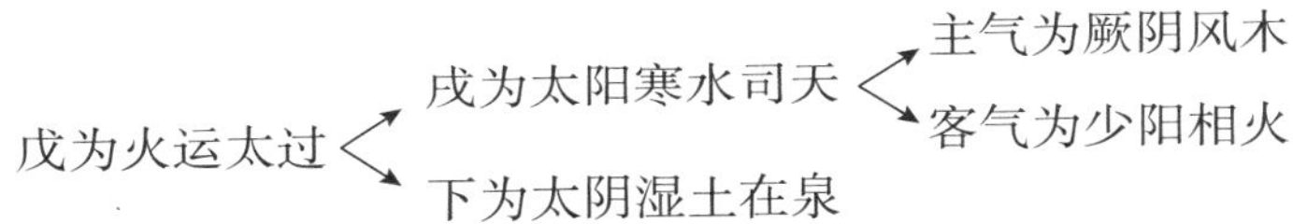

胸背诊：膻中、尺泽、少海压痛。

腹骶诊：略。

脉诊：双关尺浮大无力，双寸沉。

舌诊：舌质淡，无苔，有裂纹。

麻黄 20g　石膏 60g　瓜蒌 30g　枳实 10g　薤白 10g　丹参 60g　生地黄 30g　百合 15g　夏枯草 20g　桂枝 10g　熟地黄 20g　乌贼骨 30g

5 剂，忌辛辣生冷。

按：病人戊戌年初之气出生，地支戌为太阳寒水司天而太阴湿土在泉，为寒湿体质。天干戊为火运太过，初之气主气是厥阴风木，客气是少阳相火，均被寒湿郁于内。太阳为标，寒气为本，心主太阳，寒水克制心火，故胸痛。此乃寒邪束痹于外，心脉瘀阻于内，则先天之本心病。胸中郁痹，故双寸脉沉。肺不宣发和肃降，故见双关脉浮大。上流无水下流竭，火热内郁，故双尺浮而无力。

方用枳实瓜蒌桂枝汤去厚朴加麻黄、丹参通阳开结，宣肺气通宗气，活血化瘀，消除痰浊。用百合地黄汤加熟地凉血养心阴血，灌水通流。用石膏、夏枯草宣散郁热降血压。乌贼骨治胃反流。

2013 年 6 月 26 日二诊。

病人血压稳定，血糖下降，出汗不多了。加川芎加强活血化瘀，栀子清心火。

麻黄 20g　石膏 60g　瓜蒌 30g　枳实 10g　薤白 10g　川芎 30g　丹参

60g 生地黄 30g 百合 60g 夏枯草 20g 栀子 15g 桂枝 10g 熟地黄 20g 乌贼骨 30g

5 剂，忌辛辣生冷。第一次服发汗。

2013 年 7 月 3 日三诊。

病人胸痛已除。舌有，舌红。

麻黄 10g 石膏 60g 瓜蒌 30g 枳实 10g 川芎 30g 丹参 60g 生地黄 30g 百合 100g 夏枯草 10g 石斛 30g 栀子 15g 桂枝 10g 熟地黄 20g 乌贼骨 30g

再服 10 剂巩固疗效，忌辛辣生冷。

九、太阴病脾湿阻痹

某男，1979 年（己未年）阴历八月出生。

2013 年 8 月 12 日初诊。

从小就一条腿热、一条腿冷，从小腰膝凉。一个耳朵冷、一个耳朵热。右眼流泪。刷牙出血。原来患有前列腺炎，现在好了。脚气严重，腿脚容易麻。

出汗上半身特多，全身不能让人碰。背部不通，特别是命门处。原来是会阴堵，现在是肛门处觉堵。性功能不好。尿分叉无力。打嗝。浑身没劲，爱受惊吓，胆小。

多年来北京、上海等地到处找名医看，也看不好，今慕名来诊。

体温：36℃。

运气诊：己未年四之气。

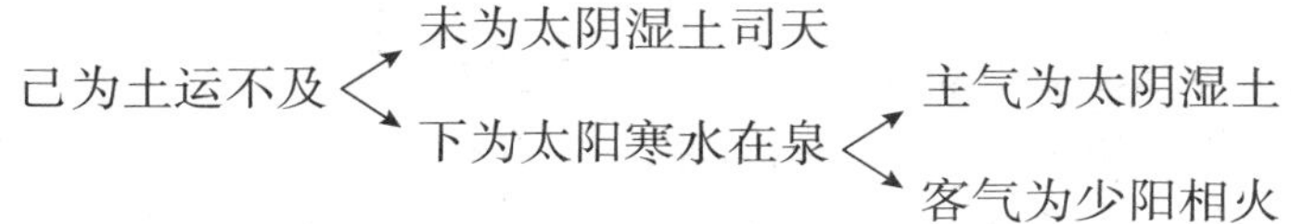

胸背诊：肩井、天宗、手三里、尺泽、少海压痛。

腹骶诊：腹部紧张，血海、委中、承山、阴陵泉压痛。

舌诊：舌质淡红，前部有杨梅点，根部白苔。

脉诊：左关大，右沉。

干姜 15g 白术 30g 茯苓 30g 炙甘草 15g 桂枝 15g 生地黄 30g 百合 30g 白芍 15g 炮附子 10g

6 剂，日二次，忌生冷和烟酒。

按：病人出生于己未年八月，天干己为土运不及而脾虚，地支未为太阴湿土司天而太阳寒水在泉，为寒湿体质。八月为四之气，主气是太阴脾

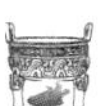

湿，客气是少阳相火。李东垣说脾湿盛则下流于肾，故病变以下部腰腿湿阻为主而阳气不足，症见腰部命门穴处及双腿、背部、会阴、肛门等处不通，全身不能让人碰，碰则痛，浑身没劲。上半身阳虚，故出汗特别多。下半身寒湿盛，故不出汗。寒湿郁肾，故性功能不好，尿分叉无力。肾开窍于耳，故病及于耳。

方用甘姜苓术汤，即肾着汤，专治寒湿痹阻腰腿不通。合以甘草附子汤（炙甘草、白术、炮附子、桂枝）开痹止痛。寒湿郁阻于下，阳气不升，阴气不长，阴精不能上奉于心而心火旺于上，故用百合地黄汤加白芍凉血养阴，以收敛心火，不是泻心火。仍然是脾心同治法。

2013 年 8 月 26 日二诊。

药对效显，所有症状都好多了。右眼流泪，早泄。腿有点麻。尿分叉。

干姜 15g　白术 30g　茯苓 30g　炙甘草 15g　桂枝 15g　麦冬 30g　熟地黄 15g　生地黄 20g　百合 30g　白芍 15g　山萸肉 15g　炮附子 15g

10 剂，日二次，忌生冷和烟酒。

2013 年 9 月 9 日三诊。

尿分叉、无力，勃起无力，早泄，天热容易出汗，一出汗就大汗淋漓。手指甲竖纹很多。背上堵得轻多了，但还有，腰好多了。脚气。

干姜 60g　白术 60g　茯苓 60g　炙甘草 30g　桂枝 30g　麦冬 50g　黑芝麻 30g　生地黄 30g　百合 100g　当归 15g　白芍 30g　山药 30g　炮附子 20g　木防己 30g　益智仁 30g　锁阳 15g

14 剂，日二次，忌生冷和烟酒。

2013 年 10 月 11 日四诊。

背部还有一点，小腹到腹股沟，腰两侧外凉。听力不好。不算有劲。脚气。右眼有时有泪。阳痿。药后腹泻几次。舌红无苔，脉浮大虚数。

干姜 30g　白术 100g　茯苓 60g　炙甘草 30g　桂枝 30g　麦冬 50g　黑芝麻 30g　生地黄 100g　百合 100g　当归 15g　白芍 30g　山药 100g　川芎 10g　山萸肉 30g　木防己 30g　熟地黄 30g　黑蚂蚁 20g　益智仁 30g　芡实 30g　枸杞子 30g

14 剂，日二次，忌生冷和烟酒。

2013 年 11 月 11 日五诊。

基本痊愈，用下方摄养，隔三四日服 1 剂。

干姜 30g　白术 100g　石斛 60g　炙甘草 30g　桂枝 30g　麦冬 50g　黑芝麻 30g　生地黄 100g　百合 100g　当归 15g　白芍 30g　山药 100g　川芎 10g　山萸肉 60g　薏苡仁 30g　熟地黄 30g　黑蚂蚁 20g　益智仁 30g　芡

实30g　枸杞子30g　龙骨30g　牡蛎30g

7剂，日二次，忌生冷和烟酒。

十、脑梗塞

李某，女，1929年（己巳年）阴历十月出生。

2013年10月28日初诊。

西医检查：脑梗塞（2013年10月29日）。

1. 双侧大脑皮层下多发片状低密度影，考虑脑梗塞可能性大。

2. 左侧脑干腔隙性脑梗塞。

血压高，150/90mmHg。不出汗，烦躁，舌苔白腻。流口水。脉弦紧。

运气诊：己巳年五之气。

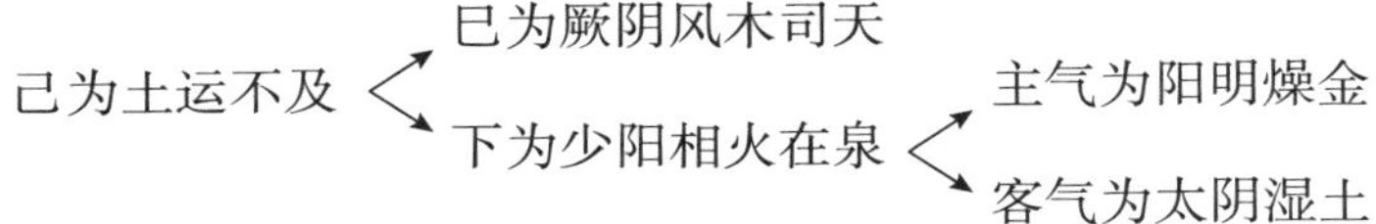

诊断：中风。

麻黄15g　桂枝15g　杏仁20g　炙甘草10g　苍术15g　干姜15g　石膏90g　当归15g　川芎10g　蜈蚣2条　全虫10g

4剂，日二次。第一次服药发汗，忌生冷辛辣。

按：脾不健运而湿盛，故舌苔白腻。阳明燥气外束而不出汗。所以选用续命汤加蜈蚣、全蝎，发汗解表兼定风。

2013年11月1日二诊。

病人药后汗出，说话清楚了，烦躁少了，还流口水。当健脾化湿为主。

杏仁10g　炙甘草10g　苍术15g　干姜15g　当归15g　川芎10g　蜈蚣2条　全虫10g　白术60g　茯苓30g　人参10g　栀子10g

4剂，日二次，忌生冷辛辣。

按：以此方加减服15剂愈。

十一、少阳病

某女，俄罗斯人，出生日期：1957年1月25日（阴历丙申年十二月）。

2014年3月17日初诊。

主诉：5年前右肾脏移植后患丙肝，肝病毒活性高。腹痛，烧心明显，

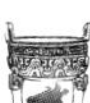

坐着颈椎一抓一抓痛，右腿痛。服药造成痛的副作用。肾病15年，骨质疏松13年。甲状旁腺功能亢进，服免疫抑制剂。

头晕明显，有动的感觉。水肿，面部、腿明显。便秘。胆固醇高。胆囊息肉。肌苷高。膀胱有小囊肿痛，有上冲感，小便偶尔出血。2年来颈背右侧痛明显，有时痛得不能睡觉，特别是夜里颈背痛、头痛，夜里2~3点起来，服降压药才能睡。胃里息肉10年。

脉沉，舌质红，薄黄苔，有杨梅点。

诊断：少阳病。

1. 白术60g　泽泻100g　黄柏20g　苍术20g　肉苁蓉60g　鹿角胶30g　寒水石30g　龙骨60g　牡蛎60g　乌梅炭15g　葛根100g　羌活30g　姜炭10g　大黄10g　滑石6g

5剂，日三次，饭前服。

2. 龙胆泻肝丸，每晚睡前1包，5包。

2014年3月25日二诊。

病人睡眠好转，血压稳定，体力增加，没有头晕。平时憋尿不适，正常排尿没事。吃油腻则腹泻。现在夜里没事了。右侧肩颈好多了。

白术60g　泽泻100g　黄柏20g　苍术20g　肉苁蓉60g　鹿角胶30g　寒水石30g　龙骨60g　牡蛎60g　焦山楂15g　葛根60g　羌活30g　干姜15g　大黄10g　滑石6g　鸡内金30g

5剂，日三次，饭前服。

按：此人是丙申年终之气出生，水运太过，少阳司天而厥阴在泉。风火在上，寒湿在下，中部脾胃寒湿。方中重用泽泻汤之泽泻、白术健脾利湿，治其头晕、水肿。水运太过用咸温之肉苁蓉、鹿角胶温化寒水。余药乃取风引汤之义，以平镇风火。用乌梅、焦山楂消其息肉。夜里3点以前颈背痛、头痛，乃肝胆风火所致，故晚睡前服一包龙胆泻肝丸。药证对应，故很快就好了。

十二、呃逆

徐某，女，1985年（乙丑年）12月27日出生（阳历）。

2014年8月28日初诊。

呃逆4个月，呃逆时左胸部不舒服。从北京到杭州后出现这个呃逆。四肢麻木。服2个月中药不见效。心悸。右脚板内侧痛。膝盖酸胀。怕冷。出汗不多，左手心热。乏力。

最近失眠，11点半、2点多、3点多易醒，睡觉轻，有时抖动身体。左上肢内侧肘以下发胀。

头痛。早晨起来自觉腹中有气。耳朵内长痘。鼻头长痘。月经多血块。

腰酸痛，内裤湿。

小便黄，大便不实而黏。

舌诊：舌质淡红，后部白苔。

脉诊：上鱼际过强。

诊断：呃逆。

旋覆花 30g　代赭石 60g　黄连 10g　黄芩 10g　干姜 15g　炙甘草 30g　川椒 10g　陈皮 20g　苍术 20g　炮附子 10g　当归 10g　桃仁 10g　蜈蚣 3 条　全虫 10g

6 剂，日三次，饭前服，忌生冷辛辣。

2014 年 9 月 4 日二诊。

晚上失眠。手足心出汗，脚冰冷。舌质淡红，苔黄。大便黏腻。觉肠胃有水声。气塞咽喉。

桂枝 60g　白芍 30g　龙骨 30g　牡蛎 30g　茯苓 30g　白术 30g　炙甘草 10g　桑叶 30g　旋覆花 30g　吴茱萸 15g　半夏 20g　生姜 10g　石膏 60g　枇杷叶 15g

7 剂，日三次，饭后服，忌辛辣生冷。

2014 年 9 月 11 日二诊。

脚凉，睡觉好些。呃逆好些。做梦。打哈欠。晚上燥热。舌苔黄厚。喝水后肠鸣。大便 1 至 2 天 1 次。月经有血块。

桂枝 30g　白芍 30g　龙骨 30g　牡蛎 30g　茯苓 30g　苍术 30g　炙甘草 10g　桑叶 30g　旋覆花 30g　吴茱萸 30g　半夏 20g　生姜 10g　大黄 10g　车前草 10g　枇杷叶 15g

10 剂，日三次，饭前服，忌辛辣生冷。

2014 年 9 月 25 日三诊。

呃逆基本好了。白带多，右侧腹股沟上侧痛。

舌苔黄厚，中有竖裂纹。

桃仁 10g　蜈蚣 3 条　苍术 15g　黄柏 10g　大黄 10g　滑石 15g　山药 15g

14 剂，日三次，饭前服，忌辛辣生冷。

按：此案为三本心肺脾病。此人出生在太阴司天、太阳在泉年，本为寒湿体质，而心火内郁克肺，肺热失肃降而胃气上逆，故呃逆不止。治疗以治寒湿为主，清心肺热为辅，理法方药运用得体，故能治愈。

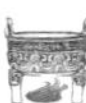

十三、皮癣

某男，1997 年（丁丑年）阳历 12 月 4 号出生。

2015 年 1 月 16 号初诊。

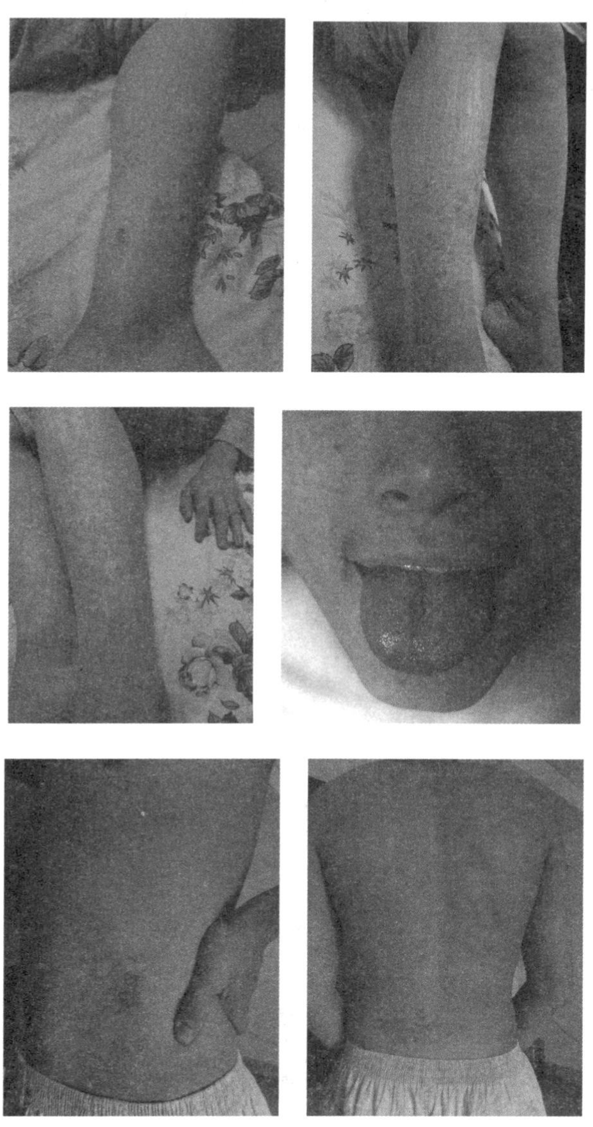

图 10－13 皮癣初诊

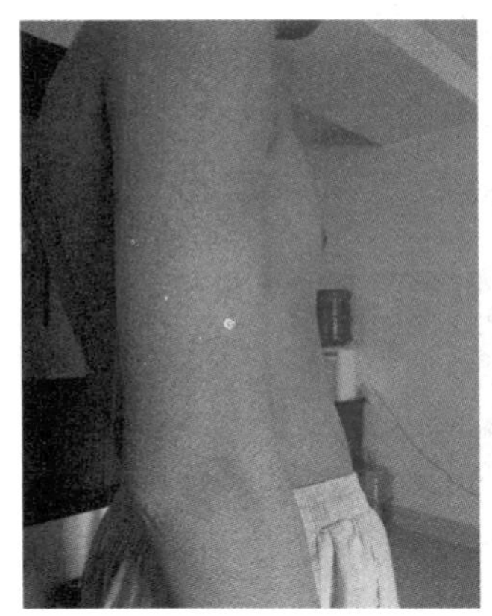
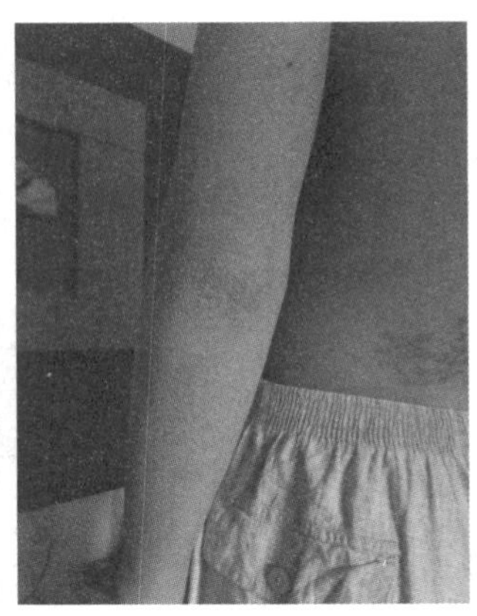

图 10－13　皮癣初诊（续）

主诉：全身干燥，皮癣，发黑，发痒。头出汗多，注意力不集中，记忆力不行。大便干而难。

腿上不出汗。经常头晕。鼻炎。

当归 20g　生地黄 30g　赤芍 20g　川芎 30g　白芷 30g　何首乌 30g　白蒺藜 30g　防风 10g　荆芥 10g　白鲜皮 30g　桃仁 15g　白花蛇 1 条　干姜 15g　五味子 10g　大枣 6 枚　菟丝子 20g　威灵仙 20g　补骨脂 30g　炙甘草 10g

6 剂，发汗，日三次，饭后吃，忌生冷辛辣。

2015 年 2 月 2 日二诊。

服药后拉肚子，放屁，皮肤没有变化。

2015 年 3 月 2 日三诊。

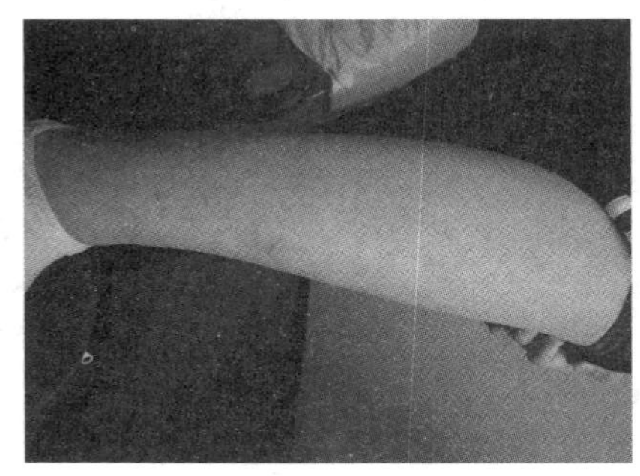

图 10－14　皮癣三诊

病情减轻。

舌上裂纹减小。

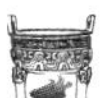

当归 30g　生地黄 50g　赤芍 20g　川芎 30g　白芷 30g　何首乌 30g　白蒺藜 30g　防风 10g　荆芥 10g　白鲜皮 30g　桃仁 15g　白花蛇 1 条　干姜 15g　五味子 10g　大枣 6 枚　菟丝子 20g　威灵仙 20g　补骨脂 30g　炙甘草 10g　麦冬 100g　山药 30g

6 剂，发汗，日三次，饭后吃，忌生冷辛辣。

以此方加减服一月余愈。

附录　五运六气解读《伤寒例》

一年四时发病有四时正气即地道主气为病和四时时行之气即天道客气为病之分。普通感冒属于四时正气为病，流行性感冒属于时行之气为病。

一、四时正气病

（一）四时次序

《阴阳大论》云：春气温和，夏气暑热，秋气清凉，冬气冷冽。此则四时正气之序也。

一年分为春夏秋冬四季，春天为阳气的开始，气候温和，万物生发。夏天阳气隆盛，气候炎热，万物生长。秋天阳降阴来，气候清凉，其令收敛，万物成熟枯萎。冬天严寒，阳气潜藏，气候冰冽，其令藏，当避寒。成无己注：“春夏为阳，春温夏热者，阳之动，始于温，盛于暑故也。秋冬为阴，秋凉而冬寒者，以阴之动，始于清，盛于寒故也。”古人从自然界四时的寒暑转变及阴阳消长中认识到了四时正气的变化次序。《素问·四气调神大论》说：“春三月，此为发陈。天地俱生，万物以荣……此春气之应，养生之道也……夏三月，此为蕃秀。天地气交，万物华实……此夏气之应，养长之道也……秋三月，此谓容平，天气以急，地气以明……此秋气之应，养收之道也……冬三月，此为闭藏。水冰地坼，勿扰乎阳……此冬气之应，养藏之道也。”

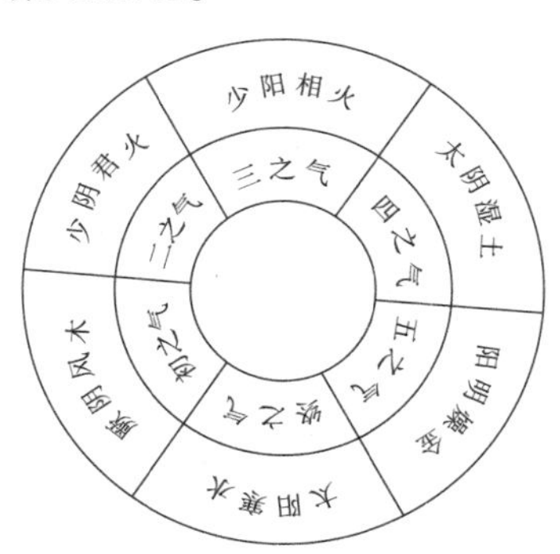

附图1　四时正气

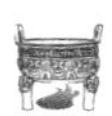

这一段是讲春、夏、秋、冬四时正气的次序，明白什么是四时正气。人只有顺应四时正气的变化而起居劳作，才不至于感受六淫而生病。

四时正气，就是五运六气中的主气，属于地球气场之气，即地球的大气层内之气。

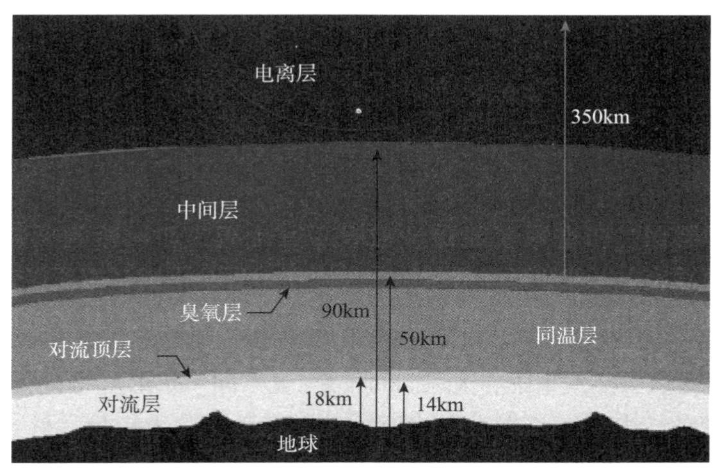

附图 2　地球大气层

（二）伤寒

冬时严寒，万类深藏，君子固密，则不伤于寒。触冒之者，乃名伤寒耳。其伤于四时之气，皆能为病。以伤寒为毒者，以其最成杀厉之气也。

春温、夏热、秋凉、冬寒，本为四时正常气候变化，但起居劳作失常导致身体正气不足，也能感受四时正气而发病。如《素问·生气通天论》说："是以春伤于风，邪气留连，乃为洞泄。夏伤于暑，秋为痎疟。秋伤于湿，上逆而咳，发为痿厥。冬伤于寒，春必温病。四时之气，更伤五脏。"《素问·六节藏象论》说："冬伤于寒，春必温病；春伤于风，夏生飧泄；夏伤于暑，秋必痎疟；秋伤于湿，冬生咳嗽。"**《伤寒例》**则以冬季为例，冬天阳气潜藏，气候严寒凛冽，万物都会潜藏伏匿，懂得冬天养生的人就会防御寒气而固密，不使潜藏的阳气外泄，不被寒邪所伤。寒邪伤人阳气，就是伤人生气，故云是最成杀厉之气，一旦触冒严寒之气，就会得伤寒病。

这一段讲伤寒病的成因。

（三）伤寒与温病、暑病的区别

中（康平本一字：寒）而即病者，名曰伤寒。（康平本有"中寒"

二字）不即病者，寒毒藏于肌肤，至春变为温病，至夏变为暑病。暑病者，热极重于温也。

是以辛苦之人，春夏多温热病，皆由冬时触寒所致，非时行之气也。

冬时感受寒邪有当时即病与不即病之差异，但都属于四时正气为病。当时即发病的为伤寒；如果人体阳气不足，加之冬天阳气伏藏于内，不能驱逐寒邪外出，不即病而寒邪伏藏于皮肤肌肉，到春天借助春生风阳生发驱邪外出则发为温病；或在春天没有被风阳驱逐引发为温病，到夏天借助火热之气驱邪外出则引发为暑病。这就是说，伏藏于皮肤肌肉间的冬天寒邪，被春天风阳或夏热引动后再发病，就变为春天的温病或夏天的暑病，性质已变为温、热，不再是单纯的寒邪了，不能再当寒邪治疗了，故用一动词“变”。但这个变化，不是伏寒化温化热，而是春温夏热驱寒外出。暑病，就是夏天热气重于春天风阳而发病。《素问·热论》也说：“凡病伤寒而成温者，先夏至日者，为病温，后夏至日者，为病暑。暑当与汗皆出，勿止。”所谓“中而即病者，名曰伤寒”，是指狭义之伤寒，即《素问·热论》所谓“今夫热病者，皆伤寒之类也”。所谓“（中寒）不即病者，寒毒藏于肌肤，至春变为温病，至夏变为暑病”，是指广义之伤寒，即《难经·五十八难》所谓“伤寒有五：有中风，有伤寒，有湿温，有热病，有温病”。皆是因发病季节不同，而有各种不同病名，虽有季节之变而其伏藏之寒邪不变，故仍名伤寒，称广义伤寒而已。广义伤寒虽然仍名伤寒，但其病因已经变为合邪，病因病证都变了，所以其治疗方法也就不同了，不得相混。同理，中温、中暑、中燥也会有伏气为病。

由此可知，辛苦劳役之人，冬时容易感受寒邪伤其阳气，当时虽然没有即时发病，可是寒邪会藏伏于肌肤之间，到春天、夏天借助温热之气驱邪外出就会发为温热病，这仍然属于四时正气为病，不是时行之气为病。

不只是冬天伤寒有即病与不即病之分，四时都有，张仲景只是举例说明而已，而且寒邪是伤人阳气最毒的一种邪气。《内经》论述四时正气为病不当时发病而是过时发病的有三篇：

《素问·生气通天论》说：

春伤于风，邪气留连，乃为洞泄。

夏伤于暑，秋为痎疟。

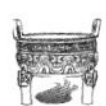

秋伤于湿，上逆而咳，发为痿厥。

冬伤于寒，春必温病。

《素问·阴阳应象大论》说：

冬伤于寒，春必温病。

春伤于风，夏生飧泄。

夏伤于暑，秋必痎疟。

秋伤于湿，冬生咳嗽。

《灵枢·论疾诊尺》说：

冬伤于寒，春生病热；

春伤于风，夏生飧泄肠澼。

夏伤于暑，秋生疟；

秋伤于湿，冬生咳嗽。

是谓四时之序也。

这都是伤于四时正气不即病者。

二、时行之气病

普通感冒属于四时正气——主气为病，流行性感冒属于非四时正气，即时行之气——客气为病。

（一）时行之气

凡时行者，春时应暖，而反大寒；夏时应大热，而反大凉；秋时应凉，而反大热；冬时应寒，而反大温。此非其时而有其气，是以一岁之中，长幼之病多相似者，此则时行之气也。

时行之气，是指四时的反常气候，如春季气候应该温暖而很寒冷，夏季气候应该炎热而很寒凉，秋季气候应该清凉而很炎热，冬季气候应该寒冷而很温暖，这些都是违反该季节正常气候而出现的反常气候，故云“此非其时而有其气”。“伤于四时之气，皆能为病”，不是人人皆病，症状也因人而异。时行之气为病，是因“非其时而有其气”的反常气候造成的，人们不能适应，容易感受而发病，常常是在同一地区同一时间内许多人患同一种病，故云“长幼之病多相似”，生动地描绘了时行病的流行性特点。

时行之气，就是五运六气中的客气，即地球大气层之外太阳、月亮、五星等天体对地球的影响之力量，如太阳风之类。

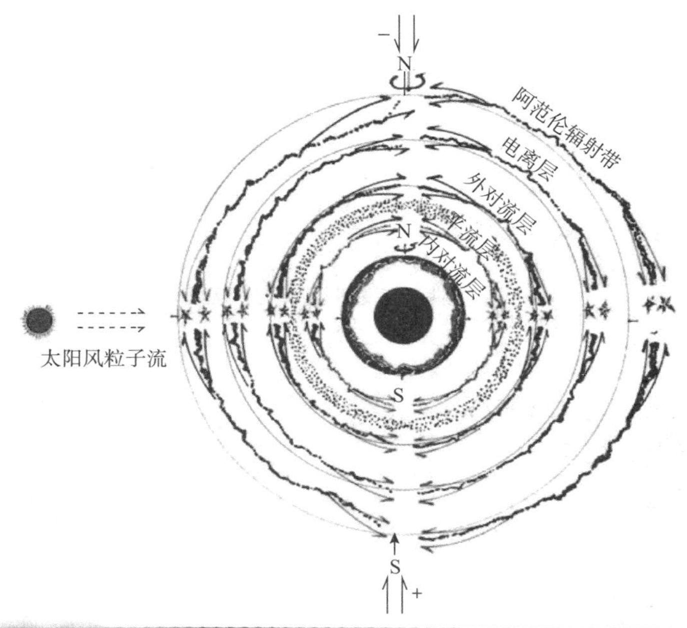

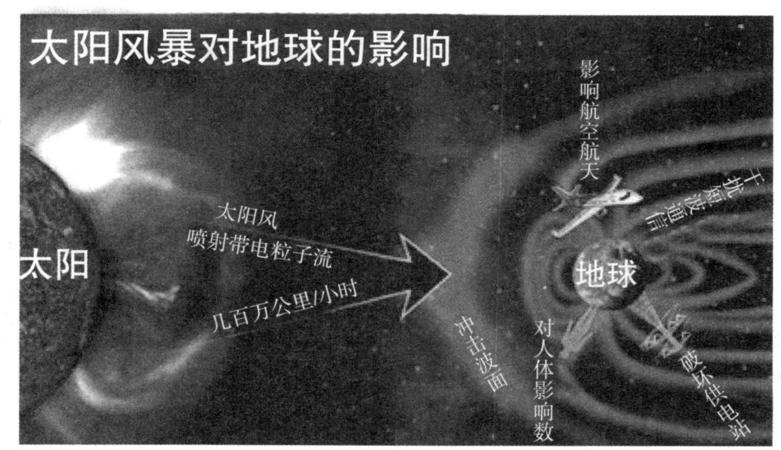

附图3　地球大气层外的客气

时行之气见《素问·六微旨大论》所论"至而至者和；至而不至，来气不及也；未至而至，来气有余也""应则顺，否则逆，逆则变生，变则病"，至此可知，《伤寒论》所论四时正气病和时行之气病，皆本于五运六气七篇大论，五运六气理论是张仲景撰写《伤寒论》的基础。

（二）推算四时正气与时行之气

夫欲候知四时正气为病，及时行疫气之法，皆当按斗历占之。

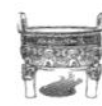

四时八节，二十四气，七十二候决病法：

立春正月节斗指艮　雨水正月中指寅

惊蛰二月节指甲　春分二月中指卯

清明三月节指乙　谷雨三月中指辰

立夏四月节指巽　小满四月中指巳

芒种五月节指丙　夏至五月中指午

小暑六月节指丁　大暑六月中指未

立秋七月节指坤　处暑七月中指申

白露八月节指庚　秋分八月中指酉

寒露九月节指辛　霜降九月中指戌

立冬十月节指乾　小雪十月中指亥

大雪十一月节指壬　冬至十一月中指子

小寒十二月节指癸　大寒十二月中指丑

二十四气，节有十二，中气有十二，五日为一候，气亦同，合有七十二候，决病生死，此须洞解之也。（四时八节，二十四气，七十二候决病法，宋本原列于《伤寒例》之首，今据《伤寒准绳》改列于“皆当按斗历占之”之后）

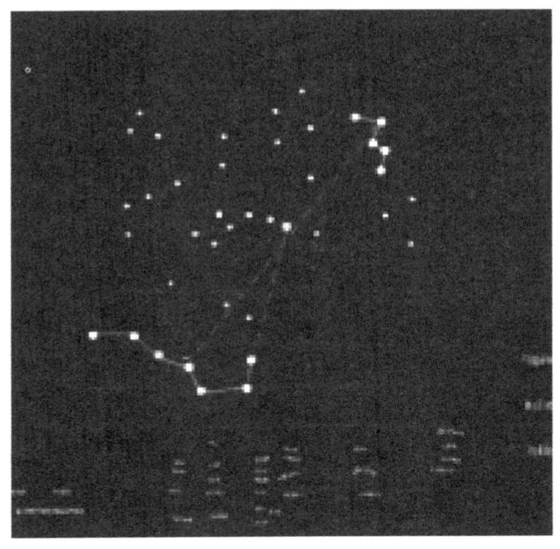

附图4　北斗星

四时季节各有主气，感受主气发病的，称为四时正气为病，即五运六气中的主气为病。若因四时反常气候造成疾病流行，如夏行冬令、春令、秋令，就称为四时疫气为病，即五运六气中的客气为病。那么如何知道什么时候是四时正气为病和什么时候是时行之气为病呢？要以“斗历”推之。“斗”指北斗，“历”指历法，斗历是根据北斗斗柄所指方向来确定季节的，如斗柄指东是春季，指南是夏季，指西是秋季，指北是冬季。

其实，四时主气为病或时行疫气为病是五运六气理论的内容，用60甲子历推算最好。用司天在泉客气加临主气的五运六气推演法。

四时，即春夏秋冬，春温夏热为阳，秋凉冬寒为阴，故云春夏养阳，秋冬养阴，四时各有特点。

八节，指春季的立春、春分，夏季的立夏、夏至，秋季的立秋、秋分，冬季的立冬、冬至。立，是建立的意思，指四季的开始。分，乃半的意思，指春季秋季之半，阴阳之气各半。至，极的意思，指阴阳气至极盛，如夏至阳极而阴气来复，冬至阴极而阳气来复。《素问·至真要大论》说“气分谓之分，气至谓之至，至则气同，分则气异”，就是对分、至含义的说明。

二十四气包括以立春、立夏、立秋、立冬四立为主的十二节气（立春、惊蛰、清明、立夏、芒种、小暑、立秋、白露、寒露、立冬、大雪、小寒），与以二分、二至为主的十二中气（雨水、春分、谷雨、小满、夏至、大暑、处暑、秋分、霜降、小雪、冬至、大寒）。节气在月之初，斗历指的方位用天干甲乙丙丁庚辛壬癸和艮巽坤乾四卦命名，分主东南西北及东北、东南、西南、西北。因戊己在中而不用。中气在月中，斗历指的方位用十二地支命名，方位与节气同。用天干地支，即寓意五运六气的精神在内。

七十二候，是二十四节气的进一步划分，五日为一候，一气分为三候。《素问·六节藏象论》说：“五日谓之候，三候谓之气，六气谓之时，四时谓之岁，而各从其主治焉。”这样更有利于掌握气候变化的程度，如立春节的三候，初候五日为东风解冻，二候五日为蛰虫始振，三候五日为鱼涉负水，就颇为生动地表明同一气中有着程度不等的三种变化。

北斗旋转一周是360度，可知斗历用的是一年360天的历法。又五日为一候，七十二候也是一年360天。这正是《素问·六节藏象论》说的“三百六十日法也”，这属于五运六气60甲子历法。不用一年365.25天的太阳历，请大家思考。

三、秋分后至春分前四时正气为病与时行之气为病的区别

九月霜降节后，宜渐寒，向冬大寒，至正月雨水节后，宜解也。所

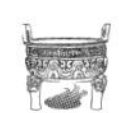

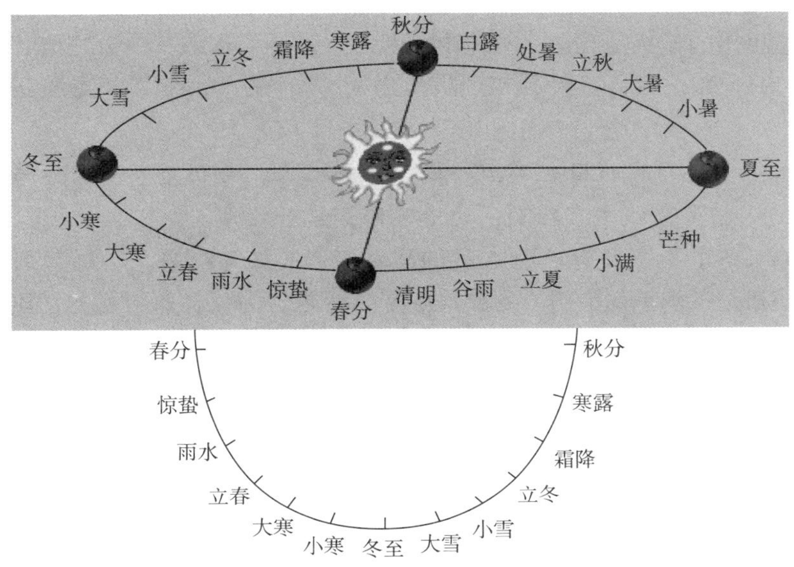

附图5　秋分后至春分前时间段

以谓之雨水者，以冰雪解而为雨水故也。至惊蛰二月节后，气渐和暖，向夏大热，至秋便凉。

古人用斗历来推算气候的变化认识到，秋天气候逐渐凉爽，从露水结为霜，故名为霜降。到冬季则逐渐严寒而冰封大地，直到第二年春天正月严寒逐渐解除，冰雪融化为雨水，其节气名之雨水。到二月惊蛰节后，春天气候渐渐暖和，冬眠的生物开始苏醒，故称其节气名惊蛰。到了夏季气候更为炎热，到了秋天气候便又开始凉爽。这是一年的正常气候变化，知常才能知变。

从霜降以后，至春分以前，凡有触冒霜露，体中寒即病者，谓之伤寒也。

（五之气）九月十月，寒气尚微，为病则轻；

（终之气）十一月十二月，寒冽已严，为病则重；

（初之气）正月二月，寒渐将解，为病亦轻。

此以冬时不调，适有伤寒之人，即为病也。

从农历九月霜降节以后，到第二年的二月春分以前的半年时间内，凡是感受霜露寒邪即时发病的，此为四时正气为病，名之为伤寒。寒邪有轻重之别，九月十月寒气尚轻微，其病则轻，到了十一月十二月寒气逐渐加重，其病则重，到了正月二月严寒逐渐消退，其病也就轻了。这样的病人，都是冬季不知顺时调养，正气不足，故能即时发为伤寒病。

这里用的显然是五运六气理论，九月十月是五运六气的五之气，十一月十二月是终之气，正月、二月是初之气，2 个月为一气，正是五运六气理论。

其冬有非节之暖者，名曰冬温。冬温之毒，与伤寒大异。冬温复有先后，更相重沓，亦有轻重，为治不同，证如后章。

如果冬季不寒反有非时之暖的反常气候，如冬行夏令，称其名谓冬温。伤寒是冬季正气为病，冬温是冬季时行之气为病，寒与温的性质截然不同，而初期的临床表现大致相似，很难区分，医者常因辨别不清而造成严重后果，故云“冬温之毒与伤寒大异”，这是从无数次惨痛失败中得出来的教训总结，也是张仲景对外感病病因病理方面做出的突出贡献。有人说《伤寒论》可以不讲病因的说法是不对的。冬温虽然与伤寒不同，但它自身的病情变化也不是千篇一律，而是随着时间的先后与感邪的轻微而有轻重的不同，所以其具体治法也要随着病情的不同而改变。

四、伏寒发病机制

从立春节后，其中无暴大寒，又不冰雪，而有人壮热为病者，此属春时阳气，发于冬时伏寒，变为温病。

立春节以后，春生少阳之气升发，气候由寒冷逐渐转向暖和，如果没有发生突然的寒冷，也没有结冰下雪，此时如果有人患高热疾病，并非伤寒，而是冬季感受寒邪，没有即时发病，寒邪伏藏肌肤，到次年春季阳气升发之际，引动伏邪发为温病。后世称之为伏气温病，以区别于新感温病。《素问·六节藏象论》说：“冬伤于寒，春必温病。”有人称此为新感外邪，触发冬季伏邪而致的温病，笔者则认为是春生阳气驱逐伏藏寒邪外出而致的温病。如果病人新感外邪是正气不足，如何能驱逐新旧邪气外出？

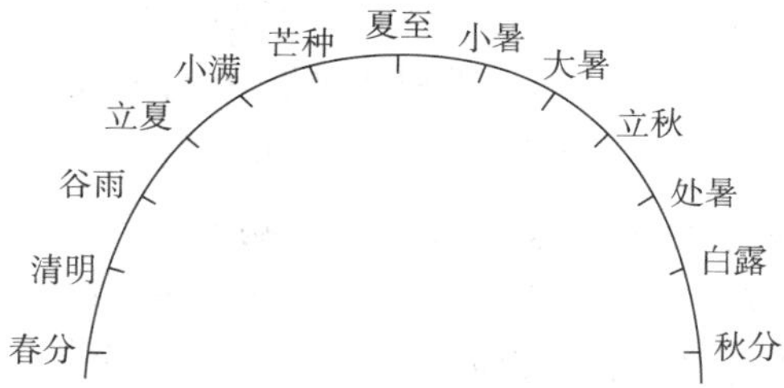

附图 6　春分后至秋分前时间段

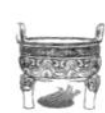

五、春分后至秋分前四时正气为病与时行之气为病的区别

从春分以后，至秋分节前，天有暴寒者，皆为时行寒疫也。

（二之气）三月四月，或有暴寒，其时阳气尚弱，为寒所折，病热犹轻。

（三之气）五月六月，阳气已盛，为寒所折，病热则重。

（四之气）七月八月，阳气已衰，为寒所折，病热亦微。

其病与温及暑病相似，但治有殊耳。

从春分以后到秋分节之前的一段时间内是阳气盛而气候炎热的时候，如果在这段时间内的气候突然寒冷，如夏行冬令，人们骤然被暴寒侵袭患病，则属于时行之气为病，称之为时行寒疫，属于流行性疾病。寒疫的病情轻重取决于病人阳气的强弱。同样为寒邪所伤害，阳气盛则病热重，阳气弱则病热轻，故三月四月、七月八月阳气弱而病热轻微，五月六月阳气盛而病热重。寒疫病的发病季节与发热证候都与温病、暑病相似，但其病因相反，寒疫病因是夏天非时暴寒所致，温病、暑病病因是冬时感寒不即病而伏藏于肌肤之间至春夏而发病，因而治法就不同，故张仲景说：“其病与温及暑病相似，但治有殊耳。”温病、暑病属于四时正气引发伏气为病，寒疫属于时行之气为病。

在五运六气理论中，三月四月为二之气，五月六月为三之气，七月八月为四之气，张仲景按 2 个月来划分，显然用的是五运六气理论。其用“正月二月”为初之气，显然是以正月朔日为六气始点，而不是大寒或立春，是遵《内经》之旨。

以上六气按月份划分，并以阳气盛衰判断寒气之轻重，其理论依据是：如《灵枢·营卫生会》说“日中而阳陇为重阳，夜半而阴陇为重阴”，《素问·生气通天论》说：“阳气者，一日而主外，平旦人气生，日中而阳气隆，日西而阳气已虚。”《灵枢·顺气一日分为四时》说：“一日分为四时，朝则为春，日中为夏，日入为秋，夜半为冬。”《素问·金匮真言论》说：“阴中有阴，阳中有阳。平旦至日中，天之阳，阳中之阳也；日中至黄昏，天之阳，阳中之阴也；合夜至鸡鸣，天之阴，阴中之阴也；鸡鸣至平旦，天之阴，阴中之阳也。故人亦应之。”

从上述可知，《伤寒例》对“伤寒”作了定义，谓“从霜降以后，至春分以前，凡有触冒霜露，体中寒即病者，谓之伤寒也”，即指冬伤于寒，中而即病者为伤寒。此指冬时正气为病，即运气的主气为病，是普通感冒。同时强调“伤寒为毒，最成杀厉之气”，因为寒邪伤人生阳之气，故

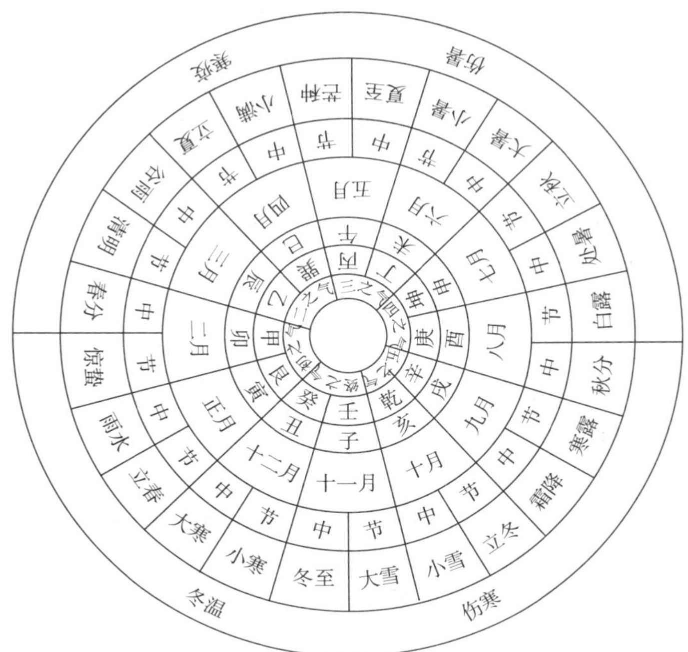

附图 7　春分秋分两分图

称其“最成杀厉之气”。寒藏日久必成毒，故称“寒毒”。“寒毒”之名，最易深思。《素问·五常政大论》曾提出“寒毒”“湿毒”“热毒”“清毒”“燥毒”五毒概念。伤寒是病名，发病时间在冬时。寒毒讲疾病的严重程度，属于轻重浅深病势。进一步引申开讲，潜藏的寒毒，在春夏阳气生发的时候被驱逐外出，春则为温病，夏则为暑病。其变证则有后文温疟、风温、温毒、温疫之分。而非时客气为病，夏伤于寒则为“寒疫”，冬伤于火热则为“冬温”，则是流行性感冒。

按照《伤寒例》“寒疫”“冬温”的学术思想来说，则太阳寒水司天和阳明燥金司天的时候容易爆发“寒疫”，而少阳相火在泉、少阴君火在泉、厥阴风木在泉时则容易爆发“冬温”。张仲景这种夏伤于寒则为“寒疫”、冬伤于火热则为“冬温”的学术思想来源于《内经》。《灵枢·岁露》说：

二月丑不风，民多心腹病；
三月戌不温，民多寒热；
四月巳不暑，民多瘅病；
十月申不寒，民多暴死。

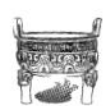

二月、三月、四月属于春分以后至秋分以前春夏的时间段，其“不风”“不温”“不暑”指这段时间该热不热而反寒，《伤寒例》称此为“寒疫”；十月属于秋分以后至春分以前秋冬的时间段，其“不寒”指这段时间该寒不寒而反热，《伤寒例》称此为“冬温”。

五运六气认为，四时正气即四时主气，时行之气即客气。“时行之气”客气要加临四时主气之后形成一种综合杂气，然后才能伤害人体发病，故吴有性称此为杂气、戾气。

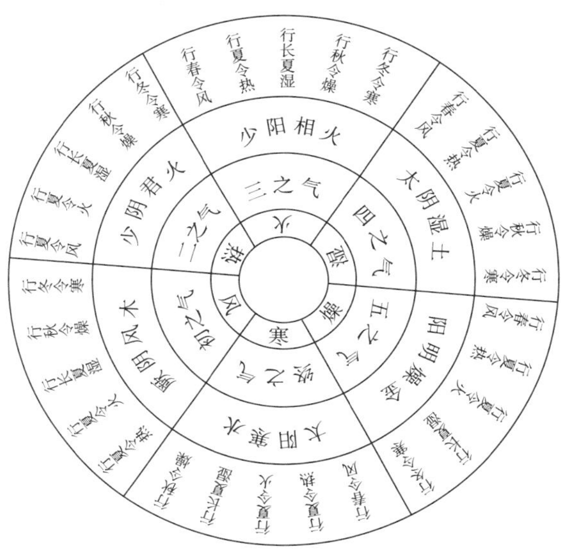

附图 8　时行之气为病

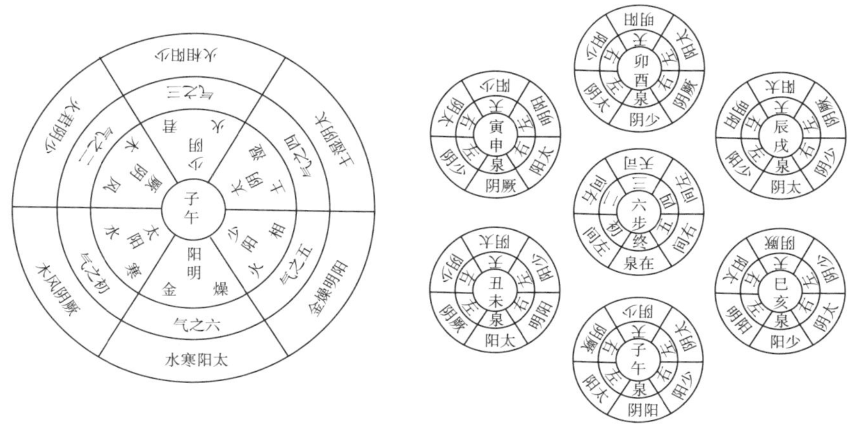

附图 9　客主加临

《礼记·月令》详细记载了主客加临的发灾情况：

孟春行夏令，则雨水不时，草木蚤落，国时有恐；行秋令，则其民大疫，猋风暴雨总至，藜莠蓬蒿并兴；行冬令，则水潦为败，雪霜大挚，首种不入。

仲春行秋令，则其国大水，寒气揔，至寇戎来征；行冬令，则阳气不胜，麦乃不熟，民多相掠；行夏令，则国乃大旱，暖气早来，虫螟为害。

季春行冬令，则寒气时发，草木皆肃，国有大恐；行夏令，则民多疾疫，时雨不降，山林不收；行秋令，则天多沈阴，淫雨蚤降，兵革并起。

孟夏行秋令，则苦雨数来，五谷不滋，四鄙入保；行冬令，则草木蚤枯，后乃大水，败其城郭；行春令，则蝗虫为灾，暴风来格，秀草不实。

仲夏行冬令，则雹冻伤谷，道路不通，暴兵来至；行春令，则五谷晚熟，百螣时起，其国乃饥；行秋令，则草木零落，果实早成，民殃于疫。

季夏行春令，则谷实鲜落，国多风欬，民乃迁徙；行秋令，则丘隰水潦，禾稼不熟，乃多女灾；行冬令，则风寒不时，鹰隼蚤鸷，四鄙入保。

孟秋行冬令，则阴气大胜，介虫败谷，戎兵乃来；行春令，则其国乃旱，阳气复还，五谷无实；行夏令，则国多火灾，寒热不节，民多疟疾。

仲秋行春令，则秋雨不降，草木生荣，国乃有恐；行夏令，则其国乃旱，蛰虫不藏，五谷复生；行冬令，则风灾数起，收雷先行，草木蚤死。

季秋行夏令，则其国大水，冬藏殃败，民多鼽嚏；行冬令，则国多盗贼，边竟不宁，土地分裂；行春令，则暖风来至，民气解惰，师兴不居。

孟冬行春令，则冻闭不密，地气上泄，民多流亡；行夏令，则国多暴风，方冬不寒，蛰虫复出；行秋令，则雪霜不时，小兵时起，土地侵削。

仲冬行夏令，则其国乃旱，氛雾冥冥，雷乃发声；行秋令，则天时雨汁，瓜瓠不成，国有大兵；行春令，则蝗虫为败，水泉咸竭，民多疥疠。

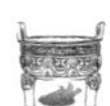

季冬行秋令，则白露蚤降，介虫为妖，四鄙入保；行春令，则胎夭多伤，国多固疾，命之曰逆；行夏令，则水潦败国，时雪不降，冰冻消释。

关于主客气为病，可以参阅《素问》运气七篇大论，这里不赘述。

从以上论述可以知道，外感病既有四时正气为病，即四时主气为病，还有时行之气为病，即四时客气为病，故《伤寒论》有伤寒、中风、温病、痉（燥）病、湿痹、中暍（中热）等六气之病，可是现在《伤寒论》教材的主流观点是《伤寒论》只是论述伤于寒邪的一本书，大大降低了《伤寒论》的学术价值。实际上更多的是杂气外感病。

附表1　客主加临外感病

六气	风	热	火	湿	燥	寒
杂气	风风、风热、风火、风湿、风燥、风寒	风热、热热、火热、湿热、燥热、寒热	风火、火热、火火、湿火、燥火、寒火	风湿、湿热、湿火、湿湿、燥湿、寒湿	风燥、燥热、燥火、燥湿、燥燥、寒燥	风寒、寒热、寒火、寒湿、寒燥、寒寒
归纳	风、热、火、湿、燥、寒、风热、风火、风湿、风燥、风寒、火热、湿热、燥热、寒热、湿火、燥火、寒火、燥湿、寒湿、寒燥共21种					

运气七篇大论论疫病的发生多在五之气到二之气之间。

附表2　六气疫病发生时间段

年份	疫病发作阴历时段	加临的客气	疫情
子午少阴司天	五之气（9～10月）	少阳相火	其病温
巳亥厥阴司天	终之气（11～12月）	少阳相火	其病温厉
卯酉阳明司天	终之气（11～12月）	少阴君火	其病温
辰戌太阳司天	初之气（1～2月）	少阳相火	温病乃作
寅申少阳司天	初之气（1～2月）	少阴君火	温病乃起
卯酉阳明司天	二之气（3～4月）	少阳相火	厉大行，民善暴死
丑未太阴司天	二之气（3～4月）	少阴君火	温厉大行，远近咸若

由此可知，辰戌太阳寒水十年疫病多发生在初之气（阴历1～2月），原因是太阳寒水克少阳相火，相火郁极而发所致。卯酉阳明燥金十年疫病多发生在二之气（阴历3～4月）和终之气（阴历11～12月），原因是二

之气的君火、相火被清凉金气所郁；终之气的少阴君火被太阳寒水所郁。寅申少阳相火十年疫病多发生在初之气（阴历1～2月），原因是厥阴风木助君相二火为害。丑为太阴湿土十年疫病多发生在二之气（阴历3～4月），原因是主客二君火被寒湿所郁。子午少阴君火十年疫病多发生在五之气（阴历9～10月），原因是少阳相火被清凉金气所郁。巳亥厥阴风木十年疫病多发生在终之气（阴历11～12月），原因是少阳相火被太阳寒水所郁。由此不难看出，疫病的发作原因，主要是少阴君火和少阳相火被太阳寒水、阳明燥金、太阴湿土的寒凉湿三气郁遏所致。特别要注意的是，经文中提出的“厉大行”，一是阳明司天的二之气的主气是少阴君火，客气是少阳相火，是臣临君位逆的异常变化；二是太阴司天的二之气的主客气都是少阴君火，是“一国两君”的异常变化。只有如此，才能导致严重的疫病大流行。并不是所有的“二火”相临都能发生严重的疫病大流行。如少阴司天之年的三之气是少阴君火加临少阳相火之上，君临臣位为顺，故不言“厉大行”。《内经》记载的这一规律只适用于六气主客气的加临，若再加临岁运则会改变这一现象。如戊辰年，岁运是火太过，司天是太阳寒水，火能克水，能使寒水不太过。《伤寒例》继承发展了《内经》疫病说观点，提出了春分后至秋分前不热为“寒疫”，以及秋分后至春分前不寒为“冬温”的发病观点。

张仲景《伤寒例》以春分秋分二分法辨析疫病的发生原因，得到了清代医家陈良佐的继承发挥。陈良佐则以春分后至秋分前之间为“热疫”论之，书名《二分析义》（二分者，春分秋分也。析义，辨析义理也。）。《二分析义》说：“久困于饥，则脾胃受伤而邪火上炎；久困于寒，则冷至彻骨而肺肾俱伤，肺伤则气衰，肾伤则水涸。饥寒伐其体，贫苦乱其心，烦恼百出，以伤其肝，是五脏之邪火而移热于六腑，一时不能畅达，凝郁蓄结，积久而成热毒，此热疫之根源也。”（热疫根源）又说：“热疫之病，多因饥寒所致，是以岁歉则饥民多患时疫。大都起于春分后，而尤甚于四五六月间，一交秋分，天气渐凉，热疫自泯矣。”此乃属于冬伤于寒，至春夏发温病暑病之类，与《伤寒例》所述“寒疫”不同，要特别注意。

刘松峰在《松峰说疫》中将疫病分为寒疫、温疫（瘟疫）、杂疫三种。刘氏所论寒疫、瘟疫都以六经传变为特点。杂疫类似内伤杂病①。不过请注意，《伤寒例》所说的“寒疫”与刘松峰所说的“寒疫”内涵是不同

① 刘松峰：《松峰说疫》第40页，人民卫生出版社，1987年。

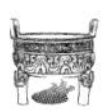

的，《伤寒例》所说的寒疫发生在春分以后到秋分以前的时间段里，有非时之暴寒抑郁阳气——火气所致，而刘松峰所说的寒疫四时皆有，病性属寒。笔者认为，虽然刘氏这种提纲挈领地归类，有利于临床应用，但不如按寒疫、燥热疫、湿热疫、杂疫归类更明白。要特别注意的是，按照《内经》的理论，寒疫必有郁热，病性不是单纯的寒；燥热疫必有中寒，不是单纯的热。

关于疫病的分类，在中医学术界存在“伤寒与温疫”之争和“温病与温疫”之争。关于伤寒与温疫的区别，目前中医学术界已达成共识，认为是属于两类性质不同和辨证论治方法亦不同的疾病。“但伤寒与寒疫的关系，目前仍无定论，涉及对《伤寒论》的认识和评价，笔者的观点倾向于《伤寒论》所论的伤寒当属于疫病，即为寒疫”[①]。虽然我们赞同《伤寒论》所论伤寒属于寒疫，但不是说与一般的伤寒外感病没有区别，寒疫传染，一般伤寒不传染。关于温病与温疫，历史上存在两种观点，一是认为“温瘟无别”，名异实同，如明代吴又可等；二是认为二者截然不同，传染者为温疫，不传染者为温病，如清代周扬俊、雷丰等，认为“温热本四时之常气，瘟疫乃天地之厉气，岂可同日而语哉？”（《时病论》）目前中医学术界一般认为，温疫属于温病中具有强烈传染性，并可以引起流行的一类疾病，来势猛，危害大于一般温病，将温疫隶属于温病。笔者的观点倾向于周扬俊，并建议用“瘟疫”之名，不用“温疫”之名。这样就可以建立起独立的“中医疫病学”，屹立于一般中医外感病之外，另立门户。将传染的外感病归属于中医疫病，将不传染的外感病归属于内科一般外感病。疫病主要由“非时之气”引发，即五运六气学说中的客气或胜复之气引发，而一般外感病主要是由时令之气引发，即五运六气学说中的主气引发，将它们分开是必要的。

六、季节气候变化与外感病的关系

十五日得一气，于四时之中，一时有六气，四六名为二十四气也。然气候亦有应至而不至，或有未应至而至者，或有至而太过者，皆成病气也。

但天地动静，阴阳鼓击者，各正一气耳。是以彼春之暖，为夏之暑；彼秋之忿，为冬之怒。是故冬至之后，一阳爻升，一阴爻降也。夏至之后，一阳气下，一阴气上也。斯则冬夏二至，阴阳合也；春秋二

① 邱模炎等，《中医疫病学》，第20页，中国中医药出版社，2004年。

分，阴阳离也。阴阳交易，人变病焉。此君子春夏养阳，秋冬养阴，顺天地之刚柔也。

小人触冒，必婴暴疹。须知毒烈之气，留在何经，而发何病，详而取之。

是以春伤于风，夏必飧泄；

夏伤于暑，秋必病疟；

秋伤于湿，冬必咳嗽；

冬伤于寒，春必病温。

此必然之道，可不审明之！

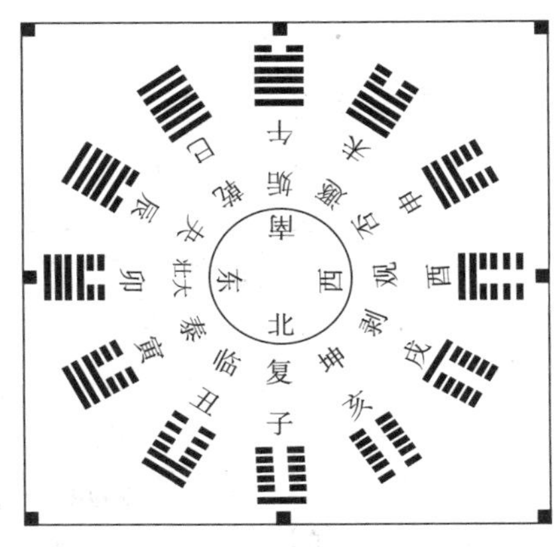

附图 10　十二辟卦

从“十五日”至“皆成病气也”一段源于《素问·六节藏象论》。《素问·六节藏象论》说：“五日谓之候，三候谓之气，六气谓之时，四时谓之岁，而各从其主治焉。”又说：“求其至也，皆归始春，未至而至，此谓太过，则薄所不胜，而乘所胜也。命曰气淫不分，邪僻内生，工不能禁。至而不至，此谓不及，则所胜妄行，而所生受病，所不胜薄之也，命曰气迫。所谓求其至者，气至之时也。谨候其时，气可与期，失时反候，五治不分，邪僻内生，工不能禁也。……气之不袭是谓非常，非常则变矣。……变至则病，所胜则微，所不胜则甚。因而重感于邪则死矣，故非其时则微，当其时则甚也。”五日一候，三候十五日为一气，称之为节气，一个月有两个节气，六个节气三个月为一季，故云“六气谓之时”。气候大约在十五日中发生一次变化，在一年四季中，每季气候发生六次变化，每年四个季节共发生二十四次变化，称为二十四气。气候变化虽然有明显的季节性，但节气变化规律也存在着变化，有时节气到了而相应的气候未

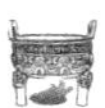

到，有时节气未到而相应的气候已经到来，有时节气到了而相应到来的气候太过，这种气候的太过不及或早或迟的变化，都是致病因素，故云“皆成病气也”。每一季节都有每一季节旺盛的四时主气，即四时正气。加临四时主气上的时行之气是客气，主气克制客气则病轻，客气克制主气则病重。冬天有时行温热不胜冬时的寒水之气，故冬温病不重。夏天时行寒气加临夏时火热之上，寒水克火热，故寒疫病成杀厉之气。医生应该对气候变化，知其常，达其变，才能掌握气候变化引起的病情变化，因时因人施治，这就需要学习好五运六气理论。

天地间阴阳的变动都有一定的规律，四时季节各有其相应的主气及其发展规律，如春季的温暖发展到夏季的炎热，秋季的清凉发展到冬季的寒冷。这种变化体现了阴阳相互消长升降的过程及互根互用的特性，冬至阴极可以转化为阳，夏至阳极可以转化为阴，形成了寒暑往来循环往复的运动规律。冬至阴极以后阳升阴降，夏至阳极以后阳降阴升，所以冬至与夏至是阴阳二气相合的时候；春分秋分阴阳平分，春分以后阳胜其阴，秋分以后阴胜其阳，所以春分与秋分是阴阳二气分离的时候。四时气候变更，正是阴阳正常运动的离合表现，如果阴阳错杂而离合失常，人体不能适应四时的阴阳变化，就容易感触而发病，就是《素问·四气调神大论》讲的内容，养生治未病就得首先顺应四时阴阳变更，春夏二季注重养护阳气，秋冬二季注重养护阴气，以顺应天地阴阳之刚柔。所谓养阳，是指居处饮食劳作注意以凉以寒，勿使阳气太过不及。所谓养阴，是指居处饮食劳作注意以温以热，勿使阴气太过不及。如果不注意养生，不知道顺应时令的变更，就容易感触外邪而生病，即使当时不发病，也会伏藏起来过时发病。对于疾病的治疗，应当经过详细的诊察，以便查清致病因素是那种毒烈之气侵犯，潜伏于何经，发生何种证候，然后确定治疗方法，才能收到预期的效果。这说明，临床疾病的发生，不但有即病之近因，还有伏藏之远因，所以春天受了风木邪气，留恋不去则伤脾土，至夏遇暑湿之气，容易发生飧泻；夏天受了暑热邪气，留恋不去则伤肺金，至秋遇清凉之气，寒热交错，容易发生疟疾；秋初受了湿邪，留恋至冬遇冬寒邪，寒湿合德，容易发生咳嗽；冬天受了寒邪，留恋不去藏于肌肤，遇春天阳气生发驱逐伏寒外出则发生温病。故《素问·生气通天论》说：“春伤于风，邪气留连，乃为洞泄。夏伤于暑，秋为痎疟。秋伤于湿，上逆而咳，发为痿厥。冬伤于寒，春必温病。”《素问·六节藏象论》说：“冬伤于寒，春必温病；春伤于风，夏生飧泄；夏伤于暑，秋必痎疟；秋伤于湿，冬生咳嗽。”这说明外感病的发生有其季节性，季节气候的正常与否，人体能否适应其季节气候的变化，以及人体正气的强弱，是发生疾病的主要因素，这是必然的规律，医生应当详审而治之。这些都是五运六气的规律，不学五运六气，遍读方书何济！

“彼春之暖，为夏之暑；彼秋之忿，为冬之怒”一节见于《素问·至真要大论》（也见于《素问·脉要精微论》），可知张仲景见过运气七篇大论。梁·陶弘景注《本草经序例》说：“张仲景明气候，以意消息。”陶弘景离张仲景不远，必闻张仲景之事，故有此言。气候变化乃五运六气之内容。

从以上的论述可以知道，外感病单一邪气为病很少，更多的是合邪为病，多是主气、客气、司天、在泉二邪合病，详见下表。

附表3　客气加临主气之上合邪为病

<table>
<tr><th>四时</th><th>月份</th><th>六气</th><th>四时正气
主气</th><th>时行之气
客气</th><th>合邪</th><th>司天在泉</th></tr>
<tr><td rowspan="5">春</td><td>正月</td><td rowspan="5">初之气</td><td rowspan="5">风</td><td>行夏令热气</td><td>风热</td><td rowspan="15">司天之气</td></tr>
<tr><td rowspan="4">二月</td><td>行夏令火气</td><td>风火</td></tr>
<tr><td>行长夏令湿气</td><td>风湿</td></tr>
<tr><td>行秋令燥气</td><td>风燥</td></tr>
<tr><td>行冬令寒气</td><td>风寒</td></tr>
<tr><td rowspan="10">夏</td><td>三月</td><td rowspan="5">二之气</td><td rowspan="5">热</td><td>行春令风气</td><td>风热</td></tr>
<tr><td rowspan="4">四月</td><td>行夏令火气</td><td>火热</td></tr>
<tr><td>行长夏令湿气</td><td>湿热</td></tr>
<tr><td>行秋令燥气</td><td>燥热</td></tr>
<tr><td>行冬令寒气</td><td>寒热</td></tr>
<tr><td>五月</td><td rowspan="5">三之气</td><td rowspan="5">火</td><td>行春令风气</td><td>风火</td></tr>
<tr><td rowspan="4">六月</td><td>行夏令热气</td><td>火热</td></tr>
<tr><td>行长夏令湿气</td><td>湿火</td></tr>
<tr><td>行秋令燥气</td><td>燥火</td></tr>
<tr><td>行冬令寒气</td><td>寒火</td></tr>
</table>

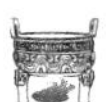

续表

四时	月份	六气	四时正气 主气	时行之气 客气	合邪	司天在泉
秋	七月	四之气	湿	行春令风气	风湿	在泉之气
	八月			行夏令热气	湿热	
				行夏令火气	湿火	
				行秋令燥气	燥湿	
				行冬令寒气	寒湿	
	九月	五之气	燥	行春令风气	风燥	
冬	十月			行夏令热气	燥热	
				行夏令火气	燥火	
				行长夏令湿气	燥湿	
				行冬令寒气	寒燥	
	十一月	终之气	寒	行春令风气	风寒	
	十二月			行夏令热气	寒热	
				行夏令火气	寒火	
				行长夏令湿气	寒湿	
				行秋令燥气	寒燥	

以上《伤寒例》以春分、秋分二分论伤寒法，即是以周日运动昼夜卯酉分阴阳法为基础而扩展到一年中去的，在《伤寒论》六经病中见于六经病欲解时，见下图。

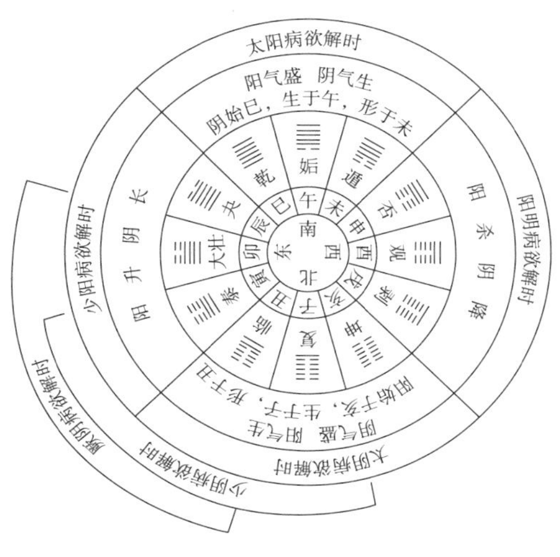

附图 11　六经欲解时

小结

以卯酉春分秋分二分分阴阳。

从卯春分到酉秋分为阳，分配少阳、太阳、阳明三阳，而有太阳阳明合并病、太阳少阳合并病、少阳阳明病、三阳合病、正阳阳明病。有夏时正气为病的温热病，也有非时之气的寒疫病等。

从酉秋分到卯春分为阴，分配太阴、少阴、厥阴三阴，参照张仲景对三阳经的论述，当有太阴阳明病、太阴少阳病、太阴少阴病、太阴厥阴病、少阴厥阴病、三阴合病及少阴少阳病、厥阴少阳病。有冬时正气为病的伤寒，也有非时之气的冬温等。

以子午冬至夏至二至分阴阳，则有二至阴阳转换阴阳生。

以寅申年初、年半即初气至三气、四气至终气上下半年分阴阳，则有阳仪、阴仪之别。

其中还有伏气四时之发病，如寒邪伏气春发温病、夏发暑病。所以新感病、伏气病、疫病要分清。预知三者的区别，当以斗历——五运六气60甲子历推算、测候。《素问·五运行大论》说："先立其年，以知其气，左右应见，然后乃可以言死生之逆顺。"《素问·六元正纪大论》说："先立其年，以明其气……寒暑燥湿风火，临御之化，则天道可见，民气可调，阴阳卷舒，近而无惑。"故《素问·六节脏象论》说："不知年之所加，气之盛衰，虚实之所起，不可以为工矣。"《素问·五常政大论》说："不知年之所加，气之同异，不足以生化。"

至此可以清楚地看到，张仲景《伤寒论》是以四时阴阳为纲撰写的，不明四时阴阳六气的人是学习不好《伤寒论》的。

那么，寒邪伏病到春季为温病、夏季为暑病，如何与春夏新外感病区分呢？春季新感正气为病是伤风，是从外向内发病，必然有恶寒发热、脉浮等表证。四时正气新感病不传染，而四时疫病则传染。而寒邪伏气温病，是在春天阳气生发驱逐伏寒外出而发病，是从内向外发病，会发高烧、口渴，一般不恶寒。既有寒邪伏气，病人必有感觉，不可能没有感觉，如《素问·举痛论》说：

寒气入经而稽迟。泣而不行，客于脉外，则血少，客于脉中则气不通，故卒然而痛。

寒气客于经脉之中，与炅气相薄，则脉满，满则痛而不可按也。寒气稽留，炅气从上，则脉充大而血气乱，故痛甚不可按也。

寒气客于肠胃之间，膜原之下，血不得散，小络急引故痛。按之则血气散，故按之痛止。

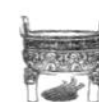

寒气客于挟脊之脉则深，按之不能及，故按之无益也。

寒气客于冲脉，冲脉起于关元，随腹直上，寒气客则脉不通，脉不通则气因之，故喘气应手矣。

寒气客于背俞之脉，则脉泣，脉泣则血虚，血虚则痛。其俞注于心，故相引而痛。按之则热气至，热气至则痛上矣。

寒气客于厥阴之脉，厥阴之脉者，络阴器，系于肝。寒气客于脉中，则血泣脉急，故胁肋与少腹相引痛矣。

厥气客于阴股，寒气上及少腹，血泣在下相引，故腹痛引阴股。

寒气客于小肠膜原之间，络血之中，血泣不得注入大经，血气稽留不得行，故宿昔而成积矣。

寒气客于五脏，厥逆上泄，阴气竭，阳气未入，故卒然痛死不知人，气复反则生矣。

寒气客于肠胃，厥逆上出，故痛而呕也。

客，就是讲寒邪内伏。寒邪伏于那里，那里就会有症状表现。寒邪凝滞，凝滞阻塞则不通，不通则痛；寒性收引，腠理闭塞，则经络筋脉收缩挛急。这样病人就可以早治疗早预防。

七、六气都伤人，只举寒邪伤人为例

（一）伤寒病的治疗

伤寒之病，逐日浅深，以施方治。

今世人伤寒，或始不早治，或治不对病，或日数久淹，困乃告医。医人又不依次第而治之，则不中病。皆宜临时消息制方，无不效也。

《素问·阴阳应象大论》说："邪风之至，疾如风雨，故善治者，治皮毛，其次治肌肤，其次治筋脉，其次治六腑，其次治五脏。治五脏者，半死半生也。"《金匮要略·中风历节病脉证并治》说："邪在于络，肌肤不仁；邪在于经，即重不胜；邪入于府，即不识人；邪入于脏，舌即难言，口吐涎。"孙思邈《千金要方》引华佗说："夫伤寒始得，一日在皮……若不解者，二日在肤……至三日在肌……至四日在胸……五日在腹，六日入胃。"这说明外感病邪气伤人，是由表入里，病势由浅入深，传变较速，医生必须根据病情的变化及早治疗，因为初病时邪尚浅，正气未衰，易于痊愈，如果始发病不早治，迟治、失治或治不对证，或日数久淹，都会带来不良后果。必须依据病情确定治法，斟酌选方用药，没有不取得效果的。

天之邪气感人传变有二：

一是本系统传变，如：

《素问·五常政大论》说：

发生之纪……其经足厥阴少阳……邪乃伤肝。

赫曦之纪……其经手少阴太阳，手厥阴少阳……邪伤心也。

敦阜之纪……其经足太阴阳明……邪伤脾也。

坚成之纪……其经手太阴阳明……邪伤肺也。

流衍之纪……其经足少阴太阳……邪伤肾也。

这就是邪伤本气系统之为病，如寒邪伤足太阳足少阴膀胱肾系统，以及表里两感病，故有《素问·热论》和《伤寒例》的两感病，太阳病篇有头项背腰脊痛。

二是以胜相加传变，如：

《素问·至真要大论》说：

清气大来，燥之胜也，风木受邪，肝病生焉；

热气大来，火之胜也，金燥受邪，肺病生焉；

寒气大来，水之胜也，火热受邪，心病生焉；

湿气大来，土之胜也，寒水受邪，肾病生焉；

风气大来，木之胜也，土湿受邪，脾病生焉。

所谓感邪而生病也。

《素问·至真大要论》说：

厥阴司天，风淫所胜……病本于脾。

少阴司天，热淫所胜……病本于肺。

太阴司天，湿淫所胜……病本于肾。

少阳司天，火淫所胜……病本于肺。

阳明司天，燥淫所胜……病本于肝。

太阳司天，寒淫所胜……病本于心。

《素问·气交变大论》说：

岁木太过，风气流行，脾土受邪。

岁火太过，炎暑流行，金肺受邪。

岁土太过，雨湿流行，肾水受邪。

岁金太过，燥气流行，肝木受邪。

岁水太过，寒气流行，邪害心火。

此时以五行相克“以胜相加”，还有阴阳“以胜相加”，如寒邪伤阳，热邪伤阴。

这就是“天之邪气感则害人五脏”，都是“以胜相加”。如寒邪伤心

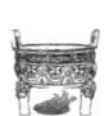

火，故柯琴说太阳最多心病。《素问·六节藏象论》说："不知年之所加，气之盛衰，虚实之所起，不可以为工矣。……五气更立，各有所胜……春胜长夏，长夏胜冬，冬胜夏，夏胜秋，秋胜春，所谓得五行时之胜，各以气命其脏。……求其至也，皆归始春，未至而至，此谓太过，则薄所不胜，而乘所胜也。命曰气淫不分，邪僻内生，工不能禁。至而不至，此谓不及，则所胜妄行，而所生受病，所不胜薄之也，命曰气迫。所谓求其至者，气至之时也。谨候其时，气可与期，失时反候，五治不分，邪僻内生，工不能禁也。……变至则病，所胜则微，所不胜则甚。因而重感于邪则死矣，故非其时则微，当其时则甚也。"

今搜采仲景旧论，录其证候，诊脉声色，对病真方有神验者，拟防世急也。

"今搜采仲景旧论，录其证候，诊脉声色，对病真方有神验者，拟防世急也"一段，是王叔和整理张仲景著作时的批语，说明他搜采张仲景著作的目的和意义，不是《伤寒例》的原文。拿此否定张仲景写作《伤寒例》是没有说服力的。

（二）因地制宜

又土地温凉，高下不同。物性刚柔，餐居亦异。是故黄帝兴四方之问，岐伯举四治之能，以训后贤，开其未悟者。临病之工，宜须两审也。

前言因时因人制宜，此又补充出因地制宜。《素问·五常政大论》说："天不足西北，左寒而右凉；地不满东南，右热而左温，其故何也？岐伯曰：阴阳之气，高下之理，太少之异也。东南方，阳也，阳者，其精降于下，故右热而左温。西北方，阴也。阴者，其精奉于上，故左寒而右凉。是以地有高下，气有温凉。高者气寒，下者气热，故适寒凉者胀之，温热者疮，下之则胀已，汗之则疮已，此腠理开闭之常，太少之异耳。帝曰：其于寿夭，何如？岐伯曰：阴精所奉其人寿；阳精所降其人夭。帝曰：善。其病也，治之奈何？岐伯曰：西北之气，散而寒之，东南之气，收而温之，所谓同病异治也。故曰气寒气凉，治以寒凉，行水渍之；气温气热，治以温热，强其内守，必同其气，可使平也，假者反之。帝曰：善。一州之气，生化寿夭不同，其故何也？岐伯曰：高下之理，地势使然也。崇高则阴气治之，污下则阳气治之，阳胜者先天，阴胜者后天，此地理之常，生化之道也。"《素问·阴阳应象大论》说："天不足西北，故西北方阴也，而人右耳目不如左明也。地不满东南，故东南方阳也，而人左手足不如右强也。"还有《素问·异法方宜论》更是讲因地制宜的专篇，即"黄帝兴四方之问，岐伯举四治之能"之本源。五方风土有温、热、湿、燥、寒之别，居处有山居、平居之分，就造成了人们生理病理及体质的差异，故有砭石、毒药、微针、灸爇四种不同的治疗方法。所谓“两审”，是指天和地说的，天指五运六气中的气候对疾病的影响，地指地理对疾病的影响，这是临床医生必须掌握的。

此以前文的内容源于运气七篇，以下的内容源于《素问·热论》，白纸黑字写得明明白白，所以《伤寒论》的理论渊源不只是《素问·热论》，更多的是五运六气理论。

（三）举伤寒为例

1. 伤寒病预后

凡伤于寒，则为病热，热虽甚，不死。若两感于寒而病者，必死。

本条论述伤寒发热及两感于寒的预后。

《素问·热论》说：“人之伤于寒也，则为病热，热虽甚不死；其两感于寒而病者，必不免于死。”就是说，感受寒邪而发高热，这种发热是机体抗击邪气的反映，寒邪在表而皮肤闭，阳热不得外散而被郁发热，所以热势虽然很高，也不会死亡。《素问·皮部论》说：“百病之始生也，必先中于皮毛。”《灵邪·刺节真邪》云：“虚邪之中人也，洒淅动形，起毫毛而发腠理……与卫气相搏，阳胜者，则为热，阴胜者，则为寒。”《素问·调经论》云：“上焦不通利，则皮肤致密，腠理闭塞，玄府不通，卫气不得泄越，故外热”。《素问·玉机真脏论》说：“风寒客于人，使人毫毛毕直，皮肤闭而为热，当是之时，可汗而发也。”卫气就是阳气。凡外感病邪侵犯人体，首先是与卫气搏斗，搏斗的胜负取决于邪气的强弱和卫气的盛衰，卫气与邪气相搏则发热。卫气胜于邪气则病衰向愈，邪气胜于卫气则疾病会向深里发展。经文说得很清楚，是“寒盛则生热”。《灵枢·论痛》说：“黄帝曰：人之病，或同时而伤，或易已，或难已，其故何如？少俞曰：同时而伤，其身多热者易已，多寒者难已。”多热说明正气旺能抗邪，寒邪伤人阳气导致正气虚衰而难已。如果互为表里的阳经和阴经同时感受寒邪为病，一方面表明邪气势盛，一方面说明正气虚衰，正气不能御邪于外，因而直陷于里，所以预后不良。又《素问·阴阳应象大论》说：“邪风之至，疾如风雨，故善治者，治皮毛，其次治肌肤，其次治筋脉，其次治六腑，其次治五脏。治五脏者，半死半生也。”在阳经可能入腑，在阴经可能入脏，入脏者半死半生矣。

两感就是相表里的两经同时发病，见后文。

2. 六经病

尺寸俱浮者，太阳受病也，当一二日发。以其脉上连风府，故头项

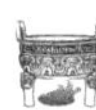

痛，腰脊强。

《素问·热论》说："巨阳者，诸阳之属也。其脉连于风府，故为诸阳主气也……伤寒一日，巨阳受之，故头项痛，腰脊强。"

尺寸俱长者，阳明受病也，当二三日发。以其脉夹鼻、络于目，故身热、目疼、鼻干、不得卧。

《素问·热论》说："二日阳明受之。阳明主肉，其脉夹鼻，络于目，故身热目痛而鼻干，不得卧也。"

尺寸俱弦者，少阳受病也，当三四日发。以其脉循胁络于耳，故胸胁痛而耳聋。

《素问·热论》说："三日少阳受之，少阳主胆，其脉循胁络于耳，故胸胁痛而耳聋。"

此三经皆受病，未入于府者，可汗而已。

《素问·热论》说："三阳经络，皆受其病，而未入于脏者，故可汗而已。"

尺寸俱沉细者，太阴受病也，当四五日发。以其脉布胃中，络于嗌，故腹满而嗌干。

《素问·热论》说："四日太阴受之，太阴脉布胃中，络于嗌，故腹满而嗌干。"

尺寸俱沉者，少阴受病也，当五六日发。以其脉贯肾，络于肺，系舌本，故口燥舌干而渴。

《素问·热论》说："五日少阴受之。少阴脉贯肾，络于肺，系舌本，故口燥舌干而渴。"

尺寸俱微缓者，厥阴受病也，当六七日发。以其脉循阴器，络于肝，故烦满而囊缩。

《素问·热论》说："六日厥阴受之。厥阴脉循阴器而络于肝，故烦满而囊缩。"

此三经皆受病，已入于府，可下而已。

《素问·热论》说："三阴三阳，五脏六腑皆受病，荣卫不行，五脏不通，则死矣。"

以上是言寒邪伤三阴三阳经络的发病情况，在经未入于脏腑者可汗而已，入于腑者可下洁净腑而已，若入于脏而"五脏不通，则死矣"。

《伤寒例》在继承《素问·热论》六经的基础上，又有发展，补充出每经病的脉象，并据脉测病，把受病日期改为发病日期，且出以推断语气和放宽了日期的幅度，就显得更加全面和灵活。同时改"脏"字为"腑"

字，增加了“已入府，可下而已”，更切合实际。《素问·热论》的三阳病都是表证，三阴病仅是热证、实证，《伤寒论》的六经证候不同于《素问·热论》，六经病不仅有实证、热证，而且有虚证、寒证，乃表、里、寒、热、虚、实、阴、阳的八纲俱备，六经病的治法不仅是汗、下两法，而且是汗、吐、下、和、温、清、消、补等八法俱全。

《伤寒论》的辨六病次序——太阳、阳明、少阳、太阴、少阴、厥阴次序见于《素问·热论》和《素问·六元正纪大论》。一般伤寒家认为《素问·热论》只讲寒邪传变，此说不对。第一，《素问·热论》谓“今夫热病者，皆伤寒之类也”就明确指出“伤寒”为外感病之总称，此即后世所称之“广义伤寒”。《难经·五十八难》亦云：“伤寒有五：有中风，有伤寒，有湿温，有热病，有温病。”何以把外感病总称为伤寒？《伤寒例》说：“其伤于四时之气，皆能为病，以伤寒为毒者，以其最成杀厉之气也。”《伤寒大白·陈序》说：“然六气皆足以伤人，而寒之入人为最毒，人之受之者为最酷。”这种认识，是从寒邪毒厉伤人阳气的特性而言。又陈修园《医学三字经》说：“太阳主一身之表，司寒水之经，凡病自外来者，皆谓伤寒，非寒热之变也。”这种认识，又是从外感病位而言。第二，《素问·热论》说：“人之伤于寒也，则为病热。”《素问·水热穴论》又说：“人伤于寒而传为热。”其所谓“伤于寒”，是指人被寒邪所伤，此即外感寒邪之“伤寒”，后世称之为“狭义伤寒”。仲景《伤寒论》所云“太阳病，或已发热，或未发热，必恶寒，体痛呕逆，脉阴阳俱紧者，名为伤寒”，即狭义伤寒之谓。由此可知，《素问·热论》不仅论述了“狭义伤寒”，也论述了“广义伤寒”，还讨论了六经分证、两感于寒证及热遗、食复等。

《素问·热论》所述六经病证，指的都是伤于寒邪发病，属于“狭义伤寒”，其证候又是以热证、实证为主，而且主要是经脉病证。诸如太阳之“头项痛，腰脊强”；阳明之“目痛而鼻干”；少阳之“胸胁痛而耳聋”；太阴之“嗌干”；少阴之“舌干”；厥阴之“囊缩”，皆明显体现了经脉辨证的特点。被张仲景复述于《伤寒例》中，并有所发展，做了补充和修正，如《素问·热论》原文六经形证没有脉象，三阳病之后“未入于脏者，故可汗而已”改为“未入于府，可汗而已”，三阴病之后增加了“此三经皆受病，已入于府，可下而已”等。张仲景的《伤寒论》则以运气为主，统论“广义伤寒”和“狭义伤寒”，如《伤寒论》所云“太阳病，或已发热，或未发热，必恶寒，体痛呕逆，脉阴阳俱紧者，名为伤寒”，即“狭义伤寒”之谓，而太阳伤寒、温病、中风、湿痹、中热、痉

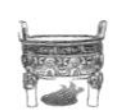

病则属于“广义伤寒”。《伤寒论》所论述的不仅有《素问·热论》所指六经的热证、实证，而且六经都有表里、阴阳、寒热、虚实，并熔六经辨证、三焦辨证、营卫气血辨证、脏气法时的脏腑辨证、八纲辨证、经络辨证于一炉，成为中医临床的经典著作。

“辨六病”三阴三阳体系定客气以论外感六淫《伤寒论》“辨六病”的次序则是依据五运六气七篇大论中《素问·六元正纪大论》六经司政的太阳、阳明、少阳、太阴、少阴、厥阴次序排列的，属于客气。张仲景多次提到“客气”，均指外来邪气。《金匮要略·脏腑经络先后病脉证》说：“五邪中人，各有法度。”这“五邪”都是外来的“客气”，指风寒湿燥火。《金匮要略·脏腑经络先后病脉证》并说：“若五脏元真通畅，人即安和。客气邪风，中人多死。”“邪风”只是“客气”中的一种。《金匮要略·中风历节病脉证并治》说：“邪在皮肤。浮者血虚，络脉空虚，贼邪不泻，或左或右，邪气反缓，正气即急，正气引邪，㖞僻不遂。邪在于络，肌肤不仁；邪在于经，即重不胜；邪入于府，即不识人；邪入于脏，舌即难言，口吐涎。”客气——邪气首先入侵表部皮肤，然后逐渐深入，其深入的条件是“正气”气血虚。“正气”，与外来“客气”相对而言，人体正气为“主气”。故《伤寒论》第 97 条说：“血弱气尽，腠理开，邪气因入，与正气相搏，结于胁下。正邪分争，往来寒热……”“血弱气尽”是“邪气因入”的条件。故《伤寒论》第 134 条说“太阳病……表未解也。医反下之，动数变迟，膈内拒痛，胃中空虚，客气动膈”，158 条说“伤寒，中风，医反下之……胃中虚，客气上逆”，221 条也说汗吐下误治后“胃中空虚，客气动膈”，再如《辨可吐第十九》说“病人手足厥冷，脉乍结，以客气在胸中”，《辨不可下脉证并治》说“客热在皮肤”。这五条都是“客气”——邪气在表因汗吐下误治后，邪陷于胸形成的，故云“客气在胸中”。134 条是“病发于阳”误下形成结胸证导致“客气”陷入胸中“动膈”的。横膈膜是天地阴阳分割线，横膈膜之上属于天阳，属于表之里，躯壳属于表之表，故“客气”陷入胸中则动膈。“客气”的陷入必因气血虚，营卫气血生于胃，营卫气血虚必因胃虚，只有“胃中空虚”，邪入“客气在胸中”，才能“客气动膈”。于此可知，《素问·热论》的六经分证与《伤寒论》依据《素问·六元正纪大论》的六经病证有着质的不同，不应相提并论，若以《素问·热论》解释《伤寒论》的六经分病辨证，未免南辕北辙。

3. 两感临床证候

若两感于寒者，一日太阳受之，即与少阴俱病，则头痛、口干、烦满而渴。二日阳明受之，即与太阴俱病，则腹满身热、不欲食、谵语。三日少阳受之，即与厥阴俱病，则耳聋，囊缩而厥。水浆不入，不知人者，六日死。若三阴三阳五脏六腑皆受病，则荣卫不行，腑脏不通则死矣。

《素问·热论》说："两感于寒者，病一日则巨阳与少阴俱病，则头痛口干而烦满；二日则阳明与太阴俱病，则腹满身热，不欲食谵言，三日则少阳与厥阴俱病，则耳聋囊缩而厥。水浆不入，不知人，六日死。"

此即《素问·五常政大论》说：

发生之纪……其经足厥阴少阳……邪乃伤肝。

赫曦之纪……其经手少阴太阳，手厥阴少阳……邪伤心也。

敦阜之纪……其经足太阴阳明……邪伤脾也。

坚成之纪……其经手太阴阳明……邪伤肺也。

流衍之纪……其经足少阴太阳……邪伤肾也。

如感于寒邪，"其经足少阴太阳"，故有互为表里两经的"两感于寒"之说。

所谓两感于寒，指相互表里的两经同时感受邪气，证候一起并见，表里阴阳同时传经，因为邪气势盛，正气虚衰，所以来势迅速，病情严重，多预后不良。寒邪伤人阳气，将正气虚衰。表阳经传里入腑，里阴经传里入脏，故云"三阴三阳五脏六腑皆受病，则荣卫不行，腑脏不通则死矣"。如果饮食不进，连汤水都吃不下去，并且不知人事，则胃气将绝，心神昏愦，到第六日就会死亡。

4. 六经病衰表现

其不两感于寒，更不传经，不加异气者，至七日太阳病衰，头痛少愈也。八日阳明病衰，身热少歇也。九日少阳病衰，耳聋微闻也。十日太阴病衰，腹减如故，则思饮食。十一日少阴病衰，渴止舌干，已而嚏也。十二日厥阴病衰，囊纵，少腹微下，大气皆去，病人精神爽慧也。

《素问·热论》说："其不两感于寒者，七日巨阳病衰，头痛少愈；八日阳明病衰，身热少愈；九日少阳病衰，耳聋微闻；十日太阴病衰，腹减如故，则思饮食；十一日少阴病衰，渴止不满，舌干已而嚏；十二日厥阴病衰，囊纵，少腹微下，大气皆去，病日已矣。"

如果不是表里两经同时感受寒邪，又不传经，只有一经病，而且没有感受其他邪气，经过六七天时间，邪气渐衰，正气逐渐恢复，就会转向痊愈。至于各经病证的痊愈期，是按各经阳气的盛衰定的，阳气盛的早愈，阳气少的晚愈。阳气者，精则养神，柔则养筋。阳气旺了，故"精神爽慧"。

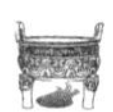

注意张仲景加入“异气”二字的重要性，四时之气为正气，时行之气就是异气，四时正气都能为病，时行异气则生流行大病。

5. 逾期不愈后果

若过十三日以上不间，尺寸陷者，大危。

如果疾病经过十三日还不愈，寸关尺三部脉都沉伏摸不到，阳气不回，病情就危险了。

（四）重感异气病变

若更感异气，变为他病者，当依旧坏证病而治之。

若脉阴阳俱盛，重感于寒者，变成温疟。

阳脉浮滑，阴脉濡弱者，更遇于风，变为风温。

阳脉洪数，阴脉实大者，更遇温热，变为温毒。温毒为病最重也。

阳脉濡弱，阴脉弦紧者，更遇温气，变为温疫（一本作疟）。

以此冬伤于寒，发为温病，脉之变证，方治如说。

既有四时正气为病，又感时行之邪气，或是客气寒邪加临其他主气之上，两病相合则“变为他病”，出现复杂的证候，就不能用专法专方了，因而提出“当依旧坏证病而治之”，即《伤寒论》所说的“观其脉证，知犯何逆，随证治之”的治疗原则，在临床中有很大的使用价值。并举例温疟、风温、温毒、温疫加以说明。

这些病还要与“冬伤于寒，发为温病”的一种情况加以辨别，“冬伤于寒，发为温病”属于四时正气引动伏寒发病，不是“更感异气”。

以上论述的四时正气为病和时行之气为病的理念、原则和方法是永恒的，不会因为时代的变迁而改变，今天和未来仍然有指导意义，真理是永恒的。

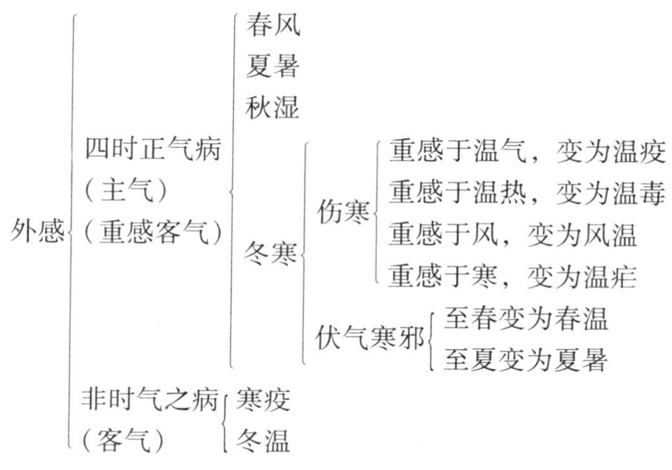

八、早期治疗的重要意义

凡人有疾，不时即治，隐忍冀差，以成痼疾。小儿女子，益以滋甚。时气不和，便当早言，寻其邪由，及在腠理，以时治之，罕有不愈者。患人忍之，数日乃说，邪气入脏，则难可制，此为家有患，备虑之要。

凡是人体有了疾病，不可以拘泥于时间的早晚，应该立即治疗，不要等待拖延，不要希望侥幸获愈，如果拖延时间耽误最佳治疗时间，病情就会发生变化，可能成为难治痼疾。小儿不会言语，妇女羞涩不言，这种情况更为严重。无论是四时正气不和导致的，还是时行之气不和导致的，都要及早说出来，以便寻找疾病发生是由那种邪气引起的，以及病在腠理哪一经，根据时气治疗，所谓谨按其时，其气可期，没有治不好的。如果病人忍疾不说，迁延时日再说，邪气传里，就难治了。如果家里有人患病，要懂得这个道理。

凡作汤药，不可避晨夜，觉病须臾，即宜便治，不等早晚，则易愈矣。若或差迟，病即传变，虽欲除治，必难为力。服药不如方法，纵意违师，不须治之。

治病服药也不能拘于早晨、晚上，感觉有病，立刻服药，则容易治愈。如或延误时间，病情多会发展变化，由浅入深，由表入里，再想治疗，就难治了。再者，服药有不同的要求，服药不如方法，如桂枝汤后的服药方法，或违背医生嘱托，就不容易把病治好。

九、外感风寒应当遵循先表后里的治疗原则及误治后的变证

凡伤寒之病，多从风寒得之。始表中风寒，入里则不消矣。未有温覆而当，不消散者。不在证治，拟欲攻之，犹当先解表，乃可下之。

若表已解，而内不消，非大满，犹生寒热，则病不除。

若表已解，而内不消，大满大实，坚有燥屎，自可除下之。虽四五日，不能为祸也。

若不宜下，而便攻之，内虚热入，协热遂利，烦躁诸变，不可胜数，轻者困笃，重者必死矣。

风寒表证，治疗当及时解表，并适当温覆取微似有汗，顺从正气驱邪外达的趋势，因势利导，表证很容易治愈。如果失治误治，表邪传里，则不易消散。这是治疗外感表证的一个原则，即使兼有里证，也应先表后里，仍须先解表邪，当表邪解散后，乃可用攻下法。

当表证已解，应用攻下法治疗里证，当注意里证的病势程度轻重

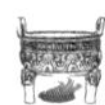

而定：

（1）如果里实的程度不甚，表明表邪尚未完全解除，里证尚未成实，即还没有形成大实大满的证候，恶寒发热的证候随时都可能发生，这时用攻下法治疗，不可能痊愈。

（2）如果表邪已经解除，里证已经成实，大实大满证候已经出现，肠中已有坚燥屎阻结，则当及时攻下，不可拘泥于日数，所以张仲景说“虽四五日，不能为祸也”，深刻地阐明了可下、不可下，迟下或早下，当以辨证为依据，不可拘泥于日数。

（3）如果不宜攻下而使用了攻下法，耗伤正气，势必造成正虚邪陷，发生协热下利、烦躁等许多变证，使轻病变重，重病死亡。

十、论述汗下两法的运用

夫阳盛阴虚，汗之则死，下之则愈。

阳虚阴盛，汗之则愈，下之则死。

夫如是，则神丹安可以误发？甘遂何可以妄攻？虚盛之治，相背千里，吉凶之机，应若影响，岂容易哉！况桂枝下咽，阳盛则毙。承气入胃，阴盛以亡。死生之要，在乎须臾，视身之尽，不暇计日。此阴阳虚实之交错，其候至微，发汗吐下之相反，其祸至速，而医术浅狭，懵然不知病源，为治乃误，使病者殒殁，自谓其分。至今冤魂塞于冥路，死尸盈于旷野，仁者鉴此，岂不痛欤！

《素问·调经论》说：“阳虚则外寒，阴虚则内热，阳盛则外热，阴盛则内寒。”从汗下两法推论，阳盛阴虚而下愈，则此“阳盛阴虚”，当指邪热炽盛于内，阴液被灼的证候，不可以用汗法，误用汗法再伤津液，可能会导致死亡。《素问·调经论》说：“有所劳倦，形气衰少，谷气不盛，上焦不行，下脘不通，胃气热，热气熏胸中，故内热。”阳虚阴盛而汗愈，则此“阳虚阴盛”，当指寒邪在外，表阳虚而被郁遏的证候，宜用汗法，发汗则邪去病愈，而禁用下法，误下必伤正邪陷而病情加剧，甚至导致死亡。《素问·调经论》说：“上焦不通利，则皮肤致密，腠理闭塞，玄府不通，卫气不得泄越，故外热。”“阳受气于上焦，以温皮肤分肉之间，令寒气在外，则上焦不通，上焦不通，则寒气独留于外，故寒栗。”“阴盛生内寒奈何……厥气上逆，寒气积于胸中而不泻，不泻则温气去寒独留，则血凝泣，凝则脉不通，其脉盛大以涩，故中寒。”

因此，有发汗作用的神丹不可以误发，有攻下作用的甘遂不可以乱投虚证和实证的施治，差别很大，用药得当与否，和病情的安危，真是如影随形、如响应声，岂是容易的事情啊！桂枝汤是补表阳虚而驱邪外出的，如果病人阳热过盛，服之则致人死亡。承气汤是攻里热盛的，如果里阴过盛服之则致人死亡。死生之变在于须臾之间，眼看着病人死亡，来不及计算时日。这种阴阳虚实的交错变化，其证候变化极其微妙，当用汗法而反用下法，当用下法而反用汗法，不良后果会马上发生。而医术浅薄狭窄的医生，糊里糊涂地不明白疾病的根源，其治疗当然会发生错误，而导致病人死亡，还说病人本来该死，以致误治而冤死的尸体遍布旷野。富有仁爱之心的善良人，怎么能不心痛啊？

十一、论述两感病的诊治转归

凡两感病俱作，治有先后，发表攻里，本自不同。而执迷用意者，乃云神丹、甘遂，合而饮之，且解其表，又除其里，言巧似是，其理实违。夫智者之举错也，常审以慎。愚者之动作也，必果而速。安危之变，岂可诡哉！世上之士，但务彼翕习之荣，而莫见此倾危之败，惟明者，居然能护其本，近取诸身，夫何远之有焉。

凡是互为表里的两经同时发病的两感病，治疗步骤应有先后，因为发表和攻里的作用本来就不相同，而主观臆断的人，却把发汗的神丹和逐水的甘遂合起来使用，并巧言说既能解表又能攻里，实际是违背治疗原则的。聪明懂道理的人一举一动常常都是谨慎小心，不聪明不懂道理的人举止行为必然是急于求成。对病人的生命安危，岂能听信于诡辩哉？现在的人，只知道追求名利虚荣，而看不到误治伤人的危险，只有明白道理的人，爱护自己生命的人，才能爱护别人，才能像爱护自己生命一样去爱护别人的生命，不能因病人的疏远而漠不关心病人。

这只是治疗表里两经两感病的大法，不要与六经的表里治疗相混。《伤寒论》有很多六经表里的治疗原则，如攻表用桂枝汤，攻里用四逆汤、承气汤等，或先表后里，或先里后表，或表里同治等。

十二、论述服药的法度

凡发汗温暖汤药，其方虽言日三服，若病剧不解，当促其间，可半日中尽三服。若与病相阻，即便有所觉。重病者，一日一夜，当晬时观之。如服一剂，病证犹在，故当复作本汤服之。至有不肯汗出，服三剂乃解。若汗不出者，死病也。

凡是发汗药应当温服汤药（即汤剂型药），处方上虽然写着一日服三次，但如果病情重，服药后病情没有解除，应当缩短服药的间隔时间，可

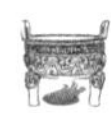

以在半日内服完三次，以增强疗效。假如药不对证，服药后就会有不适的感觉（排病反应除外）。如果病情严重，应当日夜注意观察。如果服完一剂以后，病证仍在还没有完全解除，效不更方，可继续用原来的方药治疗。至于不容易出汗的，有服完三剂后才出汗病愈的情况不可不知。如果始终不出汗，恐怕就是死证了。

十三、对时气病口渴饮水的护理原则

凡得时气病，至五六日，而渴欲饮水，饮不能多，不当与也。何者？以腹中热尚少，不能消之，便更与人作病也。至七八日，大渴欲饮水者，犹当依证与之，与之常令不足，勿极意也，言能饮一斗，与五升。若饮而腹满，小便不利，若喘若哕，不可与之。忽然大汗出，是为自愈也。

时气病，包括四时正气病和时行之气病。大凡换了时气病，可能有以下四种病变发生：一是到五六天的时候，病人虽然口渴想喝水而不能多饮，不应当勉强让他喝水。因为病人里热未甚，不能消水，饮水多了反容易增病。二是到七八天的时候，大渴欲饮，想喝水，还应根据病情，斟酌量少少得到饮服，不要给他喝太多的水，能饮一斗的，只给他五升。三是如果饮水后感觉腹满，小便不利，或气喘，或呃逆，乃是内有停水，就不能再给他喝水了。四是喝水后，忽然大汗出，那就是病情将要自愈的征兆。

十四、饮水要适度

凡得病，反能饮水，此为欲愈之病。其不晓病者，但闻病饮水自愈，小渴者，乃强与饮之，因成其祸，不可复数。

凡是寒证、虚证当发生口渴欲饮时，这是寒去阳气来复的征兆，表示疾病将愈之候。饮首先入胃，阳气在胃，是胃气来复。如服小青龙汤后渴者，谓此寒去欲解也。但也有不知晓病情的人，只听说病人喝水就会好转，即使是轻微的口渴，乃强与病人饮大量的水，重伤胃中阳气不能化饮，而酿成重病，甚或导致不可救治的地步。

十五、欲愈脉证

凡得病，厥脉动数，服汤药更迟；脉浮大减小，初躁后静，此皆愈证也。

厥作其讲。脉动数是阳热亢盛的脉象，服药后变为迟脉，表明邪热已退。邪热在表，脉多浮大，服药后变为小脉，说明表邪已散。病证由烦躁不安转变为神情安静，是邪退正安的征兆。从这些脉象证候的转变，就可以预测疾病有向愈之机。

十六、温病针刺穴位

凡治温病，可刺五十九穴。又身之穴，三百六十有五，其三十穴，灸之有害；七十九穴，刺之为灾，并中髓也。

五十九穴说，见《素问·水热穴论》《素问·刺热论》和《灵枢·热病》。头上二十五穴，胸部、四肢三十四穴。详见我的《中医三部六经体系——针灸真原》一书。

头部穴泄诸阳之热。

胸背穴（大杼、膺俞、缺盆、背俞）泄胸中之热。

气街、足三里、巨虚上廉、巨虚下廉泄胃中之热。

云门、髃骨、委中、髓空泄四肢之热。

心俞、肺俞、肝俞、脾俞、肾俞泄五脏之热。

《内经》言身穴365穴一应一岁365天，一天一穴。“其三十穴，灸之有害；七十九穴，刺之为灾，并中髓也”是张仲景从临床中得出来的经验，应该引起我们的注意，后世也有不同的禁忌。

十七、损脉预后

凡脉四损，三日死。平人四息，病人脉一至，名曰四损。

脉五损，一日死。平人五息，病人脉一至，名曰五损。

脉六损，一时死。平人六息，病人脉一至，名曰六损。

正常人的脉搏，一息跳动四次，有时是五次。如果平人四息、五息甚至六息而病人脉搏跳动一次，可知病人脉搏跳动缓慢到何种程度，多是病人气血衰竭严重所致。《难经·十四难》说：“何谓损？一呼一至曰离经，再呼一至曰夺精，三呼一至曰死，四呼一至曰命绝，此损之脉也。”

十八、伤寒与伤暑的脉证区别

脉盛身寒，得之伤寒。脉虚身热，得之伤暑。

脉实气盛有力，身恶寒，是感受寒邪。脉虚气虚无力，身恶热，是感受暑邪。

十九、以脉证互参判断预后

脉阴阳俱盛，大汗出，不解者，死。

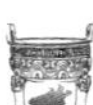

脉阴阳俱虚，热不止者，死。

脉至乍疏乍数者，死。

脉至如转索者，其日死。

谵言妄语，身微热，脉浮大，手足温者，生。逆冷，脉沉细者，不过一日死矣。

脉象盛实有力，为邪气大实，大汗出为津液外脱，汗出而病不解，正不胜邪为死候。

脉象虚弱无力，为正气大虚，发热不止则伤阴伤气，势必阴枯液竭气衰而死。

脉跳动一会儿快，一会儿慢，毫无伦次，是心气将竭，营卫之气断绝，为死候。

脉紧劲急如拉紧的绳索，为胃气已绝，当天就会死亡。

胡言乱语，语无伦次，身有微热，脉象浮大，手足温暖者生；若手足寒冷，脉象沉细者，当天就会死亡。

二十、总结全篇

此以前是伤寒热病证候也。

以上所述都是伤寒热病的证候。

总结点出以上论述的都是伤寒热病证候，只是举例说明外感病的治法而已，还有许多其他的外感病没有在这里论述。